Tome Control De Su Diabetes

3ra Edición

Steven V. Edelman, MD
Fundador y Director de
Tome Control De Su Diabetes

Profesor de Medicina
División de Endocrinología y Metabolismo
Universidad de California, San Diego

Director, Clínica del Cuidado de la Diabetes
Centro Médico de Asuntos de Veteranos
San Diego, California

PROFESSIONAL
COMMUNICATIONS, INC.

Publicado por
Professional Communications, Inc.

Oficina de Mercadeo:
400 Center Bay Drive
West Islip, NY 11795
(t) 631-661-2852
(f) 631-661-2167

Oficina Editorial:
PO Box 10
Caddo, OK 74729-0010
(t) 580-367-9838
(f) 580-367-9989

Para ordenar, por favor llame
1-800-337-9838
O visite nuestro sitio Web
www.pcibooks.com

ISBN: 978-1-932610-77-2

Traducción de Antonio Huerta, Director de Programas Latinos de TCOYD
Revisado por los doctores Juan Pablo Frías y Rodolfo Batarse por terminología médica

Impreso en los Estados Unidos de América

DECLARACION SOBRE RESPONSABILIDAD: LAS OPINIONES EXPRESADAS EN ESTA PUBLICACION REPRESENTAN LAS OPINIONES DEL AUTOR. SIN EMBARGO, EL AUTOR NO HACE GARANTIAS RESPECTO AL CONTENIDO DE LA PUBLICACION. LOS PROTOCOLOS DESCRITOS SON GENERALES Y NO PARA UN PACIENTE ESPECIFICO. CUALQUIER PRODUCTO MENCIONADO EN ESTA PUBLICACION DEBE SER TOMADO DE ACUERDO A LA INFORMACION DE RECETA DEL FABRICANTE.

Este texto es impreso en papel reciclado.

TCOYD agradecidamente reconoce
el regalo generoso de Arline y Ted Greene,
permitiendo la traducción de este libro al español

Dedicación

A mi familia y amigos cercanos, por su apoyo infinito a mi profesión y mi diario vivir con diabetes. Ellos son la parte mas importante de mi vida.

A la comunidad Latina con diabetes de todo nuestro país y del mundo, ¡los motivo a que nunca se den por vencidos!

Y a mi amigo de siempre, Ken Facter, MD, MBA, JD, quien dedicó su carrera a abogar por los derechos de pacientes en el campo del cuidado médico. Por su inspiración y guía para empezar nuestra organización sin fines de lucro, *Tome Control De Su Diabetes* y por ser un grandioso amigo. Que descance en paz.

Reconocimientos

La base para este libro personifica la filosofía de las conferencias y ferias de salud para pacientes que todos nosotros en Tome Control De Su Diabetes hemos estado presentando por todo el país durante los últimos 16 años.

Quiero expresar mi aprecio hacia Antonio Huerta por su gran labor para traducir el libro de TCOYD y por su dedicación a la organización Tome Control De Su Diabetes. También quiero agradecer a los Doctores Juan Pablo Frías y Rodolfo Batarsé por su ayuda para traducir el libro al español y a Julia Baron por su ayuda con algunas actualizaciones. Mi agradecimiento también para Malcolm Beasley y Phyllis Jones Freeny de Professional Communications, Inc. por su amistoso y experto asesoramiento y ayuda para organizar este libro y a Nikki D. Merrill por los conceptos de diseño y tipografía. También deseo reconocer a mi hermana, Susan, que escribe para el New York Post por revisar partes de mi trabajo, y a mi madre, Joyce, y hermano, Barry, a quienes quiero tanto.

Un reconocimiento muy especial para Sandy Bourdette por su devoción interminable hacia Tome Control De Su Diabetes y las personas que servimos. Me acerqué a Sandy en 1995 y le pedí que me ayudara a hacer mi visión de tener una conferencia educativa para pacientes una realidad. Aquella primera conferencia es la que últimamente llevó a TCOYD a ser la organización que hoy en día es. Sandy no sólo abandonó su negocio exitoso de planificación de reuniones para trabajar exclusivamente para una organización de base y sin fines de lucro, sino que ella también sacrificó su casa, que sirvió como nuestra oficina en los primeros años de la organización. Desde esos primeros días hace 16 años, Sandy ha mantenido la infraestructura de TCOYD, sirviendo como directora ejecutiva, y constantemente ha producido programas de alta calidad que verdaderamente han hecho de TCOYD la organización de primera calidad por todo el país en cuanto a educación para pacientes.

Contenido

Contenidos

Prevención

La Ultima Palabra

Contribuidores

Patrick J. Boyle, MD
Albuquerque, New Mexico
Professor of Medicine, University of New Mexico Health Sciences Division of General Internal Medicine

Sheri R. Colberg, PhD, FACSM
Norfolk, Virginia
Professor of Exercise,
Old Dominion University
Dr. Colberg is an exercise physiologist with a doctorate from UC Berkeley.

Lorena Drago, MS, RD, CDN, CDE
Forest Hills, NY
Lorena Drago is a registered dietitian, a certified diabetes educator, and author of the bilingual book Beyond Rice and Beans: The Caribbean Latino Guide to Eating Healthy With Diabetes.

Cyndee R. Fena, RDH, MT
Carlsbad, California
Cyndee Fena was a certified dental hygienist who had type 1 diabetes. She was also a professional belly dancer and was featured on the cover of Diabetes Forecast *magazine. Sadly, Cyndee passed away before the publication of this 3rd edition.*

Francine R. Kaufman, MD
Los Angeles, California
Professor of Pediatrics,
Keck School of Medicine, USC;
Head of the Center for Diabetes, Endocrinology and Metabolism,
Childrens Hospital, Los Angeles

Mayssoun S. Khoury, DDS
Newport Beach, California
Dr. Khoury is a dentist, educator, lecturer, and author.

Rachel Peterson Kim, MD
San Diego, California
Dr. Kim is a rheumatologist and Medical Director of Medikinetics.

Ingrid Kruse, DPM
San Diego, California
Dr. Kruse is an expert in diabetic foot care. She received her training at the prestigious Joslin Clinic in Boston and has set up the high-risk diabetes foot clinic at the Veteran's Hospital, San Diego.

Aaron B. Morse, MD, FCCP
Santa Cruz, California
Diplomate of the American Board of Sleep Medicine and Medical Director of the Central Coast Sleep Disorders Center

William H. Polonsky, PhD, CDE
San Diego, California
Assistant Clinical Professor in Psychiatry, University of California, San Diego;
Founder, Behavioral Diabetes Institute;
and author of *Diabetes Burnout: What to Do When You Can't Take It Anymore*

Ruth Roberts, MA
San Diego, California
Director of Diabetes Services, Inc
Ruth Roberts is a medical writer, sales development and training director at financial institutions, and a university and community college writing teacher.

Contribuidores

Julia Sarmiento
Santa Cruz, California
Technical Director of the Central Coast Sleep Disorders Center
Julia Sarmiento is a registered polysomnographic technologist.

Paul E. Tornambe, MD
San Diego, California
Dr. Tornambe is in active practice, limited to medical and surgical diseases of the retina and vitreous.

Janet M. Trowbridge, MD, PhD
Edmonds, Washington
Staff Physician, Northwest Dermatology and Skin Cancer Clinic

John Walsh, PA, CDE
San Diego, California
Clinical Diabetes Specialist, North County Endocrine, Escondido, California
John Walsh has been a pump wearer since 1983 when he began developing protocols to make pumping easier and more effective for his patients.

James D. Wolosin, MD
San Diego, California
Dr. Wolosin is a gastroenterologist and a Staff Physician for Sharp Rees Stealy Health Care System.

Revisores

Juan Pablo Frías, MD
El Dr. Juan Pablo Frías es originario de Chile y ha ocupado altos puestos en compañías farmacéuticas incluyendo Johnson & Johnson. Actualmente es facultad voluntaria de la Universidad de California en San Diego y dirige su propia compañía llamada MetaCon, Inc. en La Jolla, California.

Rodolfo Batarsé, MD
El Dr. Rodolfo Batarsé es originario de El Salvador. El es profesor asistente de medicina/nefrología en la Facultad de Medicina de la Universidad de California en San Diego, director de la Clinica de Trasplantes Renales de UCSD en Rancho Mirage, California, y es miembro del Consejo de Directores del Desert Diabetes Club de Eisenhower Medical Center en Rancho Mirage, California. El Dr. Batarsé dirige su clínica llamada Desert Kidney Care en Palm Springs y Rancho Mirage, California y es miembro de la Sociedad Medica Salvadoreña Americana.

Tome Control De Su Diabetes, o TCOYD, nuestra organización sin fines de lucro, ahora ha estado en existencia por más de 16 años. Por medio de nuestra serie de conferencias educativas y emotivas por todo el país, hemos tocado directamente las vidas de más de 200,000 personas con diabetes y sus seres queridos. Siempre he sabido que tratándose del auto manejo efectivo de la diabetes, no hay nada mejor que interacciones personales con expertos de diabetes para educarse y motivarse a estar bien con diabetes. Con más de 120 conferencias hasta la fecha, cada vez más y más personas con diabetes continúan asistiendo a nuestros programas y nos dicen la gran diferencia que TCOYD hace en sus vidas y en su capacidad para tomar control de su diabetes. Con la educación y el apoyo proporcionados por TCOYD, las personas con diabetes aprenden a mirar la vida de forma distinta y a apreciar lo que las personas que no tienen diabetes tienden a pasar por alto. "Puedo vivir una vida normal y hacer lo que quiera hacer sin dejar que la diabetes se interponga en mi camino," es la mentalidad inculcada en cada conferencia de TCOYD.

Este libro es escrito con el mismo espíritu y contiene los mismos mensajes como nuestros eventos en vivo. Me inspiré a escribir esta tercera edición del libro de TCOYD debido a los muchos nuevos avances disponibles desde que la segunda edición fue publicada y también debido a las muchas experiencias alegres y conmovedoras que he tenido durante los últimos años al frente de TCOYD. Es un

Equipo TCOYD

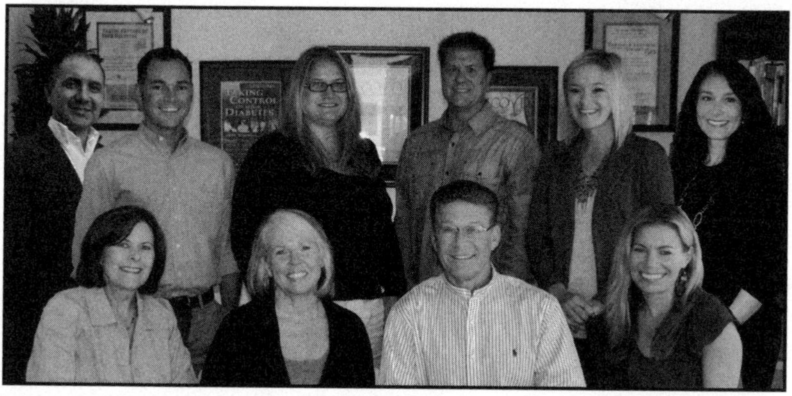

Línea de atrás de izquierda a derecha Antonio Huerta, David Snyder, Jill Yapo, Jimm Greer, Jennifer Braidwood y Michelle Feinstein. Línea de en frente de izquierda a derecha Roz Hodgins, Sandy Bourdette, Steve Edelman y Michelle Day.

privilegio trabajar al lado de tantos profesionales de la diabetes que donan su tiempo y experiencia para ayudar a TCOYD a lograr y mantener nuestro estatus como la primera organización de educación para pacientes a nivel mundial. Nuestro súper, dedicado, talentoso y trabajador equipo de TCOYD me apoya transformando continuamente la misión y visión de TCOYD en una realidad. Y, por supuesto, sin el apoyo amoroso de mi maravillosa familia, nada de esto sería posible.

Esta tercera edición consiste en nuevos y actualizados capítulos escritos por profesionales, muchos de los cuales tienen diabetes y se dedican a ayudar a personas con diabetes a vivir vidas más saludables, más felices y más productivas. Estoy seguro que el material en este libro lo ayudará a educarse y motivarse más para ser el miembro más activo de su propio equipo de asistencia médica.

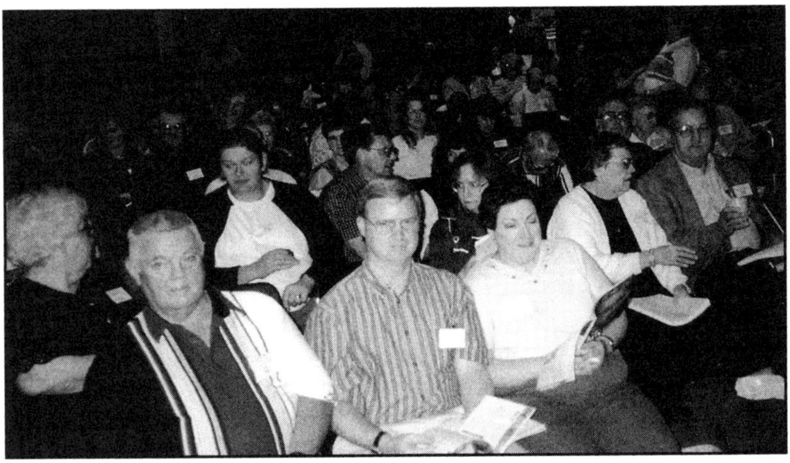

La audiencia en una conferencia de TCOYD.

1

Tome Control de Su Diabetes

¡Estamos a la Ofensiva!

Diabetes: a la Ofensiva

Recientemente mientras pensaba sobre mi equipo profesional favorito de fútbol, los Chargers de San Diego, caí en la cuenta de que con todos los nuevos avances en la investigación de la diabetes, el diagnóstico y en estrategias de tratamiento, todos los que tenemos diabetes ahora podemos estar a la ofensiva en términos de nuestro cuidado médico. Esta es una situación bastante distinta a estarnos protegiendo contra las temidas complicaciones inevitables de la enfermedad. Ahora podemos atacar agresivamente a la diabetes en una manera más proactiva, efectiva, y más segura como jamás hemos podido hacerlo antes. Sin embargo, el gran problema, desde mi punto de vista, es que hay una falta de educación tanto de los médicos en este país y de las personas con diabetes, sobre los nuevos avances. El futuro del cuidado de la diabetes está aquí y ahora y depende de usted conseguirlo.

Mi Historia Personal Viviendo Con Diabetes por 40 años

Todos quieren saber cual es el A1C del Dr. Edelman porque soy el supuesto "experto". Por favor no piense que soy la persona perfecta que vive con diabetes simplemente porque soy un médico de la diabetes. He experimentado y continúo lidiando con los mismos retos físicos y emocionales que muchos de ustedes experimentan viviendo con diabetes todos los días. Sé que no es una tarea fácil tomar control de su diabetes y mantenerse en control.

Desarrollé diabetes cuando tenía 15 años. Tuve los síntomas clásicos de pérdida de peso, sed excesiva, cansancio, y mala sanación de heridas. Recuerdo claramente que en aquel momento tenía una costra en la rodilla que simplemente no sanaba. Como adolescente, estaba decepcionado porque esperaba que aquel pedazo grande, redondo de "cecina" endureciera para arrancarlo (aunque nunca ocurrió). Entre mis clases en Patrick Henry Junior High en Los Ángeles, corría al baño para orinar y luego tomaba la mayor agua posible en el bebedero. No podía satisfacer mi sed y recuerdo que todos los niños en la cola me gritaban porque me tomaba mucho tiempo. Después, a media clase, tenía que orinar otra vez y casi tenía que buscar desesperadamente el bebedero más cercano. Mis maestros se molestaban conmigo porque era el único niño que pedía permiso al baño todos los días. También fui reprendido varias veces por dormirme en la clase. Simplemente no podía mantener los ojos abiertos y no tenía nada de energía. Cuando la clase terminaba, mi vejiga estaba por estallar otra vez y estaba muriéndome de sed. Volvía a casa de la escuela y me acostaba a las 3 de la tarde y dormía hasta la mañana siguiente. Perdí 20 libras en pocas semanas, cosa que me encantó porque siempre fui un poco rellenito. Mi apodo en la escuela era "*the stump*, el tronco". También recuerdo una vacación con mi familia en México en la que sólo tomé botella tras botella de refrescos, los cuales están llenos de azúcar y, por supuesto, empeoraron el asunto. Incluso si las bebidas de dieta hubieran estado disponibles, no las habría ordenado porque no sabía que estaba desarrollando diabetes.

Finalmente, me di cuenta de que algo estaba mal y pedí a mi madre que me llevara al médico. Fuimos a la unidad de urgencias de mi organización de mantenimiento de salud (HMO) y me tomaron muestras de sangre y orina para pruebas. El médico pasó unos minutos conmigo haciéndome preguntas médicas. Después que miró los resultados de mis pruebas, llamó a un ejército de enfermeras que urgentemente me llevaron en silla de ruedas a la *intensive care unit* (ICU), unidad de cuidado intensivo para darme líquidos e insulina de manera intravenosa (IV). Estuve en el hospital por 1 semana y durante mi estancia toda clase de personas vinieron a mi cuarto para decirme sobre la diabetes. Varias enfermeras me decían, "Usted puede vivir una vida normal"; no tenía idea sobre lo que ellas me hablaban. Cuando uno es recién diagnosticado y está en choque emocional, es bastante difícil retener información. Recuerdo asistir a una clase de diabetes aquella primera semana mientras estaba en el hospital. Allí estaba, recién diagnosticado, joven, ingenuo chico adolescente con diabetes tipo 1 sentado con 25 personas obesas, y mayores, todos con diabetes tipo 2 (tipo adulto). El único hecho que recuerdo de aquella clase en 1970 es que la salsa de tomate contiene mucha azúcar. Pensé, "¿Y ahora en qué mojaré mis papas fritas?" Me divertí mucho practicando cómo darle inyecciones de insulina a una naranja, pero la diversión terminó cuando tuve que hacerlo en mi pierna.

El otro gran fiasco que recuerdo de aquel tiempo fue la primera inyección que me puso una enfermera nueva cuando me cambiaron del ICU a una habitación de menor complejidad. Ella entró con lo que parecía una jeringa de caballo. Era inmensa y me recordó a una pistola grande de agua que utilicé para combates de agua con los niños en mi cuadra. La enfermera procedió a inyectarme con dicha jeringa, lo cual realmente dolió por el gran volumen de insulina que forzó en mi muslo. Un rato después, el médico asignado para cuidarme, el cual no era especialista en diabetes, entró a verme. Le pregunté por qué la cantidad tan grande y él también se quedó desconcertado. En pocas palabras, la enfermera había leído mal la orden del doctor. En vez de darme 15 unidades de insulina (escrito muy mal a mano como 15U), ella me dio 150 unidades de insulina. Entonces todo el infierno se soltó. Me regresaron a la ICU, me pusieron más líneas de IV, me hicieron beber líquidos muy dulces, y revisaron mi glucosa cada 5 ó 10 minutos durante varias horas. Ahora todos los hospitales tienen como reglamento que la palabra *Unidades* debe escribirse completamente y no indicarse con sólo una U mayúscula.

Finalmente fui dado de alta para regresar a casa con sólo una inyección por día en la mañana y me pusieron en una dieta estricta usando un sistema de intercambio antiguo, por medio del cual pesaría todas mis porciones de proteína, carbohidratos y grasa en una pequeña báscula. ¡Qué fastidio! También se suponía que debía examinar mi orina por glucosa cuatro veces al día y llevar registros de todo. Al principio, con la ayuda de mi madre, hice todo al pie de la letra, pero finalmente perdí interés. No sabía por qué era tan importante y ciertamente no estaba informado ni motivado a tomar control de mi diabetes.

Miraba a mi médico cada 3 meses, colectaba mi sangre y orina por la mañana y luego esperaba las usuales 2 a 3 horas por los resultados del laboratorio. Mi médico entraba al cuarto, miraba los resultados y me decía siempre lo mismo, "Steve, estás bien. Te veré la próxima vez". Además, nunca fui a un campamento para niños diabéticos ni asistí a grupos de apoyo ni clases para jóvenes con diabetes. Nunca fui educado sobre cómo tomar un

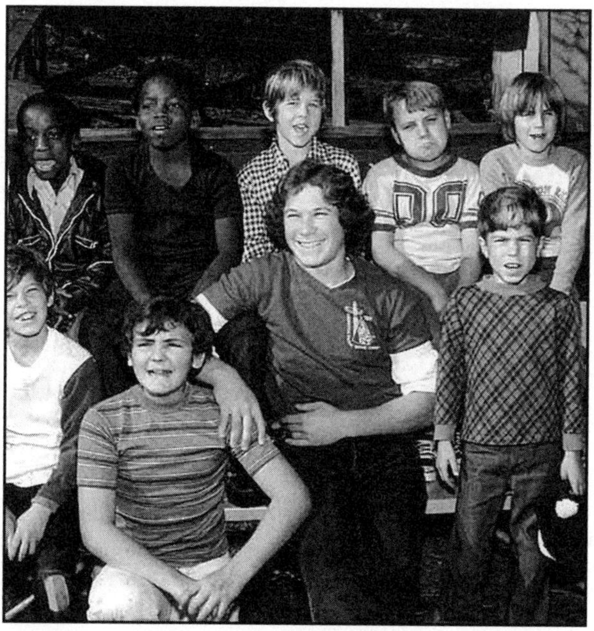

Mi foto en el campamento Griffin Park Boys Camp. ¡No, no soy Spanky en la línea de atrás con dos ceros en su camiseta!

papel activo en mi propio cuidado de la diabetes y como resultado, mi control comenzó a empeorar.

Trabajé en el campamento de chicos en Los Ángeles cada verano y casi cada fin de semana durante el resto del año escolar como ayudante de campamento, como cocinero y consejero. Cada semana teníamos un concurso llamado, por falta de un mejor término, "El Concurso de Orinar". El concurso consistía en ver quién podía orinar por el mayor periodo de tiempo. Tomamos el evento seriamente. Usamos un cronómetro que medía 1/100mo de segundo. Durante la competencia, tenía que haber un chorro continuo y teníamos que mantener las manos detrás para evitar algún tipo de manipulación rara para aumentar artificialmente el tiempo. Pues bien, recuerdo que gané semana tras semana tras semana y hasta la fecha mantengo el título del campamento. ¡Intente orinar continuamente por 1 minuto y 15 segundos, sin parar! Mida su tiempo la próxima vez que vaya al baño. Lo que no es tan gracioso de esta historia es que mi diabetes estaba horriblemente fuera de control y como resultado tenía sed y ganas de orinar excesivas. Estoy seguro que también estiré mi vejiga terriblemente en aquellos tiempos y que ahora pago por ello. Los monitores de glucosa en casa y la prueba de hemoglobina A1C no habían sido inventados en aquellos tiempos.

Me tomó varios años para darme cuenta de que debía hacer algo respecto al hecho que probablemente no estaba bien, a pesar de los repetidos comentarios en cada visita a mi médico que yo "estaba bien". Sinceramente no sabía que estaba dañando a mi cuerpo. Yo no fui un adolescente rebelde que a propósito hacía berrinches para llamar la atención. Simplemente nunca nadie me explicó cuales deberían ser mis objetivos de control y por qué era tan importante de tal manera que lo comprendiera.

En una ocasión, decidí poner mi médico a prueba porque lo que él me decía en cada visita no tenía sentido. ¡En la mañana de mi próxima cita, fui a la tienda de donas Winchell y me comí cinco donas incluyendo dos acarameladas, dos de chocolate y una barra de arce (mi favorita)! Entonces les di mis muestras de orina y sangre como de costumbre. Recuerdo que utilicé mis propias tiras de examen de orina en el baño del hospital para examinar la muestra que entregué para el análisis. La tira se puso negra en aproximadamente 3 segundos, indicando que mi orina estaba llena de azúcar. Esperé las 2 o 3 horas de costumbre y por fin mi médico entró al cuarto de examen con su tablilla sujetapapeles estudiando los resultados de los estudios de sangre y orina. Me miró directamente a los ojos y dijo, "Steve, estás bien. Te veré a la próxima". Desde entonces, supe que no podía confiar en él para mi cuidado y tomé la decisión de nunca ver ese médico otra vez.

Las malas noticias son que esos años de mal control contribuyeron mucho al desarrollo de varias complicaciones de diabetes. Tengo retinopatía diabética, una forma avanzada de enfermedad de los ojos en diabetes y he tenido cirugía láser extensa en ambos ojos para estabilizar el problema. Tengo enfermedad del riñón, lo que ha causado derrames de proteína en mi orina e hipertensión, para lo que tomo tres medicinas diferentes para controlar la situación. También tengo algunas manifestaciones de neuropatía (entumecimiento leve en los pies) y problemas con el estómago (gastroparesia). Las buenas noticias son que busqué a especialistas buenos de diabetes, como los doctores Mayer Davidson y Richard Berkson y comencé a recibir el tratamiento apropiado para minimizar y frenar la progresión de estas complicaciones. Me siento afortunado que pude mejorar mi control cuando mis complicaciones no estaban muy avanzadas.

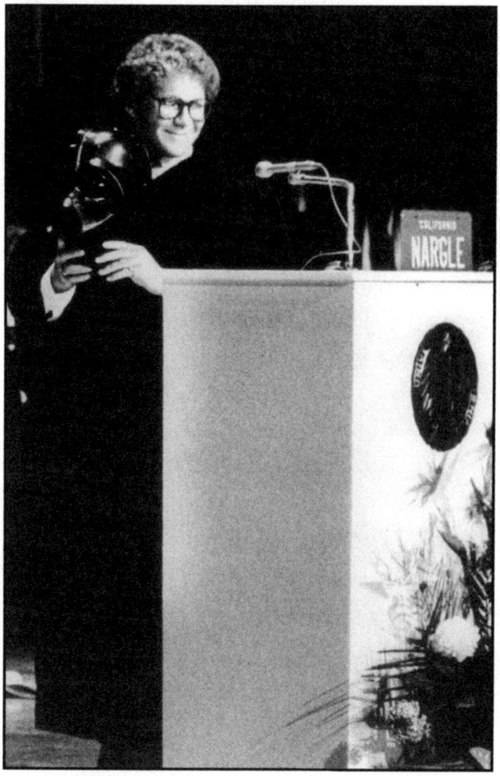

Yo, en mi graduación de la Facultad de Medicina en UC Davis cuando di mi discurso de despedida.

Siempre me interesó la ciencia y decidí ir a la facultad de medicina. En la Universidad de California en Los Ángeles (UCLA), donde hice mis estudios de pre médico, me interesé más en medicina y específicamente en diabetes. Trabajé en un laboratorio de investigación de diabetes con el Dr. Mayer Davidson y observé cómo el Dr. Richard Berkson trataba a sus pacientes en su clínica de diabetes. Durante aquel tiempo, también me di cuenta de que una inyección por día era totalmente inadecuada y mejoré mi régimen para tener mejor control. Después, durante mi último año en la facultad de medicina me conecté una bomba de insulina y me convertí en "*Combustible Inyectado*". Durante los últimos años, he experimentado con las nuevas insulinas diseñadas de actuación-rápida y análogos de insulina de actuación-prolongada (Symlin [pramlintide]) y el monitoreo continuo de glucosa para tratar de encontrar el régimen que mejor se adapte a mi estilo de vida.

Recuerdo vívidamente cuando estudié fisiología durante mi primer año de facultad de medicina en 1978 en la Universidad de California en Davis. El profesor citaba estadísticas de libros de texto viejos sobre la alta mortalidad de personas con diabetes. El indicó que 50% de personas con diabetes muere de enfermedad renal dentro de 20 años después del diagnóstico inicial. Durante la clase, mis compañeros trataban de evitar contacto visual conmigo o procuraban darme algún tipo de pésame visual en el salón (ambas situaciones me hacían sentir incómodo). Aquella tarde tuvimos una clase de fisiología en el laboratorio y tuvimos que disecar el cadáver de un hombre de 25 años de edad que se había muerto de enfermedad del riñón. En aquel momento, yo tenía 23 años y 8 años con diabetes. ¡Mi mejor amigo, Ken Facter, siempre trató de consolarme al decirme que por lo menos yo sabía de lo que iba a morir! Estas experiencias me motivaron a cuidarme mejor y a dedicar mi carrera a ayudar a personas con diabetes.

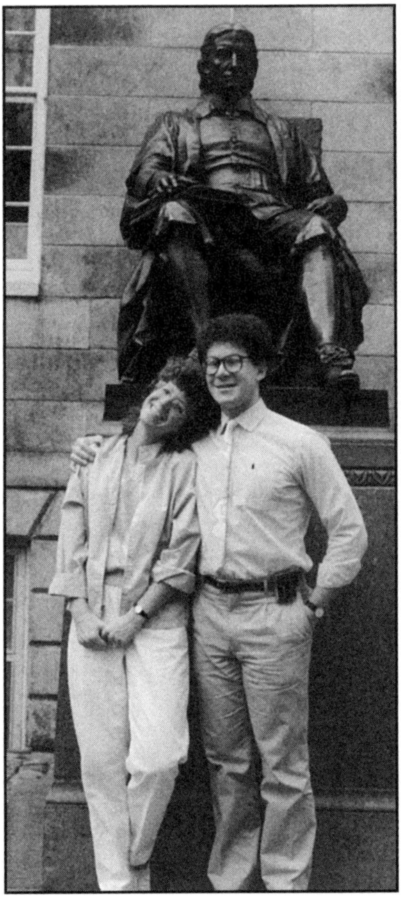
Ingrid y yo en Boston donde nos conocimos en la Clínica Joslin.

Después de mi residencia médica en UCLA, hice la primera parte de mi entrenamiento de especialidad de diabetes (fraternidad) en la famosa Clínica de Diabetes Joslin en Boston. Fue allí donde dos grandes acontecimientos me sucedieron: El primero fue que conocí a mi esposa, Ingrid, mientras ella entrenaba para ser podóloga, especializándose en el cuidado de los pies en personas con diabetes. El segundo fue que aprendí mucho sobre todos los aspectos del cuidado de la diabetes mientras trabajé y obtuve experiencia en los varios departamentos que tratan con el embarazo, los riñones, los ojos, niños jóvenes con diabetes, los pies, el corazón, y el cuidado general. También di lecturas a pacientes internados en la Clínica Joslin y pasé mucho tiempo contestando preguntas sobre la diabetes. Siempre me impresionó qué sedientos estaban los pacientes de información sobre su condición.

Ingrid y yo finalmente terminamos en San Diego donde soy profesor en la Escuela de Medicina de la Universidad de California de San Diego, miembro del personal en el Centro Médico de los Asuntos de Veteranos y el Fundador y Director de Tome Control De Su Diabetes (TCOYD). Ingrid trabaja en una clínica de pie diabético de alto riesgo en el Centro Médico de Asuntos de Veteranos. Ingrid y yo estamos involucrados en muchas organizaciones de diabetes y asistimos y damos lecturas en conferencias en todo Estados Unidos e internacionalmente. Aunque nuestras dos hijas, Talia y Carina resultaron negativas en diabetes cuando eran jóvenes, aún considero nuestro clan como una gran familia feliz de diabetes. Si usted piensa en ello, ellas han vivido toda su vida en un ambiente rodeado de productos relacionados con la diabetes, información y eventos sociales. No le puedo decir cuántas veces las he llevado a alguna función de diabetes a la que mi esposa y yo asistimos o a una conferencia de TCOYD.

El mensaje principal que quiero transmitirle es que usted puede tomar control de su diabetes, incluso si usted ya tiene complicaciones. Nunca es demasiado tarde para estar en control, tanto mental como físicamente. El concepto total de TCOYD personifica la filosofía de auto-ayuda y auto-apoyo. Usted no puede ayudar a sus seres queridos a menos que usted se cuide a sí mismo. No es una actitud egoísta; es una manera inteligente y efectiva de vivir una vida más feliz, más sana y más productiva. Usted se lo merece y sus seres queridos también.

Tome Control de Su Diabetes

Tomar control de su diabetes no es fácil, físicamente ni mentalmente. Para muchas personas que viven con esta condición, la diabetes causa sufrimiento profundo y dificultad severa. Vivir con un ser querido que tiene diabetes puede ser igualmente difícil. Usted puede tomar control de su diabetes educándose, motivándose y siendo su propio-partidario en su cuidado médico. Al educar a personas con diabetes en la prevención, detección temprana y el manejo agresivo de la diabetes y sus complicaciones, TCOYD se esfuerza para reducir el sufrimiento causado por ésta condición. Este es el enfoque de TCOYD.

Inicialmente dediqué mucho tiempo y energía tratando de educar a médicos de cuidado-primario sobre cómo cuidar a sus pacientes con diabetes. Organicé conferencias, di charlas y publiqué artículos para médicos generales para que ellos obtuvieran el conocimiento de todos los avances en la diabetes y pudieran proporcionar los estándares más altos de cuidado a las personas con diabetes en su práctica. El problema fue que tomó muchos años para que la información llegara a la práctica clínica y algunos médicos estaban tan apegados a sus costumbres que no pudieron cambiar sus hábitos de práctica para mejorar.

Después de muchos años tratando de diseminar los mensajes importantes sobre el cuidado de la diabetes a otros profesionales, me di cuenta de que el cuidado de la diabetes no mejoraba bastante rápido a nivel comunitario. Presencié muchas situaciones en las que complicaciones terribles debido a la diabetes pudieron haber sido prevenidas con pruebas sencillas realizadas en el momento oportuno junto con la terapia indicada. Por estas razones, comencé a cambiar mi enfoque de educar a los profesionales médicos a traducir los mensajes importantes directamente a las personas que viven con diabetes. Ahora, mientras escribo esta edición actualizada, he llegado al punto principal. TCOYD también implica que dedique tiempo y recursos para educar a médicos así como a pacientes en nuestro nuevo programa *Making the Connection*, Haciendo la Conexión. No puede ser uno ni el otro, los pacientes ni los profesionales. Debe ser un enfoque de dos ángulos y TCOYD ahora trabaja para llenar el hueco entre el paciente y el médico en función de la educación y la comunicación.

Tome Control De Su Diabetes, la cual fundé en septiembre de 1995, es una organización sin fines de lucro que promueve la educación, motivación y el auto-apoyo presentando grandes conferencias y ferias de salud por los Estados Unidos orientadas al paciente. TCOYD también tiene un sitio Web activo, un boletín y un show de televisión.

***Misión**: Guiados por la creencia de que cada persona con diabetes tiene el derecho de vivir una vida saludable, feliz y productiva, Tome Control De Su Diabetes ™ educa y motiva a personas con diabetes a tomar un papel mas activo en su condición y provee educación de diabetes continua inovadora integral a profesionales médicos que cuidan a personas con diabetes.*

***Visión**: Que todas las personas con diabetes y sus seres queridos tengan acceso completo a educación adecuada y terapia para ayudarse en la prevención, detección oportuna y manejo agresivo de la diabetes y sus complicaciones.*

Verdaderamente creo que la manera más eficiente y efectiva de mejorar el cuidado de la diabetes en este país y en el mundo es educando y motivando a las personas con diabetes a tomar un papel más activo en el cuidado de su salud.

Históricamente, toma de 10 a 15 años para que una compañía farmacéutica desarrolle una nueva medicina y conseguir que se apruebe oficialmente por la Administración de Alimentos y Drogas (FDA). Una vez que una droga es aprobada, normalmente toma a instituciones médicas y hospitales docentes muchos años más para educar y cambiar los hábitos de práctica del gran número de médicos que cuidan de personas con diabetes. Una vez que la nueva información es difundida, el médico entonces la debe absorber y comenzar a aplicar los cambios en la manera que él o ella cuida de personas con diabetes. Cambiar los hábitos, sea que hablamos de médicos, de usted o de mí, es algo muy difícil de hacer. Además, estos médicos primarios tienen muy poco tiempo para transmitir esta nueva información a sus pacientes cuando ellos vienen a su consulta anual, de cada dos años o trimestral. Como resultado, muchos pacientes no reciben cuidado óptimo porque ellos confían que su médico los mantenga al tanto sobre los avances en el mundo de la diabetes. Este enfoque no siempre funciona y quienes sufren son las personas con diabetes.

Las personas con diabetes deben trabajar en conjunto con sus médicos y no meramente fiarse ni esperar recibir el cuidado apropiado. Muchos médicos no están acostumbrados a que sus pacientes tomen un papel activo en su condición. Si su médico parece incomodarse cuando usted le hace una pregunta o sugiere una prueba o terapia de la que usted supo, esto puede ser de beneficio para usted, quizás usted deba cambiar médico. Repetidamente les digo a médicos y a administradores médicos que el paciente educado es el mejor paciente porque él le ayuda a hacer su trabajo y, a largo plazo, le ahorra tiempo y dinero.

Desde el inicio de TCOYD en 1995, hemos estado empujando estos tres temas importantes de Tome Control De Su Diabetes. Los cuales nunca han perdido su importancia ni magnitud:

1. *Usted tiene la responsabilidad principal para tomar control de su diabetes.* Esta es su vida y nadie más debe estar más interesado en conseguir la asistencia médica más apropiada que usted. La responsabilidad no es de su esposa, de su marido, de su madre, de su padre, de su hermana, de su hermano, ni del médico. Su médico no tiene la principal responsabilidad de su salud; esa es su responsabilidad. Es usted quien sufrirá personalmente si desarrolla ceguera o falla de riñón, no su médico.
2. *Usted es su mejor abogado propio.* En estos días en los que el cuidado y el dólar para la asistencia médica se encogen, es cada vez más difícil obtener el cuidado apropiado que usted merece y

necesita para mantenerse sano. Usted debe educarse e involucrarse en los aspectos administrativos de su sistema de asistencia médica para que obtenga el acceso oportuno a las pruebas adecuadas, las medicinas efectivas y a los últimos dispositivos médicos. Esto puede ser un proceso frustrante y consumidor de tiempo que lo pueden cansar, pero al fin, usted es quien gana si es persistente.

3. *Sea inteligente y sea persistente.* Edúquese sobre medidas preventivas para evitar problemas con los ojos, el riñón, los nervios y enfermedad cardiaca. Infórmese sobre pruebas usadas para diagnosticar problemas relacionados con diabetes a tiempo para que usted pueda obtener el tratamiento apropiado a tiempo. Manténgase actualizado en las distintas opciones de tratamiento disponibles para tratar agresivamente cualquier complicación que usted tenga para frenar o parar su avance.

Los Diferentes Tipos de Diabetes

Siempre me gusta aclarar cuales son los diferentes tipos de diabetes. Muchas personas se confunden sobre el tipo de diabetes que ellos tienen. Saber y entender qué tipo de diabetes usted tiene crea realmente la base de lo que usted debe saber durante el resto del libro, porque hay diferencias importantes en la investigación, estrategias de prevención y regímenes de tratamiento para la diabetes tipo 1 y la diabetes tipo 2. La clasificación de los diferentes tipos de diabetes ha cambiado muchas veces durante los últimos años, llevando a mucha confusión. Hay muchos tipos diferentes de diabetes, pero los más comunes son, diabetes tipo 1, diabetes tipo 2 y diabetes de gestación (de embarazo). **(Tabla 1-1).**

Tabla 1-1

Los Diferentes Tipos de Diabetes*

Diabetes Tipo 1	Anteriormente llamada diabetes mellitus dependiente de insulina (IDDM), diabetes juvenil, diabetes quebradiza, diabetes inestable y diabetes propensa a ketosis
Diabetes Tipo 2	Anteriormente llamada diabetes mellitus no dependiente de insulina (NIDDM), diabetes de adulto, diabetes de la edad adulta, diabetes estable, y diabetes no propensa a ketosis
Diabetes de Gestación	También llamada diabetes de embarazo

* Aunque hay algunos otros tipos de diabetes, no son tan comunes.

Diabetes Tipo 1

A la diabetes tipo 1 anteriormente se le llamaba diabetes mellitus dependiente de insulina (IDDM), diabetes juvenil, diabetes quebradiza o la diabetes inestable. Mientras la diabetes tipo 1 se desarrolla generalmente antes de los 20 años, uno puede desarrollar diabetes tipo 1 a cualquier edad, por lo que el término juvenil no es preciso. No me gusta el término "quebradizo" ni "inestable". Estos términos se refieren a la fluctuación en niveles de glucosa durante el día que las personas con diabetes tipo 1 experimentan comúnmente. Al momento del diagnóstico, las personas con diabetes tipo 1 generalmente están delgadas o de peso normal y generalmente no hay otras condiciones asociadas, como la hipertensión o niveles anormales de colesterol los cuales son comunes en la diabetes tipo 2. (**Tabla 1-2**). Aproximadamente sólo un 10% de los diabéticos en Estados Unidos tiene la variedad del tipo 1. La diabetes tipo 1 no se hereda de la familia, por lo menos no tan comúnmente como se observa con la diabetes tipo 2. Ha habido reportes de casos de varios niños en la misma escuela primaria que se enferman de diabetes tipo 1 en un periodo corto de tiempo. Una de mis pacientes tiene diabetes tipo 1 y sus tres niños han desarrollado diabetes tipo 1 antes de la edad de 7. Estos escenarios son menos comunes que los casos esporádicos.

Tabla 1-2

Diferencias Principales Entre Diabetes Tipo 1 y Tipo 2

Características	Diabetes Tipo 1	Diabetes Tipo 2
Edad en que ocurre	Usualmente antes de los 20 años	Usualmente después de los 35 años
Tipo de cuerpo	Típicamente flaco o no obeso	Típicamente obeso
Otros miembros de familia también tienen diabetes	Aproximadamente 4% a 8%	Aproximadamente 70% a 90%
Grupos Étnicos	Típicamente blancos	Afro Americanos, asiático americanos, hispanos, Pacifico Isleños, Nativos Americanos
Causa de diabetes	Las células del páncreas que producen insulina son destruidas por anticuerpos	El cuerpo es resistente al efecto de la insulina que baja la glucosa - resistencia a la insulina
Tipo de terapia requerida	Insulina	Dieta solamente y/o pastillas y/o insulina
Condiciones asociadas al momento del diagnóstico	Usualmente ninguna	Presión alta, niveles altos de colesterol, enfermedad cardiaca
Diabetes total en los Estados Unidos	Aproximadamente 10%	Aproximadamente 90%

Soy la única persona en mi familia que desarrolló diabetes tipo 1, lo cual es la situación más típica. Las personas con diabetes tipo 1 que tienen parientes "de primer grado" (padres, hermanos, o hijos) con diabetes tipo 1 es aproximadamente 4% a 8% de los casos.

La causa de la diabetes tipo 1 no se sabe enteramente, pero se cree que por alguna razón (genética, vírica, o ambiental), se producen anticuerpos que destruyen específicamente al páncreas. Cualquier condición en la que se producen anticuerpos que atacan al cuerpo se le llama una condición auto inmune. Los anticuerpos son las células en el cuerpo que normalmente atacan y destruyen algo extraño y el páncreas es el órgano que produce y secreta insulina. La insulina es necesaria para ayudar a las moléculas de glucosa que aparecen en la sangre después de comer y se introduce en las células del cuerpo para ser utilizadas y almacenadas para energía. Si no hay suficiente insulina, la glucosa permanece en niveles altos en la sangre y circula a todos los órganos del cuerpo, incluyendo los ojos, riñones, corazón, vasos sanguíneos, y los nervios. Es la elevación crónica de niveles de glucosa durante muchos años la que conduce al daño de estos órganos y las complicaciones clásicas de la diabetes.

El problema principal en la diabetes tipo 1 es la falta de insulina, no la resistencia a la insulina, la cual es la causa principal de la diabetes tipo 2. Es por eso que las personas con diabetes tipo 1 siempre necesitan insulina y las pastillas para la diabetes no funcionan para ellos. La insulina debe ser inyectada porque si es ingerida, las enzimas en el estómago la digieren y desactivan antes que la insulina entre a la sangre.

Una subcategoría importante de diabetes tipo 1 es la llamada LADA (Diabetes Auto inmune Latente en Adultos). Es básicamente cuando alguien es diagnosticado con diabetes tipo 1 o auto inmune como adulto. Bárbara es una de mis buenas amigas y mi paciente que fue diagnosticada con diabetes tipo 1 a los 64 años. La destrucción de las células del páncreas que producen insulina (células beta) es más lenta en pacientes LADA por lo que los síntomas no son tan severos como lo serían en un adolescente recientemente diagnosticado, como sed extrema, necesidad de orinar y la pérdida de peso. Este tipo de presentación de niveles elevados de glucosa en un adulto con síntomas no tan

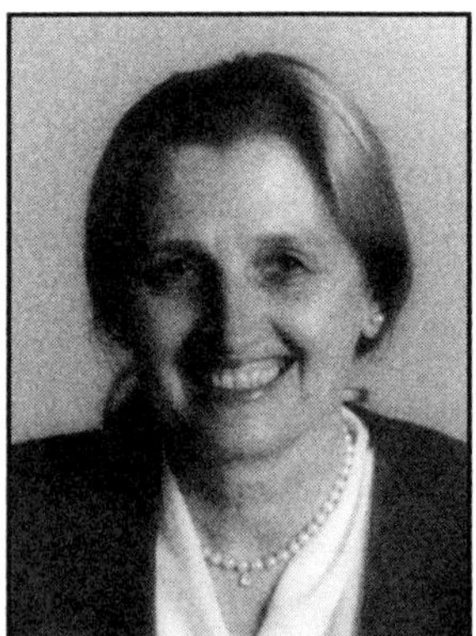

Bárbara fue diagnosticada con diabetes tipo 1 a la edad de 64.

severos puede engañar al médico y hacerlo pensar que el paciente tiene diabetes tipo 2. Al paciente se le puede recetar medicamento oral comúnmente utilizado para diabetes tipo 2, el cual no funciona bien. Eventualmente surgirá la necesidad de usar insulina. Les digo a médicos en las conferencias médicas de educación que doy por todo el país que estén atentos con pacientes LADA y que ordenen una prueba llamada la prueba de anticuerpos GAD. GAD significa ácido glutámico decarboxilase (vea por qué utilizo la prueba GAD) y puede ser medido fácilmente por la mayoría de los laboratorios. De resultar positivo, el paciente muy probablemente tiene diabetes tipo 1. Saber qué tipo de diabetes tiene es importante porque esto tiene importantes implicaciones genéticas y de tratamiento.

La cura definitiva para la diabetes tipo 1 es muy probable que surja de la investigación de células. Otro enfoque que se está estudiando es desarrollar una vacuna que permita la protección inmune contra los anticuerpos que atacan al páncreas. Al momento de esta edición, no ha habido mayores avances en la prevención de la diabetes tipo 1 que puedan afectar a muchas personas. Mientras tanto, es importante que se mantenga lo más saludable posible para que cuando la cura llegue, usted sea un buen candidato.

Diabetes Tipo 2

A la diabetes tipo 2 anteriormente se le llamaba diabetes mellitus no-dependiente-de insulina (NIDDM), la diabetes de adulto, y la diabetes estable. Esta terminología de "no-dependiente-de insulina" nos llevó a la confusión porque muchas personas con diabetes tipo 2 son tratadas con insulina, generalmente después de que los medicamentos orales han perdido su eficacia. Además, los niveles de glucosa de personas con diabetes tipo 2 pueden estar igualmente inestables o quebradizos como los de las personas con diabetes tipo 1. Las personas que desarrollan diabetes tipo 2 generalmente son mayores de 35, pero uno puede desarrollar diabetes tipo 2 a cualquier edad, como es el caso con diabetes tipo 1. Las personas con diabetes tipo 2 generalmente tienen sobrepeso y comúnmente tienen hipertensión y niveles anormales de colesterol al momento del diagnóstico. También la diabetes tipo 2 es más común en ciertos grupos étnicos como los Afro Americanos, Nativos Americanos, Asiáticos Americanos, Pacifico Isleños y en personas de descendencia Hispana. Por contraste, la diabetes tipo 1 es predominantemente una enfermedad del hombre blanco. Aproximadamente 90% de todas las personas con diabetes es de la variedad tipo 2. Además, la diabetes tipo 2 se hereda de generación en generación. Aproximadamente 70% al 90% de personas con diabetes tipo 2 tienen historia familiar de diabetes, mientras que aproximadamente sólo 4% a 8% de diabéticos con tipo 1 tienen otra persona en su familia con el mismo tipo de diabetes (**Tabla 1-2**).

La causa de la diabetes tipo 2 no podría ser más diferente que la de la diabetes tipo 1. Sin embargo, muchas de las complicaciones son semejantes porque ambos tipos de diabetes conducen a niveles altos de glucosa. Al momento del diagnóstico en personas con diabetes tipo 2, usualmente hay una cantidad excesiva de insulina, lo que es un contraste llamativo a lo que se observa en diabéticos con la tipo 1. El problema es que los tejidos del cuerpo son resistentes a los efectos normales de insulina para bajar la glucosa; por consiguiente la frase médica "resistencia a la insulina".

En la etapa previa al diagnóstico, la resistencia a la insulina se puede encontrar en individuos de alto riesgo que eventualmente desarrollarán diabetes tipo 2. Cuando la resistencia a la insulina está presente, los niveles de glucosa comienzan a subir porque la insulina no es totalmente efectiva en lograr que las moléculas de glucosa entren en las células del cuerpo para la energía. Como mecanismo compensatorio, el páncreas secreta cada vez más y más insulina en un esfuerzo por vencer esta resistencia a la insulina. Por muchos años, esta adaptación fisiológica funciona bien y los niveles de glucosa del individuo se mantienen cerca de lo normal. Es por eso que comúnmente toma muchos años para diagnosticar la diabetes tipo 2. A menudo se dice que de los estimados 23 millones de personas con diabetes en este país, sólo dos tercios de ellos saben que tienen la condición. Es importante notar que en las etapas iniciales de diabetes tipo 2 no hay síntomas, como sed y ganas de orinar excesivas y es por eso que las pruebas son tan importantes.

Con el paso del tiempo, el páncreas se cansa de sobre producir cantidades excesivas de insulina para vencer la resistencia a la insulina y finalmente no sirve o se agota. Cuándo esto ocurre, los niveles de glucosa suben por los cielos y es entonces cuando normalmente los medicamentos orales comienzan a perder su eficacia y el paciente necesita insulina y/o Byetta (exenatide) para controlar los niveles de glucosa (discutido en Capítulos 9 y 10). ¿Cuánto tiempo toma para que el páncreas llegue a agotarse? Es distinto para todos, pero generalmente toma de 5 a 10 años del momento del diagnóstico. Este escenario de eventos que ocurre en la diabetes tipo 2 es comúnmente conocido como "la historia natural de la diabetes tipo 2" (**Figura 1-1**). Creo que entre más a tiempo se haga el diagnóstico y mejor el control de glucosa desde el diagnóstico, mayor será el tiempo que alguien con diabetes tipo 2 pueda controlar su diabetes con un programa de ejercicio y un plan práctico de comida con o sin medicina (s). Los tipos de terapia disponibles para la diabetes tipo 2 también pueden

Figura 1-1

La Historia Natural de la Diabetes Tipo 2

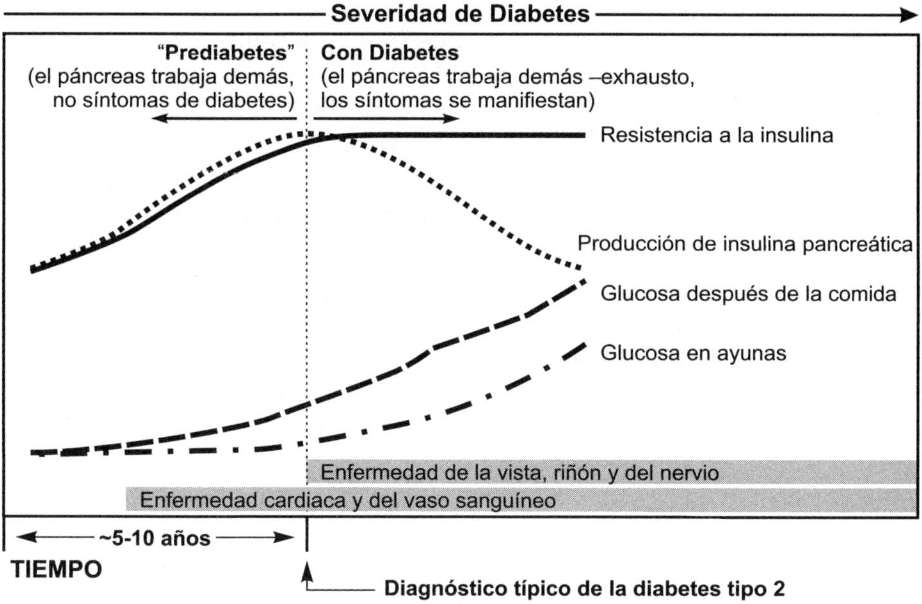

La resistencia a la insulina puede estar presente por muchos años antes del diagnóstico de la diabetes. Los niveles de glucosa no están notablemente elevados en las etapas principales de la diabetes. Una vez que el páncreas está exhausto, los niveles de glucosa se elevan al cielo. Conforme el páncreas está exhausto, la posibilidad de lograr buen control de la glucosa con dieta y ejercicio solamente o con un agente oral se reduce. La necesidad de terapia de insulina normalmente aumenta con el tiempo también.

influenciar dicha "historia natural" la cual será explicada más adelante en el libro. Un punto importante es que el control de la glucosa es el asunto más importante, incluso si usted necesita "toneladas" de medicamento para lograr sus objetivos. Usted estará mucho mejor y tendrá menos complicaciones que alguien que presume que no toma medicamentos y tiene un control de glucosa pésimo.

Diabetes de Gestación (del embarazo)

La diabetes de gestación es otro tipo común de diabetes. Se refiere al desarrollo de la diabetes mientras que la mujer está embarazada. La causa de la diabetes de gestación está más estrechamente relacionada a la diabetes tipo 2 en el sentido que la resistencia a la insulina está presente con la influencia de las hormonas femeninas que fluctúan durante el embarazo. La mayoría de las mujeres vuelven a niveles normales de glucosa después de dar a luz. Sin embargo, mujeres con historial de diabetes de gestación también tienen probabilidades más altas de desarrollar diabetes tipo 2 en embarazos posteriores y a lo largo de su vida. También es extremadamente importante mantener los niveles de glucosa bajo control durante el embarazo para prevenir anormalidades y problemas fetales al dar a luz. Uno de los problemas al dar a luz es que el bebé esté demasiado grande físicamente pero internamente subdesarrollado por lo que el número de cesáreas aumenta y el plazo que el bebé debe permanecer en el hospital. Si usted tiene diabetes tipo 1 y se embaraza, usted no tiene la clásica diabetes de gestación. Usted simplemente es diabética y está embarazada. El tratamiento para la diabetes de gestación es algo distinto al de la diabetes tipo 2. Por lo general, se usa insulina la mayor parte del tiempo; sin embargo, el uso de medicamentos orales como las sulfonylureas y metformina son usadas más y más al mismo tiempo que la seguridad del recién nacido es monitoreada de cerca. Como en toda clase de diabetes, regímenes de dieta y ejercicio son muy importantes. El Dr. Lois Jovanivic es un experto internacional en la diabetes de gestación. Lois dirige el Centro de Investigación y Tratamiento Samsun en Santa Bárbara, California, y ha sido orador para TCOYD. (*Vea por favor Diabetes & Pregnancy: What to Expect and Gestational Diabetes: What to Expect by the* American Diabetes Association.

El Diagnóstico de la Diabetes

Si usted está leyendo este libro, usted probablemente ya tiene diabetes, pero pienso que es importante discutir cómo es oficialmente diagnosticada la diabetes. Esto puede ser importante para sus amigos o miembros de su familia que están a riesgo de desarrollar diabetes. Los criterios para el diagnóstico cambiaron recientemente por la Asociación Americana de la Diabetes y están mostrados en la **Tabla 1-3**. Es importante notar que estos criterios son sólo para el diagnóstico de la diabetes en personas que anteriormente no sabían que son diabéticos y no son los objetivos de tratamiento para personas ya con diabetes.

La forma más común y más fácil de hacer el diagnóstico es midiendo la glucosa en ayunas (FBG), lo cual se refiere al nivel de glucosa por la mañana después de haber ayunado durante la noche y antes del desayuno. Si el nivel de glucosa es 126 mg/dl o mayor, el diagnóstico de la diabetes puede hacerse. Niveles de FBG menores de 100 mg/dl se consideran normales. Es importante indicar que cualquier FBG mayor de 100 mg/dl pero menor de 126 mg/dl son anormales y justifican monitoreo cercano. La frase oficial para FBG en esta zona gris es “glucosa defectuosa en ayunas” o “prediabetes”

(**Figura 1-2**). Además, el nivel de azúcar de 1 a 2 horas después de comer puede ser una prueba mejor que el FBG para el diagnóstico de diabetes tipo 2. La razón de esto es que el nivel de glucosa después de comidas usualmente se pone anormal ante el nivel de FBG en la historia natural de diabetes tipo 2 discutida anteriormente **(Figura 1-1**).

El nivel normal de glucosa después de comidas es menor de 140 mg/dl en individuos sin diabetes. Si el nivel de glucosa después de comer es consistentemente mayor de 200 mg/dl, la diabetes puede ser diagnosticada. Además, si uno tiene síntomas de niveles elevados de glucosa como sed y ganas de orinar excesivas, cansancio, mal curación de heridas, visión borrosa, infecciones frecuentes del tracto urinario, y niveles de glucosa mayores de 200 mg/dl a cualquier hora del día, la diabetes está presente y no son necesarias pruebas adicionales para un diagnóstico. Si el nivel de glucosa después de comidas es mayor de 140 pero menor de 200 mg/dl, clasificamos estas personas con tolerancia a la glucosa defectuosa o con prediabetes (**Figura 1-2**). El capítulo 22 está dedicado a la prevención de la diabetes en personas que tienen prediabetes.

Tabla 1-3

Criterios Oficiales para Diagnosticar la Diabetes*

- Cualquier individuo con síntomas de glucosa alta (híper glucemia) y un nivel de glucosa a cualquier hora del día mayor de 200 mg/dL

O

- Una prueba de glucosa en ayunas (FBG), la cual se hace en la mañana antes de cualquier comida o bebida excepto agua, de 126 mg/dL o mayor

O

- Un examen oral de tolerancia de glucosa anormal (OGTT), definido como un nivel de glucosa de 2-horas que es de 200 mg/dL o mayor (discutido en el texto)

* Estos criterios oficiales son de la Asociación Americana de la Diabetes. Disponibles en: www.diabetes.org.

La prueba oral de la tolerancia de la glucosa (OGTT) es una prueba oficial para el diagnóstico de la diabetes, aunque comúnmente no es necesario. Después que uno ayuna por una noche, uno se toma 75 gramos de glucosa (un vaso grande de un jarabe muy dulce) por la mañana y los niveles de glucosa se monitorean durante las próximas 2 horas. El OGTT es utilizado principalmente para propósitos de investigación clínica. Hay un OGTT modificado que ahora se utiliza para la investigación en mujeres que corren el riesgo de desarrollar diabetes de gestación; el cual se realiza a las 26 semanas de embarazo. Se define que una mujer corre el riesgo de desarrollar diabetes si ella ha tenido episodios de diabetes de gestación, ha dado a luz a un niño que pesa más de 9 libras, tiene historia familiar de diabetes, tiene sobrepeso, tiene hipertensión o colesterol alto, o pertenece a un grupo étnico con incidencia alta de diabetes (**Tabla 1-4**).

¿Por Qué Es Importante el Control de la Glucosa?

¿Por qué todos enfatizan que sus niveles de glucosa deben estar lo mas normales posible? Es simplemente porque los niveles altos de glucosa a largo plazo pueden causar daño a los órganos del cuerpo. Ciertos órganos parecen estar más susceptibles a niveles elevados de glucosa o híper glucemia que otros, como los ojos, los riñones, los nervios, y los vasos sanguíneos que son los más gravemente afectados. Recuerde que la sangre cubre cada órgano en nuestro cuerpo todo el tiempo y si algo es tóxico en la sangre eso tendrá un impacto mayor en la salud de los órganos. También es importante no espantarse si su nivel de glucosa se eleva demasiado ocasionalmente, incluso si está alto por algunas semanas o meses. La elevación crónica durante años y años es la que causa el daño verdadero, conduciendo a la ceguera, falla del riñon, a las amputaciones, enfermedad cardiaca y al derrame cerebral. Siento que cada diabético necesita tener un plan individual de tratamiento para lograr que su nivel de glucosa esté lo más normal posible. También es importante

Figura 1-2

Glucosa Defectuosa en Ayunas y Tolerancia a la Glucosa Defectuosa

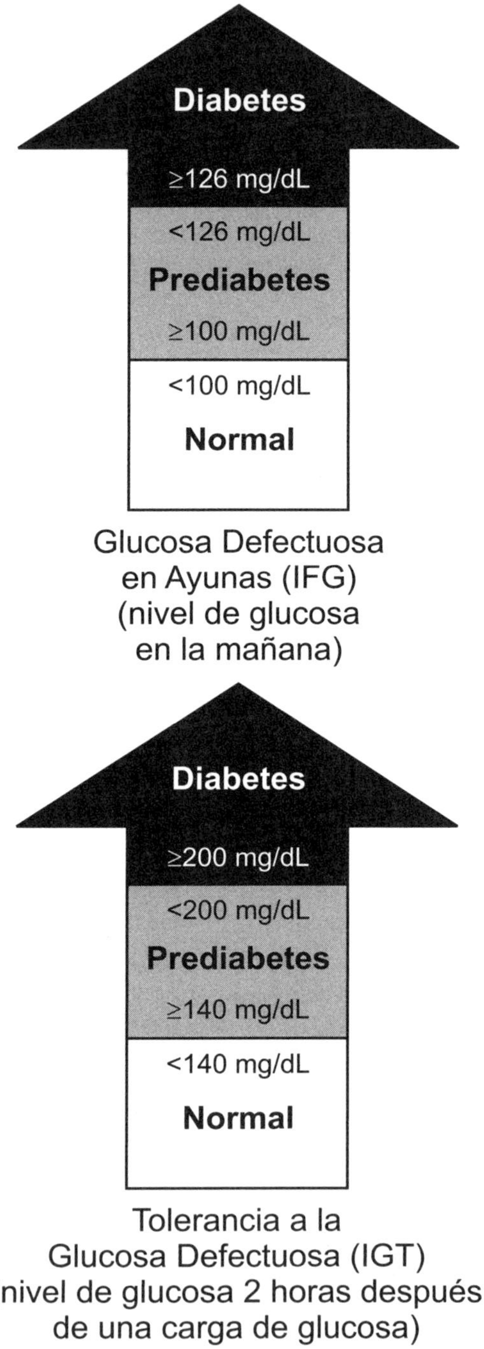

que en la búsqueda por mantener niveles normales o cercanos a normales de glucosa, el plan de tratamiento no sea tan rígido que haya interrupciones mayores en el estilo de vida, incluyendo episodios frecuentes de hipoglucemia (niveles de glucosa demasiado bajos). Los planes del tratamiento deben ser individualizados en base a su edad, el riesgo de hipoglucemia, hábitos cotidianos de alimentación y de dormir, otros problemas médicos, etc. ¡Una talla no encaja para todos!

Por muchos años, la mayoría de los médicos no enfatizaban un buen control ni control "estrecho" de glucosa en sus pacientes de diabetes porque no se habían emprendido estudios definitivos clínicos a largo plazo que demostraran los beneficios del buen control de glucosa y había preocupación que la molestia y el gasto para controlar los niveles de glucosa en sus pacientes no fueran justificados hasta que los beneficios fueran demostrados. Estuve entre la minoría de médicos en este país en aquel tiempo que creyó que el control estrecho de glucosa no sólo hacía que uno se sintiera mejor día a día, evitando complicaciones a corto plazo o agudas, pero que también reducía las complicaciones a largo plazo. Las complicaciones micro vasculares a largo plazo se refieren al ojo (retinopatía), al riñón (nefropatía) y a los nervios (neuropatía), enfermedades comúnmente vistas en personas con diabetes.

Tabla 1-4

Factores de Riesgo Para Desarrollar Diabetes Tipo 2

- Tener alguien en su familia con diabetes, especialmente un familiar de primer grado
- Tener sobrepeso, especialmente con obesidad central, comúnmente conocido como una "barriga de cerveza"
- Tener algunas o todas las otras condiciones asociadas comúnmente vistas en diabetes tipo 2, tales como presión alta o niveles altos de colesterol (estas condiciones pueden aparecer antes del diagnóstico de diabetes)
- Ser miembro de un grupo étnico que tiene incidencia alta de diabetes, tales como Afro Americano, Hispano, Nativo Americano, Asiático Americano, y Pacifico Isleño
- Desarrollar diabetes durante el embarazo (diabetes de gestación)
- Dar a luz a un infante que pesa 9 libras o más. (Si la mujer tiene glucosa alta durante el embarazo, el infante puede estar grande físicamente aunque su desarrollo interno es usualmente anormal.)
- Si su médico le dice que usted tiene "un toque de diabetes" o que está "al borde de diabetes." (No existe tal cosa.)

Mis creencias fueron basadas en mi experiencia propia como paciente y médico y en una cantidad bastante grande de literatura médica ya publicada apoyando la noción que el control de glucosa importa. El gobierno inició un estudio clínico a largo plazo para analizar este asunto importante. Este estudio se llamó (*Diabetes Control and Complications Trial*), el Estudio de Complicaciones y Control de la Diabetes (DCCT) y fue concluido en 1993. El DCCT fue uno de los estudios más largos, más extensos y caros en la historia de la medicina. El DCCT no fue el primer estudio en mostrar la importancia del control de glucosa para prevenir y dilatar la progresión de complicaciones microvasculares de la diabetes. El DCCT fue sin embargo el estudio más poderoso y mejor realizado y ha marcado el estándar del cuidado para los Estados Unidos y el mundo. El DCCT, patrocinado por los Institutos Nacionales de Salud fue un estudio que tomó 9 años, costó $160 millones, tuvo la participación de miembros múltiples y estudió a más de 1400 pacientes con diabetes tipo 1.

El DCCT fue diseñado para contestar dos preguntas principales:

1. Si el control intensivo de glucosa podría prevenir las complicaciones microvasculares clásicas a largo plazo de la diabetes.
2. Si el control intensivo de glucosa podría demorar la progresión de complicaciones microvasculares ya presentes en personas con diabetes. El DCCT también miró la incidencia de hipoglucemia (glucosa baja) y el aumento de peso.

En el DCCT, los pacientes fueron puestos o bien en un grupo de tratamiento intensivo o un grupo de tratamiento convencional. A las personas en el grupo de tratamiento intensivo se les pusieron múltiples inyecciones de insulina o bombas de insulina y se les requirió que vigilaran su glucosa frecuentemente en casa. El objetivo era bajar sus niveles de glucosa a niveles normales o cerca de niveles normales. El objetivo del tratamiento para las personas en el grupo convencional (que se les puso 1 o 2 inyecciones por día) era evitar síntomas de niveles de glucosa extremadamente bajos y altos. No se les sugirió la vigilancia de su glucosa con medidores de glucosa en casa.

Los pacientes fueron subdivididos aún más en un grupo primario de prevención (los que no tenían evidencia de complicaciones microvasculares cuando el estudio empezó) y en un grupo secundario de intervención (los que ya tenían alguna evidencia de enfermedad de los ojos, riñón, o nervios al inicio del estudio).

La **Figura 1-3** muestra la hemoglobina glicosilada (o A1C; un factor de control de glucosa a largo plazo que será discutido posteriormente) y promedios diarios del nivel de glucosa durante el estudio de 9 años en los grupos intensivamente y convencionalmente

Figura 1-3

Hemoglobina Glicosilada (A1C) y Niveles de Glucosa Diarios Durante los 9-Años del Estudio del Control y Complicaciones de la Diabetes

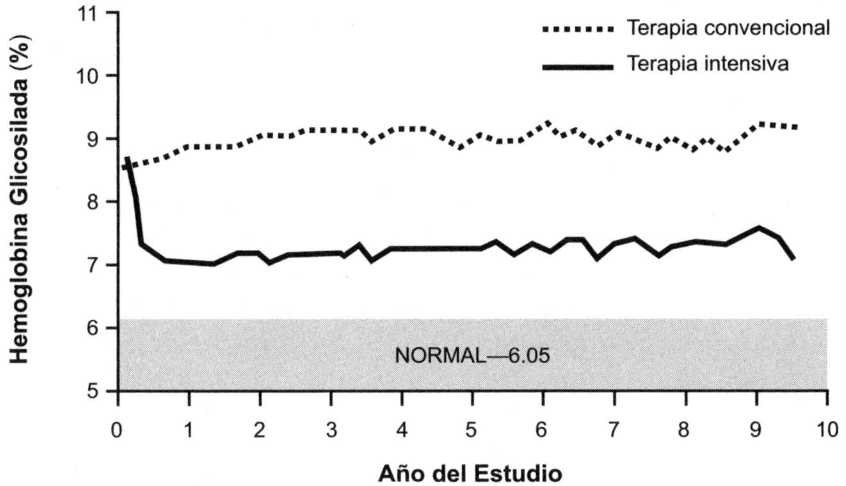

Grupo de Investigación del Estudio del Control y Complicaciones de la Diabetes. *N Engl J Med.* 1993;329:977-986.

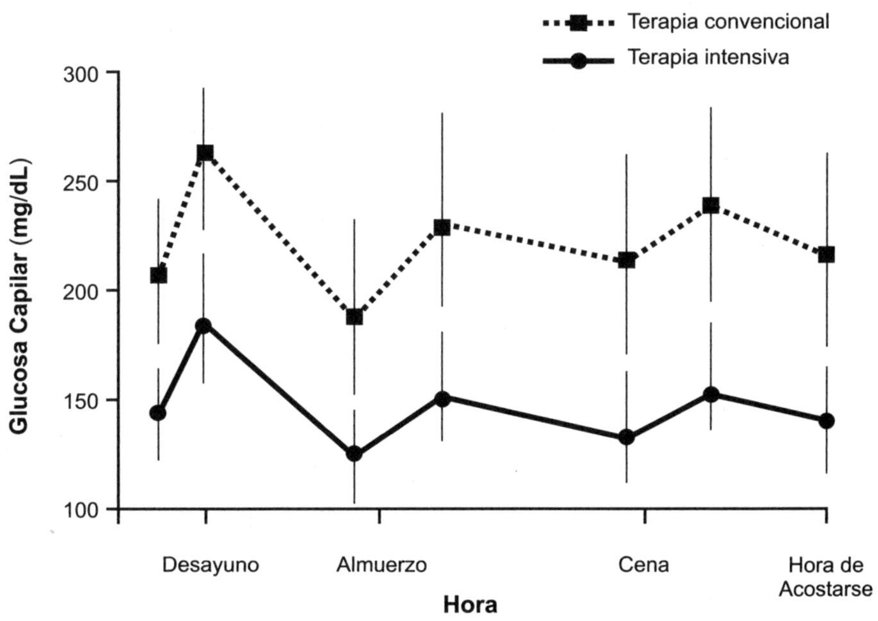

tratados. Es importante notar que a pesar de la enorme atención y esfuerzos brindados por el personal del estudio DCCT y el uso de múltiples regímenes de inyección, bombas de insulina, y dispositivos de vigilancia de glucosa en casa, los pacientes del grupo de tratamiento intensivo no logró niveles completamente normales de glucosa ni un nivel A1C normal (un análisis de sangre que determina el control de glucosa por 3 meses). El mensaje importante de esto es que es muy difícil lograr niveles totalmente normales de glucosa en la mayoría de personas con diabetes comparada con los que no tienen diabetes. Ahora tenemos diseños de análogos de insulina y monitores de glucosa continua, que no estaban disponibles en el tiempo del DCCT, los cuales pueden ayudar que personas logren aún control más estrecho.

El nivel promedio diario de glucosa (antes y después de comidas) para el grupo intensivamente tratado fue aproximadamente de 155 mg/dl. El nivel promedio diario de glucosa para el grupo convencionalmente tratado fue aproximadamente de 230 mg/dl. Estos son números valiosos para tener en mente, especialmente si usted tiene un medidor de glucosa que registra el promedio de sus niveles. Usted puede comparar sus promedios con los pacientes en el DCCT. A pesar que los niveles de glucosa en el grupo convencionalmente tratado eran malos, su nivel promedio era mejor que el de la mayoría de diabéticos en este país en aquel tiempo. Esto, en mi opinión, representó el mal estado del cuidado de la diabetes en los Estados Unidos. Desafortunadamente, el cuidado de la diabetes no cambió mucho durante los siguientes años, la cual es una de las razones por las que fundé TCOYD. Finalmente, siento que el cuidado de la diabetes mejora lentamente en este país.

El control intensivo de glucosa redujo el riesgo de desarrollar retinopatía en un impresionante 76% y detuvo la progresión significativa en un 54% en personas que ya tenían enfermedad de la vista. Los beneficios del control intensivo de glucosa se hicieron evidentes cuando ambos grupos fueron comparados 3 años después de la terapia. Las reducciones en la enfermedad de los riñones y nervios con control intensivo de glucosa también fueron impresionantes, mostrando las mismas tendencias como se observó con la retinopatía.

Está claro que el control de glucosa intensivo puede prevenir el inicio y demorar la progresión de complicaciones microvasculares en la diabetes tipo 1. Análisis adicionales también revelaron que el riesgo para desarrollar complicaciones aumentó dramáticamente cuando el A1C es mayor de dos puntos porcentuales por encima del límite superior del normal (mayor que 8% en el DCCT). Se ha estimado que por cada aumento de 1% en el A1C por encima del 8%, hay un 40% a

50% de aumento de riesgo de desarrollar enfermedad del riñón o de la vista.

La calidad de vida de los pacientes que lograron buen control de glucosa era excelente, aunque como grupo experimentaron un pequeño aumento de peso y una incidencia más alta de hipoglucemia (nivel bajo de glucosa) comparado con los pacientes con mal control de glucosa. Los pacientes que fueron tratados intensivamente experimentaron una incidencia triple de reacciones severas de hipoglucemia que requirieron ayuda de otros o experimentaron episodios de inconsciencia. Además, no hubo diferencia entre ambos grupos con respecto a accidentes graves o muertes.

El aumento de peso (aproximadamente de 5 a 10 libras) que ocurrió en pacientes en el grupo de terapia intensiva es común cuando las personas con diabetes mejoran notablemente su control de glucosa. Parte del motivo para el aumento de peso en el grupo bien controlado es que menos glucosa se derrama a la orina y más de ella está disponible para la energía. Ambos, la hipoglucemia y el aumento de peso pueden ser minimizados por el control de dieta y ejercicio.

Ambos grupos acertaron igualmente en el cuestionario sobre la calidad de vida a pesar de las exigencias cotidianas que el estudio impuso en el grupo de tratamiento intensivo. Es decir, el grupo que logró control excelente no sintió que su estilo de vida fuera afectado adversamente. Creo que los pacientes que monitoreaban su glucosa en casa y lidiaban con los rigores de un régimen intensivo de la diabetes se sentían excelente y en control, ambas mental y físicamente. Un estudio semejante fue realizado en el Reino Unido que demostró los mismos beneficios en personas con diabetes tipo 2 *(the United Kingdom Prospective Diabetes Study*, el Estudio Prospectivo de la Diabetes del Reino Unido, o UKPDS). El debate sobre la importancia del buen control de glucosa ya pasó y estudios actuales se enfocan en evaluar los varios métodos utilizados para lograr los objetivos de control de glucemia en la diabetes tipo 1 y tipo 2.

Además de las complicaciones microvasculares a largo plazo de la diabetes (enfermedad de los ojos, el riñón, y los nervios) que se reducen con el buen control de glucosa, las complicaciones agudas a corto plazo también son reducidas. Las complicaciones agudas, como sed y ganas excesivas de orinar, el cansancio durante el día, mal curación de heridas, las infecciones del tracto urinario y la enfermedad de los dientes y encía, afectan cómo uno se siente día a día (**Tabla 1-5**). Estas complicaciones agudas de la diabetes mal controlada reducen la calidad de vida y afectan adversamente el desempeño de trabajo de adultos y de niños y adolescentes en la escuela. Los efectos

Tabla 1-5

Complicaciones Agudas de Niveles de Glucosa Mal Controlados

- Sed excesiva, especialmente de bebidas frías
- Ganas de orinar frecuentes, incluyendo durante la noche
- Cansancio durante el día y falta de energía
- Las cortadas, tallones, y raspones toman mucho tiempo en sanar
- Infecciones frecuentes del tracto de la orina y la vagina
- Enfermedad dental y de la encía
- Caídas frecuentes y enfermedad mental pueden observarse en los ancianos

agudos de glucemia alta pueden manifestarse como bajas de glucosa frecuentes y deterioro mental en las personas mayores. Muchas de las complicaciones agudas se desarrollan gradualmente y hasta que uno logra buen control de glucosa es que uno se da cuenta de cuánto peor se sentía cuando el control de la diabetes era malo. Si la glucosa alta fuera dolorosa, muchas más personas con diabetes estarían bajo mejor control y experimentarían menos complicaciones.

Objetivos Tangibles de Control de Glucosa Que Nos Protegen de las Complicaciones de Diabetes

Los objetivos de control de glucosa para personas con diabetes son bastante distintos de los criterios de diagnóstico de rangos normales observados en personas no diabéticas. Los objetivos del control de glucosa, los cuales han cambiado dramáticamente durante los últimos años, son mostrados en la **Tabla 1-6**. Los objetivos para el control de glucosa para personas con diabetes siguen bajando más y más conforme los investigadores clínicos descubren que debemos mantener los niveles de glucosa totalmente normales todo el tiempo para evitar 100% de las complicaciones. Este es un objetivo difícil de lograr pero con todos los nuevos avances en el cuidado de la diabetes, muchas más personas con diabetes logran mejores niveles de A1C como nunca antes. Distintas organizaciones tienen recomendaciones diferentes, pero al fin de cuentas debemos tratar de lograr que nuestros números estén tan bajos como nos sea posible y al mismo tiempo evitar hipoglucemia frecuente y severa. Un A1C menor de 7% es un punto de partida excelente.

Tabla 1-6

Metas del Control de Glucosa para Personas Con Diabetes

	Rango Típico de Glucosa (mg/dL)	
Prueba	**Normal (no diabetes)**	**Personas Con Diabetes**
Nivel de glucosa antes de comidas (preprandial)	<115	<120
Nivel de glucosa después de comidas (postprandial)	<140	<180
Nivel de glucosa al acostarse	<120	100-140
A1C*	4% a 6%	<7%

* El rango normal para la hemoglobina glicosilada (A1C) no está establecido y puede variar de laboratorio a laboratorio.

De la Asociación Americana de la Diabetes. Disponible en: www.diabetes.org.

Hemoglobina Glicosilada o A1C: El Factor de Control a Largo Plazo

El A1C es un parámetro importante del laboratorio que les da a médicos y a pacientes una idea de cual ha sido el control de glucosa durante los últimos 2 a 3 meses. Recuerde que hay 1440 minutos en un día y una prueba de glucosa sólo representa el nivel de cierto momento y no refleja el control general promedio de un lapso prolongado. Lo llamo hemoglobina glicosilada (también conocido como A1C o HgbA1c) el "factor de control de glucosa a largo plazo". Cuando el nivel de glucosa en la sangre está alto por un periodo de tiempo prolongado, las moléculas con exceso de glucosa se pegan o atan a muchas estructuras en el cuerpo, incluyendo los glóbulos rojos, que contienen una sustancia portadora de oxígeno llamada hemoglobina y otras proteínas (**Figura 1-4**). El lapso promedio de vida de los glóbulos rojos, los cuales se producen y eliminan continuamente, es de aproximadamente 2 a 3 meses. Cuando medimos la cantidad de glucosa en la hemoglobina de los glóbulos rojos, por ejemplo, se llama hemoglobina glicosilada y este es indicio de la cantidad de glucosa en la circulación durante los 2 a 3 últimos meses. Entonces comparamos este número con aquel de individuos no diabéticos. Usted puede mirar una Tabla para determinar cual ha sido su nivel promedio de glucosa durante un periodo de los últimos 2 a 3 meses sabiendo su nivel A1C (**Figura 1-5**).

Figura 1-4

El A1C Mide los Niveles de Glucosa en un Periodo de 2 a 3 Meses

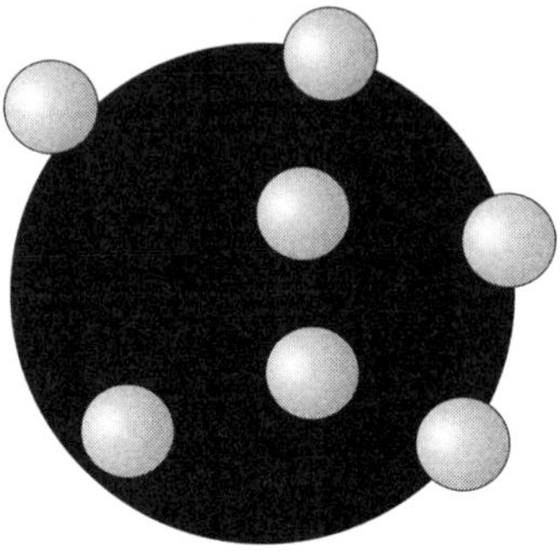

Glucosa Normal

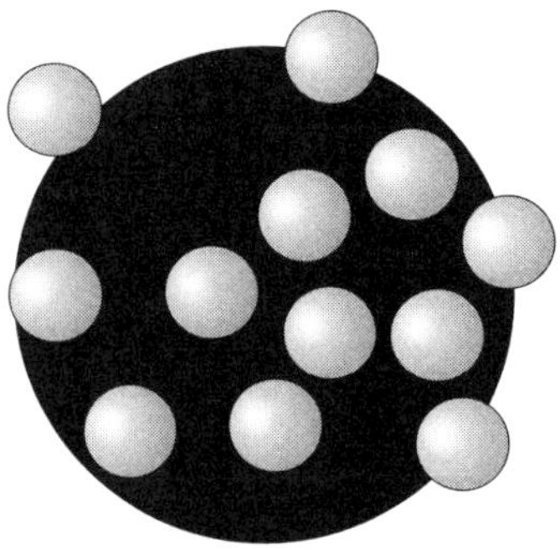

Glucosa Alta

Abreviación: A1C, hemoglobina glicosilada (una prueba que mide cuanta glucosa se ha estado pegando a los glóbulos rojos en los últimos 2 a 3 meses).

La glucosa irreversiblemente se pega a los glóbulos rojos en proporción a la concentración de glucosa promedio en la sangre.

La División de Bayer Diagnostics ha desarrollado un paquete con el cual usted puede medir su A1C con una gota de sangre en la privacidad de su hogar. El paquete de la prueba le dará una cifra exacta en 8 minutos. Usted no tiene que esperar días para obtener los resultados, y lo mejor de todo, es que usted no tiene que lidiar con la burocracia médica usual de la oficina para obtener su propio resultado. Existe otro factor de control de glucosa a largo plazo llamado fructosamina, que le da una idea sobre el nivel promedio de glucosa durante las últimas 2 a 3 semanas. Este es utilizado normalmente en mujeres con diabetes durante el embarazo debido a la necesidad de mantener control estrecho durante ese importante periodo de tiempo. Probablemente, el monitoreo de glucosa en casa es la prueba más importante por

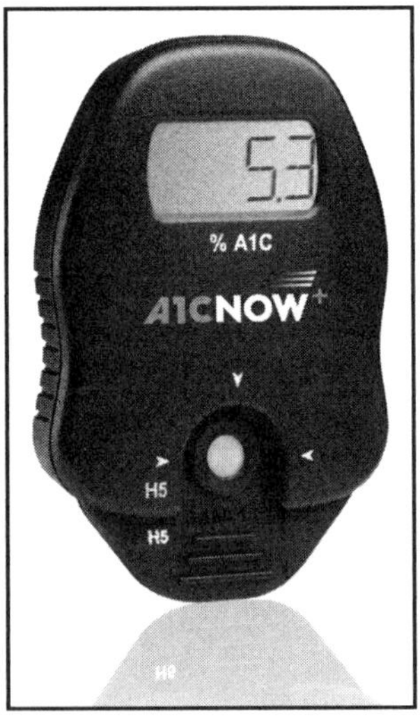

El dispositivo A1CNow de monitoreo de glucosa en casa (HGM).

Figura 1-5

A1C y Resultados de HGM

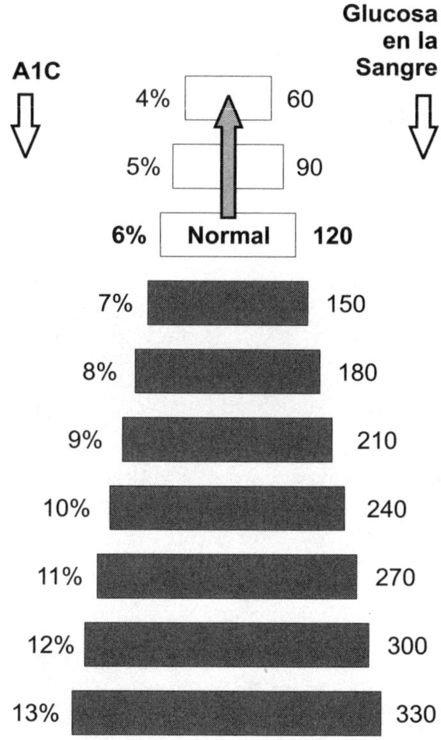

Abreviaciones: A1C, hemoglobina glicosilada; HGM monitoreo de glucosa en casa.

Esta gráfica muestra la relación entre los niveles del A1C y lecturas del promedio de glucosa; la medida del A1C está presentada como un porcentaje de glicosilación. Un A1C de 6% corresponde a un nivel promedio de glucosa de 120 mg/dL en los últimos 2 a 3 meses.

hacer si usted está embarazada y tiene diabetes. GlycoMark *(www.glycomark.com)* es otro indicativo sobre el control de glucosa muy a corto plazo el cual le da una idea del nivel promedio de glucosa durante varios días y además se correlaciona bien con sus niveles de glucosa después de comidas.

Es extremadamente importante que sepa que a diferencia del nivel de glucosa, el valor del A1C no se mide de la misma manera en todas partes de los Estados Unidos. Es por eso que hay distintos rangos normales dependiendo de la técnica del laboratorio utilizada. Siempre compare su número A1C con el de personas no diabéticas. Los números normales que están generalmente impresos junto a su nivel representan rangos de personas no diabéticas. Por lo general, su nivel debe ser menor a 1 punto porcentual por arriba del límite superior de normal. Por ejemplo, si el rango normal es de 4% a 6%, su objetivo principal será reducirlo por debajo de 7%. ¿Acaso no le encanta cuando la recepcionista le dice, "No le podemos entregar sus resultados"? Usted puede firmar una forma que les permite a ellos entregarle sus resultados de laboratorio. Asegúrese de preguntarle al personal administrativo sobre este requisito en su próxima cita. No se fíe a que otros interpreten sus resultados de laboratorio. Usted debe saber sus números y saber lo que los números significan. Haga preguntas y haga su propia investigación y busque. Recuerde que usted es su mejor partidario propio. ¡Sea inteligente y sea persistente!

Monitoreo de Glucosa en Casa: Un Laboratorio Personal en la Palma de Su Mano

Monitoreo de Glucosa en Casa (HGM) ha sido uno de los avances más importantes en el campo de la diabetes desde el descubrimiento de insulina en los años veinte. Las personas con diabetes han podido medir sus propios niveles de azúcar en la sangre con estos dispositivos de mano por casi los últimos 30 años. Antes de la disponibilidad de dispositivos de HGM, las personas con diabetes examinaban su orina por glucosa, lo cual es terriblemente inexacto. Cuando la glucosa en la sangre está demasiado alta, los riñones tratan de filtrarla en la orina, la cual se puede medir con tiras o píldoras químicas que usted pone en una probeta con agua. Los resultados de estas pruebas antiguas de orina no le dan un nivel verdadero sino una guía dependiendo del cambio de color de la tira o de la mezcla en la probeta. El problema es que cuando usted mide la glucosa en su orina, en realidad es un reflejo de lo que su nivel de glucosa era varias horas antes de la prueba y no indica lo que está sucediendo en el momento de la prueba. Las pruebas de orina no se pueden utilizar efectivamente para tomar decisiones en la vida cotidiana sobre la dosis de insulina y otras técnicas de auto manejo. Además, conforme uno crece, la capacidad de los riñones para filtrar la glucosa se deteriora por lo que la prueba de orina puede parecer estar bien cuando la sangre tiene cantidades excesivas de glucosa.

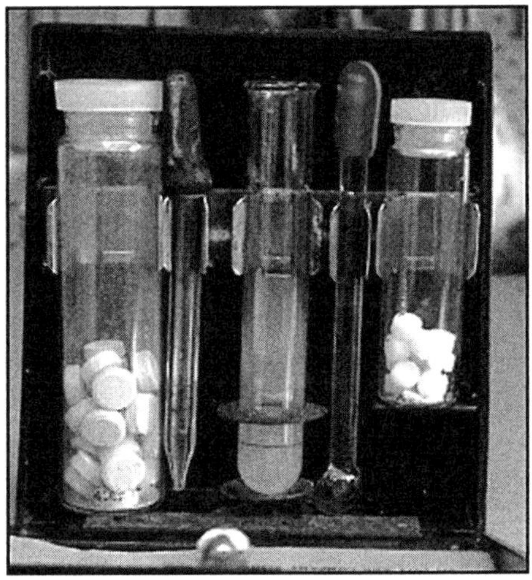

Un paquete para el examen de orina.

En los viejos tiempos antes de la disponibilidad de monitores de glucosa en casa y la disponibilidad de la prueba A1C, los pacientes iban a la consulta con el doctor a primera hora en la mañana, se les extraía una muestra de sangre y de orina y esperaban… y esperaban… y esperaban algo más. Tomaba mucho tiempo para obtener los resultados del laboratorio. Para colmo de males y para causar más demoras, el personal administrativo citaba a todos a las 8 para reunir las muestras por la mañana. Finalmente, el médico te miraba y tomaba decisiones sobre tu plan de tratamiento basado en el nivel de glucosa al tiempo de la prueba.

Muchas personas con diabetes, incluyéndome a mí, hacíamos todo lo posible para asegurarnos que los niveles de glucosa fueran buenos la mañana de la cita. Yo cenaba un platillo bien equilibrado bajo en carbohidratos y absolutamente nada de "engaños" la noche anterior a mi cita. Recuerdo mirar como mi hermana Susan, que no es diabética, se deleitaba con chips, helado y galletas mientras mirábamos la televisión… aquello casi me mataba. Entonces me levantaba realmente temprano a la mañana siguiente, hacía ejercicio, no desayunaba y tomaba insulina de más antes de mi cita. ¡Si experimentaba una reacción por tener baja la azúcar antes que me sacaran sangre, tomaba suficiente azúcar o jugo de naranja para reducir mis síntomas como sudar, temblar y aceleramiento del corazón y no el paquete entero usual de galletas Oreo! El problema verdadero era que mi glucosa estaba demasiado alta la mayor parte del tiempo. Sólo hice este tipo de cosas por un corto tiempo cuando era joven porque me di cuenta rápidamente que sólo me engañaba. ¡Aunque usted no lo crea, tengo pacientes adultos que son personas profesionales inteligentes que hacen este tipo de cosas todo el tiempo! Es básicamente un reflejo de los aspectos emocionales que acompañan una enfermedad crónica como la diabetes. He dedicado un capítulo a estas barreras emocionales, escrito por mi buen amigo Bill Polonsky, porque la mayoría de personas con diabetes puede relacionarse a estos problemas.

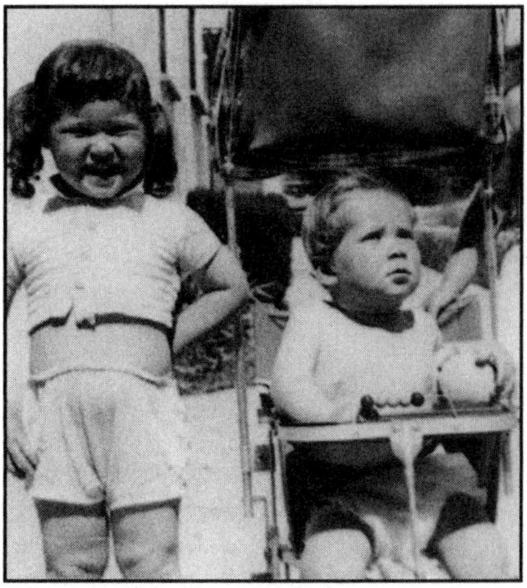

Yo y mi hermana Susan.

¿Deben todas las personas con diabetes monitorear sus niveles de glucosa en casa? ¡En mi opinión, la respuesta es un fuerte, alto, y resonante SI! Algunos individuos de edad avanzada con horarios consistentes y aquellos cuya diabetes está bastante estable con medicamentos orales pueden sólo necesitar checarse un par de veces por semana como máximo. Por otra parte, hay quienes pueden estar en un régimen de inyecciones múltiples de insulina o con una bomba de insulina, corriendo de aquí para allá como un(a) salvaje, trabajando muchas horas, haciendo ejercicio y comiendo a horarios distintos. Estas personas activas con diabetes, tratando de llevar vidas normales, pueden necesitar checarse tan a menudo como 8 a 12 veces por día para mantener buen control. El monitoreo de glucosa continua

(CGM) ahora está disponible y puede ser una ventaja tremenda para personas que toman insulina. He dedicado un capítulo entero a este tema.

No basta con controlar su glucosa en casa o durante sus actividades cotidianas. Es de suprema importancia que usted sepa qué hacer con los números y actuar en base a esos números. No se revise y registre el número en su diario para que su doctor lo revise. Usted debe pensar en lo que significan esos números, por qué tiene ese nivel de glucosa y qué debe hacer para corregir el número, si es necesario. También debe pensar cómo evitar esos problemas otra vez en el futuro. Si usted está tomando insulina, siempre puede tomar insulina extra (sólo si usted se ha informado cómo hacerlo) para bajar un nivel alto de glucosa. Además, hay una gran lista de maniobras no farmacológicas que no implican ajustes de pastillas ni insulina que le pueden ayudar a bajar el nivel de glucosa a un rango más normal. Las técnicas utilizadas para ajustar niveles altos de glucosa antes de comidas están enumeradas en la **Tabla 1-7**. Estas técnicas son importantes para minimizar la glucosa alta extrema después de comidas y le dan el poder de actuar en resultados de HGM, incluso si usted toma pastillas solamente y no insulina.

Inclusive con HGM y el conocimiento y la capacidad de actuar en los resultados, es difícil imitar el metabolismo de un individuo no diabético. Un páncreas que funciona normalmente es un órgano sofisticado con mecanismos complicados y fisiológicos precisos para mantener el nivel

Tabla 1-7

Técnicas Usadas para Ajustar Niveles Altos de Glucosa Antes de Comidas

- Aumente los intervalos de tiempo entre el consumo de la comida y la inyección de insulina (si está bajo insulina)
- Coma menos de su cantidad usual de comida
- Elimine o remplace comidas que contienen azúcares simples o refinadas, tales como frutas
- Retrase su comida si es posible
- Intercambie la leche, o cualquier bebida con calorías, por una bebida sin calorías
- No se coma toda la comida a la vez si es posible. Distribuya las calorías en un periodo de tiempo extendido. Por ejemplo, guarde la fruta y el pan para más tarde
- Haga ejercicio ligero, tal como caminar, después de comer
- Si usted reconoce una tendencia consistente de niveles altos de glucosa a una hora particular del día, usted debe notificarlo a su médico para hacer el cambio apropiado de su medicamento oral o insulina. Usted puede hacer dichos cambios apropiados si se le ha educado para hacerlo

de glucosa en un rango estrecho las 24 horas del día, no importa que tipo de alimento sea ingerido. En un individuo normal, las células del páncreas (células beta) no sólo pueden detectar cambios en la glucosa segundo a segundo, sino que ellas también pueden identificar y pueden reaccionar al grado del cambio de glucosa durante comidas (qué tan rápido la glucosa sube o baja). Hay otras hormonas regulativas de glucosa importantes como amylin, glucagon, GLP-1, etc., que también juegan un papel importante y serán discutidas en detalle posteriormente en el libro. ¡Esta es una razón de por qué las personas no diabéticas pueden comerse un helado de dulce de chocolate con frutas y nueces caliente y su glucosa nunca se eleva por encima de 140 mg/dl... esos Hijos De P.....!

Si su médico no le ofrece un dispositivo de HGM, usted debe ser su propio partidario y pedir uno o conseguir uno. Muchos pacientes no quieren picarse el dedo y checarse diariamente. He oído que muchos médicos dicen, "yo no puedo lograr que mis pacientes se chequeen". Sé por qué esto es así; quizás a los pacientes no se les ha proporcionado el conocimiento para analizar y actuar en cada número individual al momento de la prueba. Yo mismo dejaría de checarme si nunca pudiera hacer nada con dicho número. Muchos pacientes se frustran cuando su nivel de glucosa está siempre alto y no se les da ninguna instrucción sobre cómo bajarlo. ¿"Entonces, para qué checarse? ¡Está siempre alto"! es una queja común. Durante el resto del libro y especialmente en los capítulos sobre terapia, explicaré cómo manejo mi diabetes y la diabetes de mis pacientes que utilizan HGM y los resultados de CGM. Además, hay técnicas definitivamente apropiadas para hacer el piquete al dedo menos doloroso.

En personas con diabetes, los asuntos emocionales también juegan un gran papel sobre el uso de este instrumento valioso de HGM para controlar su diabetes. Todos queremos "estar bien" para nuestros médicos y nos avergonzamos porque no nos chequeamos suficientemente a menudo o porque nuestros niveles de glucosa están demasiado altos. ¡He coleccionado algunas de las excusas favoritas y más comunes que mis pacientes han utilizado cuando se "olvidaron" de traer su diario de HGM a la cita... !Una vez más¡

- "Me Robaron Mi Medidor". (El Rolex estaba junto al medidor pero el ladrón tomó solamente el medidor... por favor).
- ¡"Ah, cielos, lo olvidé otra vez"!
- "Mi perro se lo comió".
- "Caramba... lo dejé en el coche". A ese punto, le digo usualmente al paciente que valla al estacionamiento por él. Entonces la respuesta usual, ¡"hoy tomé el camión"!.

- ¡"Ah, no pensé que usted quería verlo"! Esta, realmente me fastidia. Mi respuesta usual es, "soy el médico de diabetes, esta es una clínica de diabetes, soy yo quien le pidió que revisara su glucosa en casa y yo sería el interesado realmente en ver los resultados. ¿Ahora por qué pensó que no querría ver el medidor"?
- "Mi esposa estaba supuesta a traerlo". Esta excusa lleva a uno de los tres temas principales de este libro: Usted tiene la principal responsabilidad de tomar control de su diabetes.
- "Fui de vacaciones y no llevé mi medidor". ¿También dejó su diabetes en casa? Pensaría que estas ocasiones son unas de las más importantes para checarse ya que durante vacaciones uno no come, no hace ejercicio, ni duerme como lo hace normalmente.

Para hacer la vida más fácil y más cómoda, muchas compañías han desarrollado medidores que requieren una cantidad muy pequeña de sangre. Esto significa que el "piquete al dedo" tradicional y a veces doloroso ahora se puede hacer en el antebrazo o el muslo, lo cual resulta ser una área mejor y más preferida para obtener sangre. Hay muchos medidores de glucosa y usted puede encontrar el que mejor se adapte a sus necesidades. Hay unos muy sencillos con pantallas grandes fáciles de leer. Hay medidores con campanas y silbidos que le ayudan a analizar y rastrear sus niveles a diferentes horas del día. Hay metros que no requieren codificación con cada paquete de tiras que usted utiliza y otros que se comunican con otros dispositivos como bombas de insulina.

He observado a muchos niños y adultos que "laboratorean en seco". "Laboratorear en seco" es cuando una persona llena su diario con números falsamente normales o cercanos a normales de glucosa (pacientes inteligentes pondrían un nivel alto ocasionalmente para desconcertar al médico). Los números están escritos con el mismo color, no hay alimento ni sangre en las hojas y no hay mucha variación en los números, lo cual es excepcional en la vida cotidiana. Además, ciertos números se repiten con demasiada frecuencia, lo cual es muy poco probable estadísticamente. Ahora que los factores de control de la glucosa a largo plazo están extensamente disponibles como el A1C para los médicos, es difícil evitar ser cachado falsificando sus resultados (!Maldita sea¡). La **Figura 1-6** es el diario de alguien que ha estado laboratoreando en seco. La cosa graciosa sobre este tipo es que la fecha de la consulta fue el 8 por la tarde y cuando él inventaba los números se pasó del 8 y cuando se dio cuenta, simplemente tachó el número del 9 y no pensó que yo lo notaría. Fíjese cuántas veces apuntó el número 144 o números que terminan en cero o 5.

Figura 1-6

Ejemplo de Diario de Glucosa y Laboratoreando en Seco por un Paciente Adulto con Diabetes Tipo 2

Meta Usual Antes de Comidas: 70-130 — GLUCOSA EN LA SANGRE — Meta Usual 1-2 Horas Después de Comidas: 70-180

FECHA	INSULINA			DESAYUNO		ALMUERZO		CENA		HORA DE ACOSTARSE	DURANTE LA NOCHE	COMENTARIOS
	TIPO	AM	PM	ANTES	DESPUES	ANTES	DESPUES	ANTES	DESPUES			
3				160		135		121				
4				157		144		135				
5				149		—		130				
6				162		150		147				
7				155		144		150				
8				144		160		133				
9				162								

Siempre que menciono este problema de laboratoreando en seco en una de nuestras conferencias educativas para pacientes, la gran mayoría de los más de 1000 participantes comienza a reírse. ¡Mi siguiente comentario es, "los que se rieron han hecho esto antes"! Es importante enfatizar que las personas que falsifican sus resultados o que parecen siempre olvidarse de sus diarios no son malas personas. Simplemente esto significa que hay barreras emocionales que no han sido superadas todavía. Este es un reto importante para mí como diabetólogo y para otros médicos el poder desarrollar una relación suficientemente buena entre paciente y doctor para que el paciente se sienta muy bien o no esté atemorizado o avergonzado de decir la verdad (que o bien no se checó o modificó los números). Parte de la solución a este problema consiste definitivamente en la actitud del médico, del educador certificado de diabetes (CDE), del médico primario, o de cualquier profesional que trabaja con aquella persona.

El monitoreo de glucosa en casa y el conocimiento para actuar en los resultados son las llaves hacia la libertad para personas con diabetes. Les permite tener un estilo de vida más flexible, al mismo tiempo que les permite lograr control más estrecho de su glucosa. HGM y CGM lo hacen sentirse mejor sobre el control de su condición físicamente y mentalmente. Ellos le permiten tomar control de su diabetes. (Vea los Capítulos 9 y 10 para más detalles).

El Monitoreo Continuo de Glucosa Está Aquí: Tecnología Que Dramáticamente Cambiará La Vida de las Personas Con Diabetes

"Los dispositivos para controlar la glucosa continua revolucionarán el tratamiento de la diabetes. También serán una bendición para las personas con diabetes que tienen la mala suerte de padecer de hipoglucemia sin síntomas y están constantemente con el temor de desmayarse debido a niveles bajos de azúcar en la sangre". Este extracto es de la última edición del libro de TCOYD publicado en el 2001. ¡Ahora es una realidad!

Las personas con diabetes tienen muchos estragos cotidianos y esto es especialmente verdad para las personas con diabetes tipo 1 y aquellos con tipo 2 que requieren insulina. Hay muchos factores a considerar al decidir las dosis de insulina varias veces al día, 7 días a la semana, 12 meses al año, año tras año. Algunos de estos factores incluyen tipo y cantidad de alimento a ser ingeridos, previo tipo e intensidad de ejercicio, tipo e intensidad de ejercicio anticipado, otras enfermedades y estreses, el nivel de glucosa en aquel momento, *y* la tendencia de los niveles de glucosa que preceden la prueba actual (información importante que muy pocas personas tienen actualmente). Además, la manera en que se nos da insulina no es fisiológica; el darnos insulina subcutáneamente puede ser inconsistente y conducir a resultados impredecibles de glucosa en la sangre.

El monitoreo de glucosa en casa ha sido uno de los avances más importantes en el cuidado de la diabetes, pero tiene limitaciones. Aún cuando las personas se checan frecuentemente, ellos ven sólo una figura parcial de lo que está sucediendo. No carecemos del conocimiento sobre cómo tratar la enfermedad, sino que carecemos de información constante sobre cómo nuestros niveles de glucosa están actuando para responder efectivamente. CGM ahora puede llenar ésos amplios huecos y potencialmente peligrosos.

Como millones de norteamericanos con diabetes, durante los últimos 40 años, he luchado para controlar mi nivel de glucosa como mejor he podido mientras evito las bajas. Personalmente, he evitado desmayos de hipoglucemia pero a un precio. Tengo retinopatía diabética, disfunción de riñón y neuropatía. La mejor manera de describir cómo me sentí cuando utilicé la tecnología de CGM por primera vez fue como finalmente poder ver claramente después de 40 años de ceguera parcial.

Ahora el desafío es llevar esta tecnología a las manos de las personas que se podrían beneficiar más. Esto tomará un esfuerzo concertado para educar a las personas con diabetes, a la comunidad profesional y a los aseguradores. Actualmente, varias compañías están trabajando en dispositivos de CGM lo cual será discutido a detalle en el Capítulo 9.

Resumen

¿Quién debe cuidar a las personas con diabetes en este país? ¡Yo digo que cualquiera que esté interesado y la persona más interesada debe ser usted! Tomar control de su diabetes es simplemente ser un consumidor educado sobre el cuidado de la salud. El primer paso es motivarse para cuidarse a usted mismo para que pueda vivir una vida más feliz, más sana y más productiva. Usted tiene una responsabilidad hacia si mismo y hacia sus seres queridos para cuidarse lo mejor posible. El segundo paso es informarse sobre lo que usted debe hacer para tomar control de su diabetes y mantenerse en control. La educación es la llave a la supervivencia mentalmente y físicamente y usted no debe depender de nadie para que haga esto por usted. Si la terapia apropiada no es instituida de manera oportuna, quien sufrirá es usted. El tercer paso es ser su propio partidario. En los tiempos actuales en que el cuidado y el dólar para la asistencia médica se encogen, puede ser que tenga que luchar por lo que usted necesita y merece.

El tomar control de su diabetes requiere la mentalidad sana que usted puede vivir una vida normal y hacer cualquier cosa que usted quiera hacer sin permitir que la diabetes se interponga en su camino. Usted debe tomar tal actitud que por tener diabetes, usted va a mirar la vida de manera diferente y va apreciar las cosas que otros pasan desapercibidas. No tenga miedo de aprender lo más que pueda sobre la diabetes y por favor no se detenga a ser emprendedor para obtener los medicamentos, las pruebas, los dispositivos y los exámenes que usted necesite para mantenerse sano. Enseñe a otros, propague la información sobre la diabetes, y motive a sus amigos y a miembros de su familia que tengan alguna condición crónica a tomar un papel activo en su cuidado de la salud. Vea por favor el Capítulo 23 para enterarse de todos los

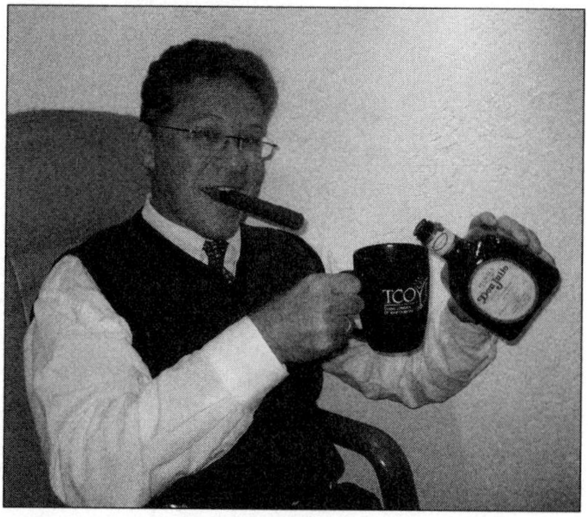

Aquí estoy presumiendo la nueva taza de café de TCOYD con tequila falso y un puro de chocolate sin azúcar, (¡Si, claro!).

nuevos programas que TCOYD está haciendo para ayudarlo a tomar control de su diabetes. Recuerde que usted tiene la responsabilidad primordial para tomar control de su diabetes. Usted es su mejor partidario, así que sea inteligente y sea persistente. Tome control de su diabetes—por usted mismo y por sus seres queridos.

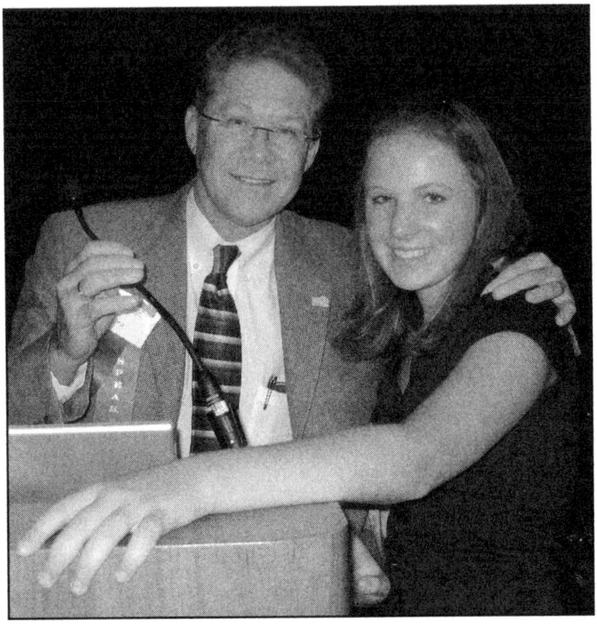

Mi hija mayor, Talia, acompañándome en el escenario en una conferencia TCOYD.

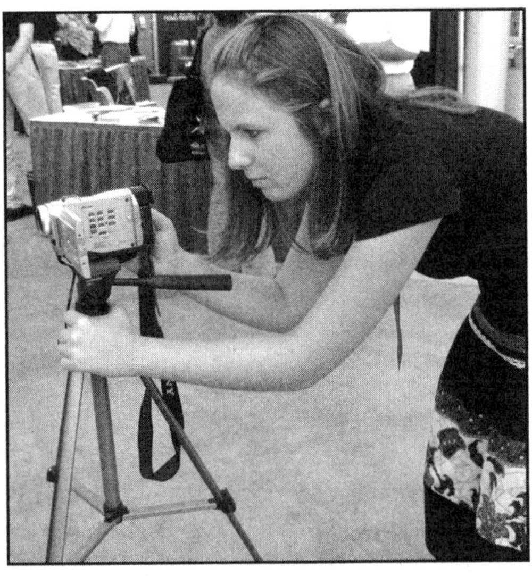

Talia filmando una conferencia TCOYD.

2

El Lado Emocional de la Diabetes

por William H. Polonsky, PhD, CDE

La diabetes es fácil. Cuando recién desarrolló diabetes, quizás algunos de sus amigos, miembros de familia, o aún sus proveedores de asistencia médica le dijeron eso. Después de todo, usted solo necesita hacer algunos cambios pequeños en su conducta diaria. Por ejemplo:

- Hacer ejercicio regularmente
- Revisar su glucosa con frecuencia
- Tomar sus nuevas medicinas y jamás olvidarlas
- Ver a su médico regularmente
- Asegurarse que su glucosa nunca esté demasiado alta ni demasiado baja
- Perder algo de peso (pero no demasiado)
- No olvidarse de revisar sus pies regularmente
- Prestar atención a su presión y colesterol
- Prestar atención al tamaño de sus porciónes de comida.
- Asegurarse que está consumiendo la cantidad y el tipo correctos de carbohidratos (hay carbohidratos buenos y carbohidratos malos)
- Comer más frutas y verduras
- Tratar de comer menos de las grasas malas (pero recuerde comer suficiente de las grasas buenas)
- Y siguen sin parar…

No se preocupe si comienza a sentirse confundido, porque tiene una cita de 10 minutos con su médico el mes próximo. Seguramente conseguirá aclarar todas sus preocupaciones y preguntas entonces. ¡Lo ve, como se le dijo, la diabetes es fácil!

Por supuesto, usted sabe que esa no es la manera como realmente es. La diabetes puede ser difícil, aunque amigos, la familia, e incluso algunos médicos no puedan darse cuenta de esto. No es de sorprender que muchas personas con diabetes tengan estragos. Tomemos el caso de Rafael, por ejemplo. Es un hombre de mediana edad que ha tenido diabetes tipo 2 por más de una década. Mientras él siempre ha tomado sus medicinas de diabetes regularmente, él paró de revisar su glucosa hace varios años. Cuando se le preguntó por qué, Rafael explicó, "créame, cuando la reviso, siempre está demasiado alta. ¿Entonces, cual es el propósito"? El empezó a caminar regularmente después de que fue diagnosticado, pero la vida ha estado más ocupada y más ocupada y caminar comenzó a parecer aburrido cada vez más, así que ahora Rafael apenas hace algo de ejercicio. Había hecho algunos cambios sanos en cómo come, pero él sólo puede mantener esos hábitos sanos hasta la cena. Después de la cena, Rafael comienza a tomarse un bocadillo, y continúa tomando bocadillos hasta la hora de acostarse. Esto no es un problema raro; nosotros le llamamos el "síndrome de hombre lobo". Los hombres lobo de la diabetes son personas aparentemente normales que pueden mantener una manera bastante diabético-saludable de comer pero sólo mientras el sol está alto. Cuando la luna aparece, ellos se transforman. Es casi como si pelo comenzara a brotarles en la cara, sus ojos a crecer, y como si fueran concientes de todo alimento en su sendero. ¿Le suena familiar?

Rafael fue calificado por su médico como "en rehúso de aceptación," pero eso fue un diagnóstico inexacto e inútil. Rafael ciertamente sabía que tenía diabetes, y tenía muchos pensamientos y sentimientos sobre ello. Mientras quería manejar su diabetes efectivamente, se sentía agobiado y derrotado. Nada parecía funcionar. Estaba enojado y frustrado consigo mismo, y se sentía solo con su diabetes. Sabía que su esposa y sus hijos estaban preocupados por él, pero ellos no entendían la diabetes ni por qué él estaba tan desalentado. Sintiéndose derrotado, Rafael decidió intentar de dejar de pensar en su diabetes. Evitaba ver a su médico (ya que ella de seguro le recordaría sobre su diabetes), ya no revisaba su glucosa (ya que eso lo haría pensar en la diabetes), y no hablaba de ello con su familia y amigos (para que ellos no tocaran el tema). ¡Qué lío!

Hay muchas personas como Rafael. En una encuesta a más de 600 personas con diabetes en los Estados Unidos, mis colegas y yo encontramos que la mayoría tienen sentimientos fuertes sobre la diabetes (**Tabla 2-1**). Por ejemplo, más de dos tercios reportaron sentirse por lo menos algo desesperados sobre las complicaciones graves a largo plazo, creyendo que no había

Tabla 2-1

¡La diabetes no Es Fácil!

Las reacciones emocionales por tener diabetes pueden incluir:

- Preocuparse por complicaciones (82% de pacientes)
- Sentirse desesperado por las complicaciones (69% de pacientes)
- Sentirse que la diabetes toma demasiada energía (66% de pacientes)
- Sentirse enojado, asustado, o deprimido (58% de pacientes)

nada que podrían hacer para evitarlas. Más de la mitad reportaron sentirse algo enojados, espantados, o deprimidos por la diabetes.

Estudios también han demostrado que muchas personas no tienen el cuidado perfecto de su diabetes—ni tan solo cercano a perfecto. Es probable que la mayoría de pacientes luche con seguir un plan diabético-saludable de comida, que no estén haciendo suficiente actividad física, y no revisen su glucosa con suficiente frecuencia. Muchos no toman sus medicamentos como se les ha recetado. ¿El resultado? Demasiadas personas nunca logran los objetivos metabólicos necesarios para permanecer sanos y evitar complicaciones. Por lo tanto, si alguna vez se ha sentido mal, desalentado, o agravado por la diabetes, sepa que éstos son sentimientos muy comunes. Si le preocupa que usted no le da la atención que la diabetes necesita, bienvenido al club. Usted no está solo.

¿Por qué es tan difícil el manejo de la diabetes? En una gran encuesta realizada por el Dr. Edelman y yo, encontramos que los médicos piensan comúnmente que la razón es que sus pacientes no tienen suficiente fuerza de voluntad o que no le temen lo suficiente a las complicaciones (**Tabla 2-2**). La evidencia sin embargo no apoya estas creencias. De hecho, todos tienen la motivación de vivir una vida larga y sana. Pero el cuidado de la diabetes, día a día, es difícil. Puede ser demasiado trabajo. Es difícil de cambiar hábitos. La glucosa alta y la hipertensión realmente no duelen, y pueda que ni se noten. Además, hay obstáculos a menudo inconscientes comunes que pueden apagar su entusiasmo para el manejo de la diabetes. A continuación los seis principales.

Tabla 2-2

Creencias de los Médicos sobre el Mal Cumplimiento del Tratamiento

Porcentaje de médicos que aprueban totalmente las siguientes razones para el mal cumplimiento de pacientes a planes de tratamiento de diabetes:

- Falta de autodisciplina (53.2%)
- Falta de fuerza de voluntad (50.0%)
- Falta de temor a la enfermedad (36.9%)
- Falta de conocimiento (16.3%)

Polonsky WR, Boswell SL, Edelman SV. *J. Diabetes* 1996;45 (suppl 2):14A. Abstracto.

Obstáculos Que Pueden Apagar Su Entusiasmo para Manejar la Diabetes

Depresión

Las personas con diabetes son dos veces más probables a desarrollar un problema serio de depresión comparado con personas que no tienen diabetes. Y nadie tiene la certeza por qué. Una revisión científica reciente sugirió que 20% o más de las personas con diabetes pueden estar sufriendo de un desorden clínico significativo de depresión ahora. Por supuesto, todos nos sentimos mal de vez en cuando, pero un problema clínico significativo – tal como el diagnóstico de un trastorno depresivo mayor – significa que la depresión esta activamente interfiriendo con su habilidad de funcionar efectivamente en su vida. Además de un humor de depresión crónico, otras señales de preocupación de un posible desorden de depresión son:

- Fatiga duradera (su "me levanto y me voy" se ha levantado y se ha ido)
- Capacidad disminuida de experimentar eventos gratos (cosas que le traían alegría—tales como amigos, comida, actividades favoritas, y como el sexo—ya no lo son)
- Problemas crónicos para dormir
- Dificultad con concentración
- Cambios significativos en el apetito.

La depresión es especialmente inquietante en la diabetes porque puede interferir con su capacidad e interés para seguir recomendaciones de cuidado propio de la diabetes. El ejercicio, por ejemplo, puede parecer mucho más difícil, o aún imposible, cuando la depresión se asoma. No es de sorprender, la depresión está asociada con control más pobre de la glucosa, con las hospitalizaciones más frecuentes, y con las tasas más altas de complicaciones y mortalidad a largo plazo.

Creencias Perjudiciales

Cómo se imagina, la diabetes tiene una gran influencia en cómo se siente y lo que usted hace—hay dos creencias comunes que pueden ser problemáticas. Son problemáticas porque son equivocadas. La primera es "la diabetes no es un gran asunto". Quizás su proveedor de asistencia médica le dijo esto. Quizás usted tiene diabetes tipo 2 y todo lo que usted sabe es que por lo menos usted no tiene la clase mala (tipo 1). Quizás usted piensa que ya que usted no toma medicina, ni demasiados medicamentos distintos, ni utiliza insulina, su diabetes no debe ser realmente de gran preocupación. Ya que las complicaciones a largo plazo típicamente llegan lentamente con el paso de los años, es atractivo pensar que usted puede empezar a preocuparse por ellas después. Por lo tanto, es fácil concluir que la diabetes no es tan importante… por lo menos no ahora. Como dijo uno de mis pacientes, "Mire, le prometo que estaré listo para tomar en serio esta enfermedad, tan pronto algo suceda".

La segunda creencia es que la diabetes es una pena de muerte. Probablemente se ha enterado de las muchas complicaciones asociadas con la diabetes a largo plazo. Quizás usted ha conocido a personas que han sido afectadas duramente por la enfermedad—perdiendo su vista, terminando en diálisis, experimentando amputaciones, y más. Cosas espantosas. Si oye suficientes historias como éstas, es fácil empezar a pensar que este será su destino también. Una vez que usted está convencido que las complicaciones son inevitables y que no hay nada que pueda hacer para evitarlas, ¿quién no se desanimaría sobre el cuidado propio de la diabetes?

Ideas Vagas o Poco Razonables Sobre Qué Hacer

Aún personas que han estado en programas completos de educación de diabetes puede que no estén enteramente claros sobre lo que deben hacer para manejar su diabetes. Hay mucho que aprender y mucho que hacer, y puede ser confuso. Algunas personas tienen ideas excesivamente exigentes sobre lo que debe hacerse. Dijo una de mis pacientes, "sé que debo renunciar a todas mis comidas favoritas, comer perfectamente, y nunca hacer trampa". Ella creyó que debía ser perfecta con su cuidado de la diabetes, pero desde que esto fue imposible de lograr, acabó por sentirse como un fracaso todos los días. Otras personas tienen nociones demasiado vagas e incompletas sobre qué hacer. ¡Considere las siguientes frases de pacientes, "Me dijeron que tengo que comenzar a comer sano" y "tengo que perder 10 libras antes de mi próxima visita al doctor, que es mañana"! Es difícil tener éxito cuando usted no tiene un plan claro, concreto y factible.

¿Por qué acaban confundidas tantas personas? Esto es algo vergonzoso de admitir, pero a menudo es nuestra culpa—de los proveedores de asistencia médica como yo. Nos entusiasmamos tanto en querer ayudar que tratamos de decirle todo a la vez. Sin pensar en hacerlo, nosotros lo agobiamos con hechos, historias, y cosas por hacer. Puede ser difícil saber dónde comenzar cuando su cabeza está llena de un sinfín de cambios sanos que usted debe hacer en su dieta, nuevas reglas sobre el cuidado de los pies, actividad física, monitoreo de glucosa, y cosas por el estilo.

Poco Apoyo Social

Si está solo con la diabetes, es más difícil tratar con la enfermedad. Cuando usted tiene personas en su vida que lo animan a hacer y mantener parte de los cambios difíciles que la diabetes exige, pueden ser más factibles. Por ejemplo, tratar de hacer cambios diabético-saludables en cómo come es más fácil cuando su familia decide unirse a usted en esa tentativa. Hacer tiempo para el ejercicio regular quizás sea menos difícil si su pareja se ofrece a ir con usted.

Pero a veces los amigos o miembros de la familia le proporcionan demasiado apoyo, tomando el papel de la "policía de la diabetes". ¿Le suena familiar? La policía de la diabetes son seres queridos que deciden que han sido elegidos para ayudarlo a manejar su diabetes, le parezca o no. Frecuentemente le dicen cosas como ¿" Debes comer eso"? "Pareces disgustado, quizás deberías revisar tu glucosa". "Sabes, debes realmente armarte de fuerza de voluntad". "Caramba, tus números están altos otra vez. ¿Qué hiciste mal esta vez"? Cuando sus amigos y familia actúan de esta manera, usualmente lo hacen por amor. Tienen buenas intenciones y están tratando de ayudarle—aunque lo estén volviendo loco. Cuanto más tratan y le ofrecen ayuda en el asunto, más lo enfadan. De hecho, ya que a la mayoría de las personas no les gusta que se les de lata, hay una tendencia de reaccionar, hacer lo contrario de lo que se ha sugerido.

La Vida se Antepone en el Camino

La mayoría de nosotros vivimos en un ambiente desafiante para manejar la diabetes. Si tiene mucho estrés en su vida, su cuidado de la diabetes puede sufrir. Si está terriblemente ocupado, puede ser difícil encontrar el tiempo para el ejercicio o para revisar su glucosa. La mayor parte de nosotros llevamos vidas muy ocupadas, con muchas exigencias que compiten por nuestro tiempo. El dinero es otro gran asunto. Muchas personas no pueden pagar sus medicinas, y muchos no tienen el dinero para el seguro de salud. Quizás el culpable más grande es la cultura en la que vivimos. En Estados Unidos, la vida es sedentaria y el alimento se sirve y se vende en porciones muy grandes, en restaurantes y en casa. Y, como sabe, los alimentos no son necesariamente los más saludables del mundo. Pueda que usted no lo note, pero el tamaño de las porciones pueden influir, incluso si a usted no le gustan los alimentos que consume. Entre más grande la porción en su plato, es más probable que usted se la coma. Los norteamericanos aumentan más y más de peso conforme pasan los años. Sin embargo, esto no significa que usted está indefenso. Como se discutirá más adelante, usted puede defenderse.

Resultados Desalentadores

Aquí están algunos comentarios representativos de mis pacientes: ¡"Hice todo lo que debí hacer y mi glucosa aún está por todas partes"!

"Tomé esa nueva medicina y no me siento nada mejor". ¡"He estado caminando regularmente por 2 meses, pero yo no he perdido una onza de peso"! Cuando siente que ha hecho sus mejores esfuerzos y no ve los resultados que espera, puede ser difícil mantenerse entusiasmado para controlar su diabetes. Enfrentarse a resultados errados de glucosa es probablemente el aspecto más agravante de este problema. Muchas personas, de hecho, pueden comenzar a desarrollar una relación poco común con sus medidores de glucosa. Una vez que ellos comienzan a pensar en sus números como buenos o malos, su medidor puede comenzar a influir en cómo ellos se sienten. ¿La glucosa está demasiado alta o demasiado baja por la mañana? Entonces es una mala persona, un fracaso. Cuando usted comienza a permitir que su medidor determine su valor como ser humano, puede comenzar finalmente a odiar su medidor. ¿Y entonces, quien quiere revisar su glucosa?

La diabetes es difícil porque hay muchos obstáculos que la hacen difícil. ¡Pero eso no significa que no hay algo que pueda hacer sobre esto! A continuación hay cinco soluciones a considerar.

Defiéndase en Contra de la Depresión

Si alguno de los síntomas de depresión descritos anteriormente le suena familiar, no malgaste un momento. Puede sentirse bien otra vez. Hay varias estrategias efectivas para superar la depresión, así que hable con su médico y averigüe lo que usted puede hacer. No hay necesidad de culparse por sus sentimientos (como si usted no estuviera lo suficiente deprimido). La depresión no es el resultado de una mente débil. De hecho, su médico lo puede ayudar a descubrir si quizás haya una causa física a su depresión (ciertas medicinas pueden contribuir a la depresión, por ejemplo).

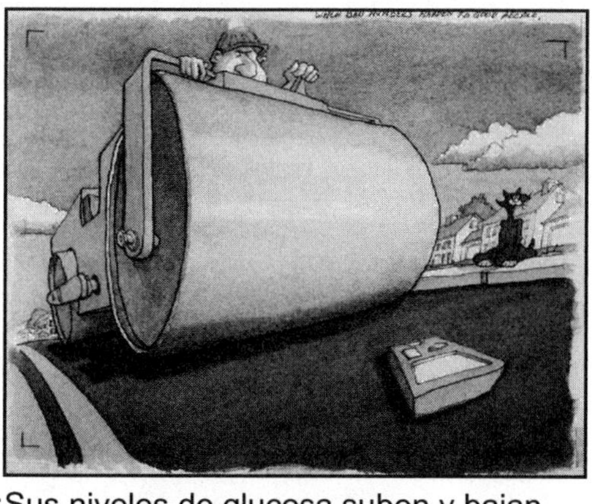

¡Sus niveles de glucosa suben y bajan como un yoyo desalentado, su medidor se convierte en su enemigo!

Hay evidencia científica sólida que resume formas de ayuda psicológica (especialmente una forma en particular, conocida como terapia cognitiva de comportamiento) que puede ayudar a muchas personas con diabetes a recuperarse de la depresión. También está bien establecido que las medicinas antidepresivas comúnmente recetadas pueden revertir la depresión en la diabetes. ¡Además, recuerde que la actividad física regular (como caminar diariamente) es un antidepresivo! Por sí solo, el ejercicio no es suficiente para curar un problema mayor como depresión, pero como parte de un plan integral de tratamiento, puede hacer maravillas. No permita que la depresión le baje la moral ni lo mantenga con la moral baja. Tome el primer paso hoy.

Desafíe Sus Propias Creencias Desalentadoras Sobre la Diabetes Con Hechos

El paso más importante que puede tomar es de educarse sobre la diabetes. ¡Y ya que está leyendo este libro, usted ya ha comenzado! Si se siente asustado y desesperado sobre la diabetes, recuerde por favor éste hecho: ¡Mientras la diabetes mal controlada es la causa principal de muchos problemas serios (como la ceguera, amputaciones no traumáticas, daño de riñón, y más), la diabetes bien-controlada es la causa principal de… nada! Con buen cuidado, las probabilidades son buenas que pueda vivir una vida larga y sana con diabetes. Por supuesto, nada está garantizado, pero la evidencia científica es contundente.

Su riesgo de tener complicaciones de diabetes a largo plazo puede reducirse dramáticamente si usted trabaja de cerca con su médico para mantener su glucosa, presión, y niveles de colesterol dentro de rangos seguros. De hecho, puede darse cuenta que siguiendo un estilo de vida diabético-saludable que incluye actividad regular y una manera sana de comer puede incluso alargar su vida. Sí, la diabetes es una enfermedad grave, pero usted no está condenado.

Averigüe en Realidad Cómo Está

¿Frustrado que no ha visto resultados positivos de sus esfuerzos de auto manejo? Quizás es tiempo de volver a considerar cómo mide el éxito. Por ejemplo, muchas personas juzgan cuán bien o mal están con la diabetes por cuánta medicina toman. Entre más pastillas toman, más enfermos deben estar. Y si necesitan insulina, debe significar que su diabetes es muy seria. Cuando las personas piensan de esta manera, desalentarse es casi inevitable. Dijo uno de mis pacientes, por ejemplo, ¡"Esto no es justo; hice todo lo que debí hacer, y ahora tengo que comenzar a tomar insulina! ¿Para qué me moleste en intentarlo"? Pero hay que considerar esto con cuidado: El individuo que no toma ningún medicamento y tiene un A1C de 9% está en riesgo mucho más alto de desarrollar complicaciones que la persona que está en múltiples inyecciones de insulina y tiene un A1C de 7%. Es decir, los niveles de glucosa son los que determinan su riesgo, no el número ni clase de medicinas que toma. Y recuerde que no importa lo que haga, la diabetes cambia con el paso de los años y puede ser más difícil de manejar, requiriendo más y medicinas diferentes. Esto no es su culpa, y no significa que su diabetes está peor ahora.

Otras maneras comunes en que las personas miden su éxito de la diabetes es qué tan bien se están alimentando, o por cómo se sienten, o si su nivel de glucosa jamás es mayor que, digamos, 200 mg/dl. Pero ninguna de éstas son maneras apropiadas de juzgar cuán bien o cuán mal está. ¡De hecho, usted se puede volver loco de esta manera!

¿Entonces qué hacer? Entérese de las pruebas médicas que realmente le pueden ayudar a determinar su salud de la diabetes. Las más importantes son aquellas que miden su A1C (un análisis de sangre típicamente hecho en la oficina del doctor que mide su nivel promedio de glucosa durante las últimas 10 a 12 semanas—también conocido como hemoglobina glicosilada), presión arterial, y colesterol. Cuando los resultados de estas pruebas están en una zona segura, puede estar seguro que está bien y su riesgo de complicaciones es bastante bajo.

Usted, no su médico, debe asegurarse de hacerse estas pruebas regularmente (presión y colesterol por lo menos una vez anualmente, A1C cada 3 a 6 meses). Y usted debe saber los resultados numéricos verdaderos de estas pruebas y lo que significan. Si su médico le dice que está bien, eso no es suficiente. Como dice mi amigo y colega, el Dr. Richard Jackson, "Imagínese ir al banco y preguntarle al cajero cuánto dinero tiene en su cuenta. El cajero mira su cuenta y le dice, 'no se preocupe, tiene suficiente'." ¿Estaría satisfecho con esta respuesta? Claro que no. Usted necesita saber sus números.

Desarrolle un Plan de Manejo Propio Sensato, Personalizado Orientado Hacia la Acción

Para manejar su diabetes más efectivamente mañana, ¿qué debe hacer exactamente? Si iba hacer un cambio positivo en su manejo de la diabetes la próxima semana, ¿qué sería—y por qué? ¿Y qué lo detiene para tomar ese paso? Estas no son preguntas fáciles de contestar, pero son críticas. Para tener éxito con la diabetes, necesita un plan... pasos para tomar acción.

Antes que nada, mientras piensa en los primeros pasos que pueda tomar, asegúrese de que son específicos y son realmente acciones para comenzar. Muchas personas cometen el error de centrarse en acciones vagas e inalcanzables, como "definitivamente conseguiré fuerza de voluntad". Otros cometen el error de centrarse en acciones a las que quieren renunciar, como "Empezando esta noche, voy a dejar de comer helado". Pero pocas personas tienen éxito a largo plazo cuando su objetivo principal es de privarse a sí mismo. En vez de eso, si el objetivo es de renunciar al helado, entonces considere qué acción podría tomar que le ayude a lograr esa meta. No tiene que ser un paso enorme, pero debe ser un primer paso, y debe ser muy específico. Por ejemplo, "Cuando llegue a casa esta noche, voy a tirar todo el helado que hay en mi congelador".

Los planes son mejores cuando tienen significado personal (debe tener una razón buena para querer tomar control de su diabetes, no simplemente porque su médico piensa que es una buena idea), cuando los pasos de acción que ha escogido son muy específicos, y cuando los pasos escogidos son factibles y razonables (dado otros estreses y prioridades en su vida). No trate de cambiar todo a la vez; el mejor enfoque es un paso pequeño sano a la vez. Entonces hable con su médico sobre cómo desarrollar un plan de acción inmediata. Para ejemplos más útiles y estrategias específicas, vea mi libro, *Diabetes Burnout: What to Do When You Can't Take It Anymore (American Diabetes Association, 1999).*

!Busque Relaciones Gratificantes¡

Si sólo tiene tiempo para hacer un cambio, !eso es todo¡ De ser posible, no lo haga solo. Acuda a las personas en su vida para el amor y apoyo que necesita. En un nivel práctico, invite uno o más de sus seres queridos para acompañarle a hacer un cambio sano. Por ejemplo, será más exitoso en cambios dietéticos diabético-saludables si puede convencer a su familia y/o amigos a tomar esos mismos pasos sanos junto con usted.

La actividad física regular es mucho más fácil cuando tiene a un compañero de ejercicio. ¿No conoce nadie que lo quiera acompañar, digamos, a tomar una caminata alrededor del parque cada mañana? Entonces quizás es tiempo de tocar la puerta de un vecino. Hágase un nuevo amigo y ayude otra persona a hacer un cambio sano en su vida también.

Cuando busque apoyo, recuerde que la clave es ser tan específico como sea posible. No sólo pida que su conyugue sea más comprensivo; en vez de eso, explique que le gustaría que él o ella, por ejemplo se siente con usted a la mesa en la cocina cada mañana cuando revise su glucosa.

Considere asistir a un grupo de apoyo de diabetes. Siempre es agradable conocer otras personas que atraviesan por las mismas experiencias que usted o semejantes. Su médico o el hospital local pueden ayudarle a encontrar el grupo adecuado para usted.

Si sus seres queridos actúan como policía de diabetes, busque el momento oportuno para hablar del tema con ellos (o considere quizás escribirles una carta). Hágales saber que entiende que tienen buenas intenciones, pero deben darse cuenta de que sus quejas no le ayudan. Recuerde, ya que ellos lo quieren, es probable que ellos nunca van a dejar de tratar de ayudarlo. Por lo tanto, debe darles algo que hacer. Les puede explicar, por ejemplo, que al preguntarle siempre ¿"Debes estar comiendo eso"? no le ayudan, pero sí podrían recordar por favor de mantener el refrigerador abastecido con soda de dieta, eso sería magnífico.

Resumen

Recuerde que la diabetes *no* es tan fácil. ¡El cuidado de la diabetes es un trabajo, y no es un trabajo al que usted se ofreció de voluntario! Hay muchas razones por las que el manejo de la diabetes puede ser difícil, pero hay muchas soluciones también. Entonces no se de por vencido. Con esfuerzo y apoyo, usted puede vivir bien con diabetes. Y para más información sobre el aspecto emocional de la diabetes, visite en Internet el *Behavioral Diabetes Institute*, Instituto del Comportamiento de la Diabetes, www.behavioraldiabetes.org.

3

El Programa de Garantía de la Diabetes y los Reglamentos para los Días en que está Enfermo

Desarrollando un Programa de Garantía de la Diabetes

Uno de los instrumentos más poderosos y sencillos que usted puede utilizar para tomar control de su diabetes es de seguir un programa de garantía de la diabetes. El concepto es sencillo y similar al programa de la garantía que acompaña un automóvil nuevo. Si sigue el programa de mantenimiento regular recomendado por el fabricante del automóvil, su nuevo coche correrá mejor y durará más. Diseñé el programa de garantía de la diabetes para prevenir el comienzo y demorar la progresión de las complicaciones de la diabetes. ¡Si sigue el programa regularmente planificado de mantenimiento recomendado por líderes en el campo de la diabetes, usted se sentirá mejor y durará más!

Todas las personas con diabetes necesitan un manual de mantenimiento que lista las pruebas recomendadas con fechas y resultados (**Figura 3-1**). Esta información es esencial, principalmente para todos nosotros con diabetes, y en segundo término para nuestros médicos, para diagnosticar y rastrear problemas comunes que ocurren con la diabetes. En muchos casos, su diario estará más ordenado y completo que el de su gráfica médica. También no es raro cambiar médicos, por lo que archivar su diario toma una importancia más grande. Los artículos individuales en la **Figura 3-1** serán discutidos en los capítulos apropiados a través del libro. Recuerde de mantener diarios actualizados y organizados. Si puede, sería muy útil hacer un archivo en su computadora para que lo pueda fácilmente actualizar e imprimir para sus visitas al médico. Como médico que cuida a personas con diabetes, me encanta cuando mis pacientes mantienen buenos registros de sus problemas médicos, lista de medicinas, pruebas, etc. Me ayuda a cuidarlos mejor.

¿Con qué frecuencia Debe Ser Visto por Su Médico?

Las recomendaciones oficiales indican que si actualmente toma insulina, su médico lo debe ver aproximadamente cada 3 a 4 meses. Si usted no toma insulina, debe ser visto aproximadamente cada 3 a 6 meses. La frecuencia de visitas depende obviamente de qué tan bien o mal esté y

Figura 3-1

Programa de Garantía de la Diabetes

Qué Debe Hacerse en Cada Cita

	Fecha	Resultado	Rango Normal o Meta
Peso			
Presión			
Hemoglobina glicosilada* (sepa el rango normal)			
Revisión de los pies†			

Qué Pruebas/Exámenes Debe Hacerse por lo Menos cada Año

	Fecha	Resultado (recomendaciones)	Rango Normal
Niveles de colesterol (en ayunas):			
▪ Colesterol total			
▪ Triglicéridos			
▪ HDL			
▪ LDL			
Proteína en la orina (micro albúmina)			
Creatinina del suero			
Prueba de la función de la tiroides (TSH)			
Examen de la vista (dilatado)			
Examen dental			
Otras pruebas/exámenes (dependiendo de necesidades individuales):			
▪ Cardiólogo (para enfermedad del corazón)			
▪ Podólogo (para problemas de los pies)			
▪ Gastroenterólogo (para problemas del estómago)			

* Hemoglobina glicosilada (A1C) es un factor de control de la diabetes a largo plazo (vea el Capítulo 1).

† Pueda que esto no sea necesario, ya que usted debe examinar sus pies como se indica en el Capítulo 13.

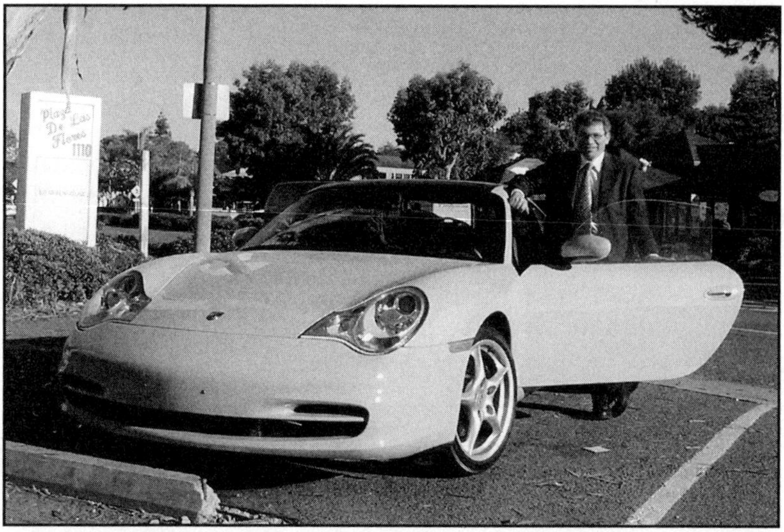

Un Programa de Garantía de la Diabetes es como el programa de garantía que acompaña un automóvil nuevo. El famoso especialista en diabetes, Irl Hirsch, Profesor de Medicina en la Universidad de Washington en Seattle, ha vivido bien con diabetes por mucho tiempo.

en si ha tomado control de su diabetes. Por ejemplo, si sus números de monitoreo de glucosa en casa (HGM) están consistentemente dentro de rangos deseables y su régimen de la diabetes está fijo, usted no debe ver su médico tan a menudo como alguien que nunca revisa su glucosa en casa y no tiene idea de cómo él o ella está. Si usted está realmente atento de su diabetes y sabe que está bien a través de datos de HGM y/o monitoreo de glucosa continua (CGM), entonces en realidad usted sólo debe ser visto una vez por año para renovar sus recetas y para asegurarse que todas las pruebas y exámenes apropiados son hechos según su programa de garantía de la diabetes.

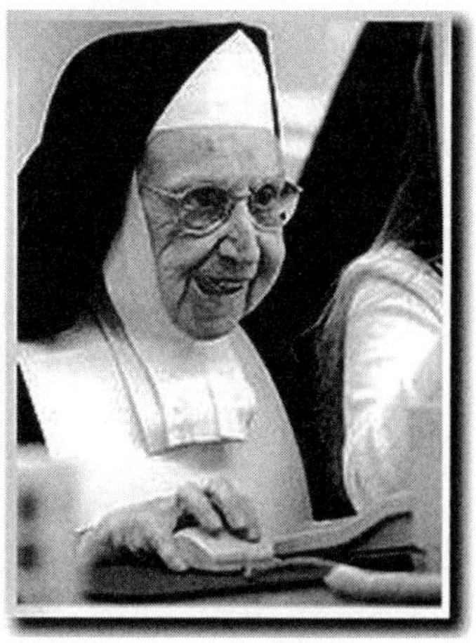

¿Si una monja de 80 años puede entrar en línea, por qué el surtido de recetas no se puede hacer más fácil?

Cuando visite a su médico, esté preparado para hablar de cualquier asunto sobre el que tiene preguntas. **Tabla 3-1** lista algunas de las áreas que usted puede querer discutir con su médico. Obviamente no hay suficiente tiempo en una visita para discutir todos estos asuntos; sin embargo, debe decidir cuáles son los más importantes para usted al momento de su visita. Por favor no entre con una lista tan larga que espante a su médico aún antes de comenzar su visita. También, mencione a su médico que usted tiene una lista de preguntas en cuanto él o ella entre en el cuarto para que el tiempo limitado de su visita pueda ser utilizado para llegar a los asuntos más importantes para usted. Si necesita nuevas recetas, trate de coordinarlas para que puedan hacerse a la vez con un suministro de 1 año. Tengo que admitir que llenar recetas es uno de los dolores más grandes en la profesión médica. El sistema es anticuado y debe ser renovado totalmente. ¡Incluso si hacen peticiones para surtir recetas disponibles a través de correo electrónico, eso sería una mejora inmensa en la eficiencia y la conveniencia para el médico y el paciente!

Tabla 3-1

Temas Probables para Discutir Con Su Médico

- Resultados de monitoreo de glucosa en casa (HGM)
- Resultados de monitoreo de glucosa continua (CGM)
- Problemas con hipoglucemia
- Preguntas sobre Medicamentos
- Resultados de pruebas y exámenes y cuando sea necesario, opciones de terapia
- Asuntos de embarazo
- Rutina de ejercicio
- Plan de comida
- Asuntos de disfunción sexual
- Requisitos de inmunización (por ejemplo, vacuna anual de la gripe)
- Reglamentos para los días que está enfermo
- Pruebas o exámenes no realizados recomendados bajo su programa de garantía de la diabetes

Escriba Su Propia Hoja con su Historial de Diabetes y Manténgala Actualizada

También es útil tener una hoja informativa básica acerca de su historia médica (**Figura 3-2**). Escriba su propia hoja con su historial de diabetes. Mucha de su historia médica no cambia y es fácil de actualizar periódicamente. Usted entonces puede traer una copia de su historia médica, junto con su hoja de programa de garantía de diabetes, a cualquier profesional de asistencia médica, como su dentista, médico, enfermera, o farmacéutico. También permitirá tiempo para otros asuntos importantes durante su cita. He listado mi información médica en la **Figura 3-2** como un ejemplo. ¡Como puede ver, derramé mis intestinos diciéndole al mundo mis problemas médicos!

Si descubre que una prueba o examen necesario no ha sido realizado para cumplir con su programa de garantía de diabetes, debe mencionar esto a su médico y solicitar la prueba o el examen. Exprese sus comen-

Figura 3-2

Muestra de Historial Médico de Diabetes

Actualizado	Junio 2007
Nombre	Steven V. Edelman
Fecha de nacimiento	Septiembre 6, 1955
Fecha de diagnóstico	1970 (a la edad de 15)
Tipo de terapia de diabetes	1971-1976: Una inyección al día (NPH/Regular) 1976-1982: Dos o tres inyecciones al día 1982 a 2000: Bomba de insulina (base 0.7 unidades/hora), proporción carbohidrato-a-insulina (15:1), factor de corrección 1 unidad actuación-rápida baja mi glucosa ~50 mg/dL 2000-presente: El régimen untethered (75% de la base requerida de Lantus y 25% vía la bomba de insulina)
Incidencia de hipoglucemia	Una o dos veces por semana, no a hora consistente, con síntomas dolores de cabeza ligeros y mareos; no experimento aceleramiento del corazón o sudores
Otros problemas médicos	1. 1979: Diagnóstico de retinopatía (recibí tratamiento láser En ambos ojos; Dr. Paul Tornambe es mi oftalmólogo) 2. ~1985: Diagnóstico de enfermedad del riñón (ver hoja de garantía de la diabetes para la prueba del riñón mas reciente; Dr. David Ward es mi doctor del riñón) 3. ~1985: Diagnóstico de alta presión, tomo tres medica mentos distintos (ver lista abajo) 4. ~1989: Diagnóstico de niveles altos de colesterol (ver lista de medicamentos que tomo abajo) 5. Gastroparesia, acidez, y estreñimiento 6. Síndrome de movilidad limitada de coyunturas/artritis
Hospitalizaciones recientes	Ninguna
Cirugías u operaciones	1. 1997: Reparación del dedo derecho de en medio 2. 1999: Reparación del dedo izquierdo de en medio 3. 2000: Cirugía en la rodilla izquierda (reparación ACL) 4. 2002: Reparación del dedo de anillo izquierdo 5. 2003: Hombro entumecido tratado con terapia física
Medicamentos	1. Análogo de insulina de actuación rápida (Apidra, Humalog, o Novolog) en mi bomba o pluma (~45 unidades/ día) 2. Lantus (glargine) 15 unidades subcutáneos todas las noches 3. Symlin (pramlintide) 10 unidades antes de cada comida 4. Lozol (indapamide) 2.5 mg dos veces al día 5. Monopril (fosinopril) 20 mg dos veces al día 6. Cardizem CD (diltiazem HCl) 180 mg dos veces al día 7. Lipitor (atorvastatin) 20 mg una vez al día al acostarme 8. Aspirina 81 mg una vez al día 9. Vitamina C 1000 mg dos veces al día (total de 2)

continuación

Figura 3-2 *(continuación)*

Alergias	Ninguna
Historia familiar importante (enfermedad cardiaca, cáncer, diabetes)	1. Tío segundo (lado de mi mamá) y abuela (lado de mi papá) tuvieron diabetes tipo 2 2. Abuelo (lado de mi mamá) murió de ataque al Corazón a la edad de 65 años 3. Algunos familiares por el lado de mi papá murieron a causa de cáncer de estómago 4. Tío (lado de mi mamá) con enfermedad de Alzheimer's a la edad de 67 años

tarios y preguntas constructivamente y no demasiado agresivamente (por ejemplo, "¿Será posible verificar mis niveles de colesterol en la próxima visita por favor? La última vez que los revisamos fue hace más de un año y me inquieta saberlos".) Debe trabajar con su médico para mantener su salud y calidad de vida. Permanecer sano es mucho más fácil cuando se toman medidas preventivas a tiempo, especialmente con diabetes. A la mayoría de los médicos les dará gusto ayudarle con sus peticiones si estas son correctas y razonables.

¿Qué Debe Hacerse en Sus Visitas al Médico?

Los estándares del cuidado piden que ciertas cosas se hagan en sus visitas al médico, incluyendo medir su peso (sé que esto puede ser doloroso y vergonzoso para algunos de ustedes) y la presión (BP), una discusión sobre sus resultados de HGM, sus resultados de CGM (si aplica), y resultados de laboratorio, para los que una muestra de sangre debió haber sido tomada días antes de su cita. Un examen de los pies también debe hacerse, especialmente si sufre un problema de pérdida de sensación (neuropatía).

Como es verdad con todas las recomendaciones oficiales, ciertas cosas pueden no ser tan pertinentes en su caso. Por ejemplo, si examina sus propios pies y no tiene problemas, esta parte de su visita al médico no es necesaria y no es buen uso del tiempo limitado que tiene con su médico. Además, si tiene un dispositivo de BP (presión) en casa y revisa su presión en casa, mantiene un diario de sus medidas de BP. Puede hacer la toma de presión por el médico no tan necesaria, especialmente si padece del fenómeno " sábana blanca" —su presión sube cuando se la toman en su visita al doctor.

¿Cómo Hacer Exitosa Su Cita al doctor?

Recomendaciones del Dr. Ian Blumer—especialista y partidario en diabetes de Ontario, Canadá

¿Alguna vez ha salido de su cita al médico con el sentimiento que su cita no fue un éxito resonante? ¿Quizá sintió que pasó demasiado tiempo en la sala de espera (espera... y espera...)? ¿O quizá tenía alguna pregunta que nunca fue contestada? ¿O se sintió apresurado? ¿O no se revisó la parte que debió haberse revisado? Si esto le suena familiar, entonces ha venido al lugar correcto, porque aquí (con disculpas a David Letterman) presento mis Primeras Diez maneras de hacer su próxima cita al médico familiar o especialista de diabetes un éxito.

Número 10: Piense en su médico como su consejero o guía, no su director de escuela. Su médico le aconseja; eso es todo. Puede escoger aceptar este consejo o puede escoger rechazar este consejo. ¡Menos mal nosotros vivimos en una sociedad donde la decisión es suya! (Pero, por supuesto, si rechaza el consejo del doctor porque usted no confía en ello, tendrá que preguntarse si es tiempo de cambiar de médicos).

Número 9: Imagínese, si puede, que tiene los ahorros de toda su vida invertidos en la bolsa de valores. Cada dólar ganado con su sudor. Ahora imagínese que llama a su inversionista y le pregunta cómo van sus inversiones. ¿Qué pensaría si su inversionista le dice, ¡"están bien"! y luego cuelga? ¿"Están bien" significa que está ganando mucho dinero? ¿O "están bien" significa que tiene una tasa de ganancia mediana? ¿O significa que ha perdido algo de dinero, pero desde la perspectiva de su inversionista podría ser peor? ¿Quién sabe? Yo seguro que no lo sabría. Entonces cuando su médico revisa su presión o su orina para revisar su riñón o su A1C, no acepte que le digan que el resultado está "bien" o "bueno" u "okay" o algo parecido. Asegúrese de averiguar el resultado exacto. Pregunte si el resultado está por encima del objetivo. Si lo está, pregunte a su médico cómo puede mejorarlo. Su médico no se ofenderá. Todo lo contrario. ¡De hecho, su médico estará encantado por tener un socio tan entusiasta con el cual trabajar para alcanzar un objetivo común—mantenerlo saludable!

Número 8: Si ha tenido una prueba de laboratorio y no recibe una llamada de la oficina del doctor, en ningún momento concluya que "nada de noticias son buenas noticias". Quizá nada de noticias significa que el resultado se perdió en el correo, que fueron tirados accidentalmente, o fueron enviados al médico equivocado. (¡Pregúntele a mi esposa que comparte el mismo nombre con otros tres médicos en Toronto y recibe regularmente resultados de pacientes erróneamente enviados a ella!).

Sugeriría que cuando ve a su médico, pregúntele cómo averiguará sus resultados. ¿Puede llamar a la oficina para conseguirlos? ¿Debe hacer una cita para revisarlos? ¿Puede el laboratorio o la oficina enviarle una copia de los resultados? (Demonios, es líquido de su propio cuerpo después de todo).

Número 7: Si le es recetado un medicamento, asegúrese de preguntarle a su médico algunas cosas cruciales sobre la medicina. Por ejemplo, ¿por qué la recetó, cómo le ayudará, qué efectos secundarios puede esperar, y qué debe hacer si efectos secundarios ocurren? Como manera útil de registrar esta información clave, descargue una "Hoja para Copiar" de mi página Web (vaya a *www.ruleyourdiabetes.com* y pulse en el enlace que dice "*Rx drug essentials*").

Número 6: ¿Cansado de esperar (y esperar… y esperar… y esperar…) en la "sala de espera"? Intente hacer su cita para el primer espacio del día o el primero por la tarde. Le apuesto dólares por donas que su espera será mucho menor.

Número 5: ¿Necesita más tiempo con su médico del que le dedica? ¿Se siente constantemente apresurado durante sus citas? La próxima vez, cuando haga su cita, pida a la secretaria del doctor que la haga una cita por más tiempo. Si eso no funciona, pida la última cita del día. Si usted es el último paciente del día es más probable que él o ella no se sienta tan apresurada (lo que significa más tiempo para usted).

Número 4: ¿Quiere citas en horas preferidas? ¿Citas más largas? ¿Quiere que lo reciban en un horario ya lleno? ¡Entonces recuerde, la secretaria del doctor es un VIP! Entonces esté seguro de ser excepcionalmente agradable. Ser agradable ayuda. ¡Confíe en mí! ¡Mejor todavía, confíe de mi secretaria!

Número 3: Su médico debe revisar sus pies regularmente, pero esta parte importante de la anatomía a menudo se deja pasar al momento de las citas de rutina. ¡No más! Porque desde ahora en cuanto entre al cuarto de examinación médica se quitará sus zapatos y calcetines y le presentará sus elegantes (o no tan elegantes como sea el caso) dedos a su doctor para que los examine.

Número 2: Casi todos los que tienen diabetes deben estar revisando sus niveles de azúcar y mantener un registro escrito de los niveles en un diario. Hacer esto le ayudará a mejorar y mejorar con respecto a su estatus y progreso, y asimismo le ayudará a su doctor ayudarle a usted. Entonces asegúrese de llevar su diario a cada cita con su médico familiar y especialista de diabetes. Y recuerde: ¡Su diario no es un reporte!

Nunca debe usarse para juzgarle y nunca debe utilizarse en una manera punitiva ni de criterio. Es una herramienta para ayudarle a usted y su doctor a monitorear y ajustar su terapia; nada más, nada menos. En el tema de anotar cosas, también sugeriría que anote cualquier pregunta que usted tiene antes que vea a su médico y las saque durante su cita para asegurarse que todas sus preguntas han sido atendidas. ¡Muchas personas recuerdan preguntas después que han salido de la cita! Yo también sugeriría que anote las respuestas del doctor o que lo acompañe un ser querido o un amigo de confianza para escuchar las respuestas del doctor. (¿Sabe lo que dicen sobre dos pares de oídos, no?)

Número 1: Ahora, espero mucho que haya encontrado los nueve puntos anteriores útiles, he guardado el punto absolutamente, positivamente, más importante para el último. Olvídese de las colas en la sala de espera, los diarios, consejeros o guías, y las secretarias VIPs. No, cuando nos referimos a la manera número uno de hacer su cita al médico un éxito, es esta: ¡Haga lo que haga, nunca le pite ni le grite (o peor) a la persona que se le atravesó en el estacionamiento; podría ser la persona con los guantes de plástico que lo va a ver en 5 minutos! Para más información sobre Ian Blumer, por favor visite su sitio Web, *www.ianblumer.com.*

¿Qué Pruebas o Exámenes Debe Hacerse por lo Menos Anualmente?

Ciertas pruebas y exámenes deben hacerse cada año para iniciar terapia agresiva cuando sea necesario para evitar las complicaciones de la diabetes (**Figura 3-1**). Un panel anual del colesterol, una prueba para ver cómo los riñones han sido afectados por la diabetes, y los niveles de tiroides son algunos de los exámenes importantes y son discutidos en capítulos posteriores. El examen dilatado anual del ojo se debe hacer para todas las personas con diabetes y, dependiendo de su lista de otros problemas médicos, puede necesitar ver un dentista, al cardiólogo, al podólogo, al especialista del estómago, etc. a base anual o más frecuente.

¿Qué Debe Ser Discutido Con Su Médico?

¡Por favor no entre a la oficina del doctor con una lista de preguntas de media milla de larga! Esto inmediatamente pondrá al ya atareado médico irritado. Decida qué asuntos listados en la **Tabla 3-1** son más importantes para usted. Trate de hacer su parte primero y averigüe sobre el tema de la pregunta para que pueda aprovechar al máximo su cita. Es como ir al mecánico para un problema; si sabe un poco sobre coches y cómo funcionan, comprenderá la explicación de lo que está mal con su coche mucho mejor. Por favor, no espere hasta el final de la cita para mencionar que tiene una lista. Menciónelo a principios de la visita para que haya suficiente tiempo para hablar de cada asunto.

Reglamentos Para Los Días Que Está Enfermo

Cada persona con diabetes en este planeta debe saber sus reglamentos para los días que está enfermo. ¿A qué me refiero exactamente con reglamentos para los días que está enfermo? Es básicamente a tener un plan sobre cómo manejar su diabetes cuando está enfermo. Los reglamentos para el día en que está enfermo son especialmente importantes para personas que utilizan insulina para tratar su diabetes.

Una de las situaciones más comunes es cuando alguien tiene gripe o un resfriado malo. La manera de no manejarlo es de retener su medicina de diabetes porque su apetito está bajo y usted come mucho menos de lo normal. En tiempos de enfermedad o estrés (emocional o físico), su cuerpo normalmente se hace resistente a los efectos para bajar la glucosa de la insulina y/o de medicinas orales, así aumentando los requisitos de medicina.

Si toma insulina y se enferma, la clave es revisar mucho sus niveles de glucosa (tan a menudo como cada 2 o 3 horas) y saber qué hacer con los resultados. Para personas que toman insulina de actuación rápida, como Humalog (lispro), Novolog (aspart), o Apidra (glulisine), tomar de pequeñas a medianas cantidades de insulina extra durante ese día puede ser la orden para mantener el nivel de glucosa sin subir por encima de 200 mg/dl. La cantidad de insulina debe ser individualizada según su sensibilidad y las cantidades normales que toma cuando no está enfermo (la terapia de insulina es discutida en el Capítulo 7).

Si tiene diabetes tipo 2 y solamente toma medicamento oral, sus reglamentos para el día en que está enfermo probablemente no incluirán inyecciones de insulina. Tome muchos líquidos sin calorías, revise su glucosa con frecuencia (aproximadamente 3 o 4 veces por día), y por favor no pare sus medicinas sin hablar con su médico.

En ciertas circunstancias cuando esté realmente enfermo con vómito, puede necesitar examinar una sustancia en su cuerpo llamada acetona, la cual indica una enfermedad más severa y requiere monitoreo más cercano, terapia de insulina agresiva, o una visita a la sala de emergencia. Las acetonas pueden ser medidas por una tira que usted moja en una muestra de orina o por una gota de sangre en algunos medidores de glucosa utilizando un tipo diferente de tira. Estas también pueden medirse en la mayoría de laboratorios y son una prueba comúnmente ordenada en la sala de emergencia.

El tratamiento de Hipoglucemia

El 27 de mayo de 2006, asistí a un servicio conmemorativo para Cyndee Fena. Cyndee era una amiga, paciente, y voluntaria de TCOYD. Ella fue encontrada muerta en su cama a causa de hipoglucemia severa. Vivía sola y fue descubierta por su vecino. Los paramédicos documentaron un nivel de glucosa de 20 mg/dl en ella. Cyndee tenía *hypoglicemia unawareness* (glucosa baja sin síntomas) y había sido encontrada inconsciente a causa de hipoglucemia antes, pero no pude convencerla de retroceder en su control porque estaba determinada a no quedarse ciega, perder una pierna, o estar en diálisis... complicaciones por las que luchó para evitar arduamente toda su vida. Desafortunadamente, este no es un escenario raro. La prevención y el tratamiento adecuado son especialmente importantes para cualquier persona con diabetes que toma medicamentos orales e insulina. Glucosa baja sin síntomas es discutida en más detalle en uno de los casos en el Capítulo 11.

El tratamiento de hipoglucemia es otro tema de "tome control" súper importante. Para personas tomando insulina o medicamentos orales que pueden causar hipoglucemia (discutido en el Capítulo 11), el conocimiento de glucosa baja es crucial para el tratamiento a tiempo y evitar desmayarse. Desafortunadamente, esto sucede con demasiada frecuencia mientras las personas están en el trabajo, cuidando a niños, o manejando un automóvil. Los resultados pueden ser desastrosos. Además, el tratamiento adecuado de hipoglucemia es importante para devolver su glucosa a un rango normal rápidamente sin pasarse al otro extremo de híper glucemia (azúcar alta).

Antes que nada, usted siempre debe llevar algo dulce con usted si está en riesgo de hipoglucemia. Muchas farmacias venden tabletas especiales de glucosa para tratar los niveles bajos de azúcar. Hay también un gel excelente para debajo de la lengua que eleva rápidamente el nivel de azúcar. Puede comprar un paquete de Lifesavers o cualquier tipo de dulces duros que son en su mayor parte azúcar sin grasa, como Skittles o Mentos. Barras de dulce con chocolate y grasa, como Snickers, Milky Way, y 3 Musketeers (mis favoritos), no elevan su azúcar tan rápidamente y tienen una tonelada de calorías comparadas con 4 a 6 onzas de jugo de manzana o una soda regular, ambos son también buenos para tratar reacciones bajas agudas de glucosa. Lo más rápido que eleve su glucosa a nivel normal, lo más rápido perderá ese increíble antojo de comer y comer y comer.

Que *no* hacer de noche (ni a cualquier otra hora para este asunto) es lo que hacía todo el tiempo. ¡Me despertaba sudando y temblando como una hoja, iba a la cocina, y me comía todo en el refrigerador... galletas, sobras de comida, sándwiches de mantequilla de cacahuate y jalea, y cereal frío! Entonces me volvía a dormir y despertaba horas después sintiéndome terrible con un nivel de glucosa de más de 400 mg/dl. Esto sin mencionar todas las calorías en exceso que se pueden acumular. Diez onzas de jugo son aproximadamente 150 calorías sin grasa; un puñado de galletas Oreo son por lo menos 300 a 400 calorías con mucha grasa saturada. Cuando su glucosa está baja, su cuerpo le manda una señal de comer lo más que pueda y, si usted no escoge alimentos de acción rápida, se pasará de la raya. ¡Ahora mantengo cartones pequeños de jugo de manzana o tabletas de glucosa (personalmente uso tabletas naturales Glucolift) en mi cabecera para que ni siquiera tenga que acercarme al refrigerador! Debe entender que si sufre de hipoglucemia con regularidad, debe tratar realmente de averiguar qué ajuste en su régimen de tratamiento es necesario.

Resumen

Además de seguir un programa de garantía de la diabetes, debe estar informado sobre las pruebas disponibles y estar consciente de las clases de terapia disponibles para cualquier anormalidad o problema. Recuerde, no basta con sólo saber sus resultados. Prepárese cuanto mejor posible para sus visitas al médico para conseguir lo más que pueda de esos grandiosos momentos. También debe entenderlos, y cuando sea necesario, busque la mejor terapia disponible. Saber qué hacer cuando se enferma o cuando experimenta hipoglucemia es crucial para evitar problemas graves e innecesarios. Esto es en lo que consiste tomar control de su diabetes.

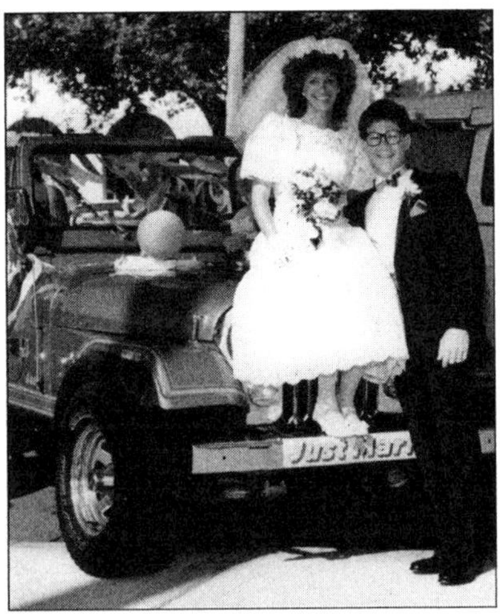

Mi esposa, Ingrid, y yo en el carro de despedida en nuestro matrimonio en San Diego, California el 16 de agosto de 1987.

4

¡Si Comer Con Moderación Es la Llave, Debo Tener el Candado Equivocado!

por Lorena Drago, MS, RD, CDN, CDE

Introducción

La mayoría de las personas con o sin diabetes esperan encontrar alimentos bajos en calorías y deliciosos que no tengan impacto en sus niveles de glucosa, colesterol, presión arterial, o en cualquiera de los otros niveles sobre los que los médicos les hablan durante sus citas. Creo que la mayoría de las personas tienen el conocimiento básico de nutrición y saben que es preferible comer una manzana a comer una rebanada de pastel de manzana. También saben que una ensalada vegetal nutricionalmente sobrepasa la ensalada de papas cubierta de mayonesa y que cocer al vapor es mejor que freír. *Super-sizing*, tamaños superiores, a menos que hable de su cuenta bancaria, no puede ser muy bueno para usted. Entiende a lo que me refiero.

La pregunta que más comúnmente mis pacientes me hacen es ¿"Qué puedo comer ahora que tengo diabetes"? Se los digo otra vez. Creo que la mayoría de las personas saben qué alimentos son mejores para ellos, pero lo que realmente están preguntado es cómo desear la manzana con el mismo entusiasmo que desean el pastel de manzana. ¿Qué necesitan hacer para que se les apetezca la ensalada de espinaca de la misma manera con que sus ojos devoran la ensalada de papas? Las personas quieren saber cómo comer bien, y también quieren saber cómo tener un deseo intenso por comer bien. El reto está en el proceso de acción. ¿Cómo lo hace usted? Quiero compartir mis consejos personales y mis propias batallas con el control de porción.

No traiga a casa lo que usted no puede controlar. Hay ciertos alimentos que tienen atracción magnética. Si usted los trae a casa, comerá más de sólo una porción. Altoids Sour y Mentos tienen un gran efecto magnético en mí. Rara vez los compro. Me he engañado demasiadas veces tratando de convencerme que la próxima vez será diferente.

Compre la porción más pequeña disponible. Cuando tengo antojo de helado, compro el tamaño más pequeño disponible, que actualmente no es realmente tan pequeño. He sido más astuta con los meseros amistosos, y les pido que me den una cucharada del tamaño de un limón.

Al comer fuera, envuelva antes de agarrar. Su plato está sobre la mesa, y se derrama con espaguetis, pollo, y verdura minúscula. Sé que hay demasiados espaguetis. Con el tenedor, separo lo que parece aproximadamente 1 taza y los empujo al lado. De repente me pregunto si tengo la porción correcta y permito a mi tenedor vagar por la porción amontonada que espera para ir a casa para otra comida y jalar lentamente algunos de los tallarines hacia mi porción para "comer ahora". Soy más astuta que mi tenedor errante al pedir un contenedor antes de dar la primera mordida para evitar la tentación. Envuelva antes de agarrar.

Información sobre Nutrición Diagnosticada Con Múltiples Personalidades

Alguna vez, escuchó que la mantequilla era mala, así que la cambió por margarina. Después, oyó reportes que la margarina era mortal. Usted se dio cuenta de esto después de haber comido demasiadas rebanadas de pan secas, así que ignorar el último descubrimiento de nutrición era la solución más inteligente en cuanto a la información de nutrición de múltiple-personalidad.

Detrás de las Imágenes

La ciencia de nutrición es un proceso de descubrimiento que evoluciona. La mantequilla tiene grasa saturada. El consumo excesivo de grasa saturada ha mostrado afectar negativamente los niveles de colesterol, de ahí la recomendación de evitar el uso de la mantequilla. En aquel momento, no se hizo ningún énfasis en los efectos de grasas trans sobre los niveles de colesterol. Estudios adicionales revelaron que las grasas trans no eran buenas para el corazón tampoco. La margarina es baja en grasa saturada pero contiene grasa trans. El movimiento cambió para esquivar las margarinas con grasas trans.

Los medios tientan las noticias de salud. Es imposible incluir información compleja en un anuncio de 30 segundos. La próxima vez que sea convocado a sintonizar sobre el brócoli asesino, no se apresure a poner en cuarentena su hortaliza verde. Hable con una dietista registrada.

¿Cuántas Calorías Debo Comer?

Los pacientes me preguntan con frecuencia, ¿"Qué alimentos puedo comer"? Necesito conocerle un poco mejor antes que pueda contestar esta pregunta. Si me preguntara lo que puede usar a un matrimonio, no le podría dar una respuesta específica antes que supiera la fecha del evento, la ubicación, e incluso sus colores favoritos. ¿Ahora entiende a lo que me refiero? Sin embargo, muy probablemente usted podrá comer por lo menos 50% de los alimentos que come ahora. También me preguntan, ¿"cuánto puedo comer"? Probablemente no tanto como a usted le gustaría.

¿"Cuántas calorías necesita"? Les pregunto a mis pacientes. La mayoría de mujeres, que ha experimentado más dietas para perder peso que las opciones en un sistema automatizado de teléfono, contestan que 1500 calorías y los hombres contestan 1800. Si usted ha estado en un hospital, la dieta de 1800 calorías es la reina suprema. Para simplificar el asunto, utilizo esta regla:

- Mujeres Adultas:
  - Manejar el peso: 1200-1500 calorías/día
  - Mantener el peso: 1500-1800 calorías/día
  - Bajas de peso o muy activas: 1800-2200 calorías/día
- Hombres Adultos:
  - Manejar el peso: 1500-1800 calorías/día
  - Mantener el peso: 1800-2200 calorías/día
  - Bajos de peso o muy activos: 2200-2500 calorías/día

Estas son solo estimaciones. Consulte su dietista registrado para obtener su presupuesto individualizado de calorías.

¿Cuanto Debo Pesar?

Los profesionales de la medicina utilizan un término a la moda, *body mass index* (BMI), índice de masa corporal que mide su peso en proporción a su altura. Un BMI entre 19 y 24 indican un peso sano. Un BMI debajo de 19 indica bajo de peso y entre 25 y 29 indican que es "Rubenesque" (de peso excesivo). La "O" mayúscula (obesidad) ocurre cuando su BMI es más de 30. La glucosa, la presión arterial, y el colesterol son más dificiles de manejar conforme el BMI aumenta.

¿Qué Es Mi BMI?

Refiérase a la gráfica de BMI (**Tabla 4-1**). Encuentre su altura en pulgadas y su peso en libras. Mire el número arriba de la columna donde estos dos números se cruzan. Ese es su BMI.

Lo Primero que Usted Debe Saber: Qué Alimentos Elevan Más Sus Niveles de Glucosa de (Azúcar)

Piense en los alimentos que desayuna. Repáselos en su mente. Anótelos. Identifique los alimentos que tienen carbohidratos, porque los carbohidratos se convierten en glucosa (azúcar). **Tabla 4-2** lista alimentos

Tabla 4-1

Tabla del Indice de Masa Corporal

BMI	Normal						Con sobrepeso					Obeso									
	19	20	21	22	23	24	25	26	27	28	29	30	31	32	33	34	35	36	37	38	39
Altura (pulgadas)	Peso (libras)																				
58	91	96	100	105	110	115	119	124	129	134	138	143	148	153	158	162	167	172	177	181	186
59	94	99	104	109	114	119	124	128	133	138	143	148	153	158	163	168	173	178	183	188	193
60	97	102	107	112	118	123	128	133	138	143	148	153	158	163	168	174	179	184	189	194	199
61	100	106	111	116	122	127	132	137	143	148	153	158	164	169	174	180	185	190	195	201	206
62	104	109	115	120	126	131	136	142	147	153	158	164	169	175	180	186	191	196	202	207	213
63	107	113	118	124	130	135	141	146	152	158	163	169	175	180	186	191	197	203	208	214	220
64	110	116	122	128	134	140	145	151	157	163	169	174	180	186	192	197	204	209	215	221	227
65	114	120	126	132	138	144	150	156	162	168	174	180	186	192	198	204	210	216	222	228	234
66	118	124	130	136	142	148	155	161	167	173	179	186	192	198	204	210	216	223	229	235	241
67	121	127	134	140	146	153	159	166	172	178	185	191	198	204	211	217	223	230	236	242	249
68	125	131	138	144	151	158	164	171	177	184	190	197	203	210	216	223	230	236	243	249	256
69	128	135	142	149	155	162	169	176	182	189	196	203	209	216	223	230	236	243	250	257	263
70	132	139	146	153	160	167	174	181	188	195	202	209	216	222	229	236	243	250	257	264	271
71	136	143	150	157	165	172	179	186	193	200	208	215	222	229	236	243	250	257	265	272	279
72	140	147	154	162	169	177	184	191	199	206	213	221	228	235	242	250	258	265	272	279	287
73	144	151	159	166	174	182	189	197	204	212	219	227	235	242	250	257	265	272	280	288	295
74	148	155	163	171	179	186	194	202	210	218	225	233	241	249	256	264	272	280	287	295	303
75	152	160	168	176	184	192	200	208	216	224	232	240	248	256	264	272	279	287	295	303	311
76	156	164	172	180	189	197	205	213	221	230	238	246	254	263	271	279	287	295	304	312	320

BMI	Obesidad Extrema														
	40	41	42	43	44	45	46	47	48	49	50	51	52	53	54
Altura (pulgadas)															
58	191	196	201	205	210	215	220	224	229	234	239	244	248	253	258
59	198	203	208	212	217	222	227	232	237	242	247	252	257	262	267
60	204	209	215	220	225	230	235	240	245	250	255	261	266	271	276
61	211	217	222	227	232	238	243	248	254	259	264	269	275	280	285
62	218	224	229	235	240	246	251	256	262	267	273	278	284	289	295
63	225	231	237	242	248	254	259	265	270	278	282	287	293	299	304
64	232	238	244	250	256	262	267	273	279	285	291	296	302	308	314
65	240	246	252	258	264	270	276	282	288	294	300	306	312	318	324
66	247	253	260	266	272	278	284	291	297	303	309	315	322	328	334
67	255	261	268	274	280	287	293	299	306	312	319	325	331	338	344
68	262	269	276	282	289	295	302	308	315	322	328	335	341	348	354
69	270	277	284	291	297	304	311	318	324	331	338	345	351	358	365
70	278	285	292	299	306	313	320	327	334	341	348	355	362	369	376
71	286	293	301	308	315	322	329	338	343	351	358	365	372	379	386
72	294	302	309	316	324	331	338	346	353	361	368	375	383	390	397
73	302	310	318	325	333	340	348	355	363	371	378	386	393	401	408
74	311	319	326	334	342	350	358	365	373	381	389	396	404	412	420
75	319	327	335	343	351	359	367	375	383	391	399	407	415	423	431
76	328	336	344	353	361	369	377	385	394	402	410	418	426	435	443

Fuente: Adaptado de las Pautas Clínicas sobre la Identificación, Evaluación, y Tratamiento de Sobrepeso, y Obesidad en Adultos: el Reporte de Evidencia. Disponible en: www.nhlbi.nih.gov/guidelines/obesity/bmi_tbl.pdf.

Tabla 4-2

Alimentos Con Carbohidratos

- Todos los panes (y me refiero a *todos*—panes de trigo integral y de 9 granos)
- Rollos, galletas, bagels, baguetes, y panecillos
- Todos los cereales (cereales fríos y calientes, incluyendo el de avena "saludable")
- Todos los frijoles (sí, frijoles saludables, chícharos, chícharos oscuros, etc)
- Todos los vegetales feculentos (papas blancas y los camotes, chícharos verdes, y el maíz)
- Todas las frutas (incluso frutas que no son dulces, como toronja; y en toda forma: jugo, enlatadas, congeladas, y secas)
- Todos los granos (del exótico al tradicional: cebada, maíz, granola, mijo, avena, arroz, rye, sorgo, trigo, arroz salvaje) y los alimentos elaborados con estos granos, como pastas, tortillas, couscous, etc
- Leche y yogur (leche entera, leche baja en grasa, y leche sin grasa)
- Dulces, alimentos horneados, sodas y bebidas regulares
- Condimentos y salsas: salsa de barbacoa, adobos, mayonesa, salsa de tomate, etc.

que contienen carbohidratos. Identifique la cantidad de carbohidratos en la comida. Si come más carbohidratos de los que puede procesar, sus niveles de glucosa subirán más de lo deseado. Si come muy poco, sus niveles de glucosa pueden estar más bajos de lo deseado, especialmente si toma ciertas medicinas y/o insulina.

¿Cómo sé cuánto carbohidrato hay en la comida que voy a comer? Refiérase a la **Tabla 4-3** para familiarizarse cómo contar el carbohidrato. Para el que está familiarizado con el Internet, *www.calorieking.com* y *www.nutritiondata.com* ofrecen una lista completa de alimentos y el conteo correspondiente de carbohidratos. Para quienes prefieren leer, lean *The Diabetes Carbohydrate & Fat Gram Guide, 3rd edition (American Diabetes Association, 2006).*

¿Quién come 1/3 de una taza de arroz? ¿Un cacahuate? ¿Una patata frita? Inimaginable. La tercera parte de una taza de arroz cocinado contiene 15 gramos de carbohidrato; 2/3 de una taza contiene 30 gramos, y 1 taza contiene 45 gramos. Puede comer la cantidad que se adapta a su presupuesto. La mayoría de los "presupuestos de carbohidrato" permiten más de 15 gramos por comida, así que usted probablemente puede tener una cantidad más realista de arroz en su plato.

¿Cuánto carbohidrato puedo comer? ¿Es un varón? Usted probablemente puede comer más. ¿Es inactivo? Probablemente debe comer menos (**Tabla 4-4**). Identifique qué alimentos y comportamientos necesitan modificación. Cuando se trata de carbohidratos, *perfile y discrimine.* Perfile carbohidratos que se miren dudosos y seleccione aquellos con alto valor nutricional. Por ejemplo, una lata de soda y un vaso de jugo de naranja contienen aproximadamente la misma cantidad de carbohidrato pero *no* son nutricionalmente iguales.

¿Qué significa cambiar mi comportamiento? Comer sano va más allá de seleccionar los alimentos "correctos" y contar carbohidratos. El conocimiento no siempre precede al cambio en el comportamiento.

Tabla 4-3

¿Qué Son los Gramos de Carbohidrato?

Usted consume 15 gramos de carbohidrato cada vez que come uno de los alimentos siguientes:

- 1 raja de pan
- ½ taza de cereal cocinado
- ¾ taza de cereal frío
- ½ taza de vegetales feculentos (elote, chícharos)
- ½ plátano macho – ½ taza de taro cocinado, mandioca, o tannier
- ⅓ taza de arroz, pasta cocinada
- ½ taza de frijoles
- 1 papa pequeña
- 1 fruta pequeña
- 4 onzas de jugo (½ vaso pequeño)
- 1 vaso de leche
- 6 onzas de yogur natural

Las ofertas de carbohidrato son ½ taza de verdura cocinada o 1 taza de verdura cruda. ¡Sólo tienen 5 gramos de carbohidratos!

Tabla 4-4

¿Cuánto Carbohidrato Puedo Comer en Una Comida?

	Gramos de Carbohidrato *(por comida)*	
	Mujer	**Hombre**
Necesita manejar su peso...	50	60
Tiene un peso saludable...	60	75
Es muy activo (a)...	75	75

¿Por qué Mi Cabeza Está Desconectada De Mi Estómago? (Cuando Usted Sabe Qué Hacer, pero el Estómago no Coopera)

Un escenario típico es que está demasiado ocupado para preparar desayuno y come las opciones equivocadas y acaba por sentirse culpable. ¿Por qué sucede esto? Para encontrar una solución a este problema, identifique las barreras al comportamiento correcto. Podrían incluir:

- Despertarse tarde
- No tener nada sano para tomar a prisa
- No tener hambre a primera hora de la mañana

Pregúntese lo que puede cambiar realistamente para lograr el objetivo de darle un comienzo nutricional más sano a su día. Un plan posible de acción podría incluir:

- Poner la alarma más temprano
- Preparar los alimentos la noche anterior
- Preparar un paquete de desayuno y dejarlo en el trabajo. Puede incluir tales cosas como paquetes de harina de avena, nueces, frutas secas, frutas frescas, leche baja en grasa, cereales fríos integrales, huevos hervidos, licuados listos para comer o barras (ie, Glucerna)
- Desayunar en el coche: fruta, licuados listos para comer o barras (ie, Glucerna), combinación de frutas secas/nueces, pan integral

Examine otras áreas molestas que dificultan su progreso, tales como comer demasiado de noche. Las posibles soluciones quizás incluyan:

- No dejar sobras; congele la comida después de comer para evitar la tentación
- Comer una menta y/o cepillarse los dientes después de la cena
- Comer un bocadillo a media tarde para evitar comer en exceso en la cena
- Empacar alimentos en contenedores opacos para evitar la tentación— ¡fuera de la vista, fuera de mente!

¿Cuán importante es para mí cambiar esta situación? En una escala de 1 a 10, cualquier número arriba de 5 indica que cambiar la situación actual es importante para usted.

¿Cuán seguro está que podrá cambiar esta situación? En la misma escala, un número debajo de 5 indica que está inseguro que pueda lograr el cambio. Necesita más herramientas para ayudarlo a moverse hacia adelante. Tiene una mejor oportunidad de tener éxito cuando los niveles de importancia y confianza son altos. Si piensa que es importante hacer

un cambio pero tiene poca confianza para hacerlo, se sentirá frustrado. Reclute la ayuda de un educador certificado de diabetes para proporcionarle las herramientas para aumentar su nivel de confianza.

No haga demasiados cambios a la vez. Pequeñas victorias lo llevan a grandes logros. Anticipe obstáculos para minimizar recaídas. Aún la planificación cuidadosa puede tener como resultado recaídas de comportamiento. Todos se recaen. Reasuma su programa y continúe hacia adelante.

¿Cómo sé cual es la cantidad correcta de carbohidrato para mí? Revise sus niveles de glucosa 2 horas después del principio de su comida por 1 semana. Si los niveles estan consistentemente altos, coma menos alimentos con carbohidratos. Si los niveles estan consistentemente bajos, coma un poco más. Si sus niveles de glucosa estan consistentemente por encima o debajo del rango recomendado, hable con su médico o educador para ayudarlo a lograr niveles más constantes con su rango en objetivo.

¿Puedo guardar algunos carbohidratos de una comida y agregarlos a otra? Guardar no es una gran práctica, digamos, 50 gramos del almuerzo para comer 100 gramos en la cena. Desafortunadamente, su cuerpo no va a recordar su sacrificio del mediodía, y tendrá que procesar una cantidad mayor en la cena.

¿Pensé que los vegetales como espinaca y brócoli no tenían carbohidrato? Los vegetales sin almidón tienen carbohidratos pero a un "precio de oferta de carbohidrato" comparados con el arroz o pastas. Una taza de espinaca contiene 5 gramos de carbohidratos. Una taza de arroz cocinado contiene 45 gramos de carbohidratos. ¡Los vegetales son una oferta de carbohidrato!

¿El Desayuno Está sobre la mesa— Qué Estoy Supuesto a Comer?

Huevos, tocino, jamón, donas, bagels, pan tostado, avena... ¿Qué come usted? Repasemos los siguiente cuatro pasos a usarse al determinar su presupuesto de carbohidrato:

1. Identifique alimentos que contienen carbohidratos (los carbohidratos se traducen a niveles más altos de glucosa).
2. Estime la cantidad de alimentos con carbohidratos en su plato. ¿Es 1 taza? ¿2 tazas?
3. Determine cuánto carbohidrato puede tener en una comida. Este es su presupuesto de carbohidrato.
4. Identifique cómo va a modificar esta comida. ¿Puede hacer sustituciones más sanas? ¿Come ciertos alimentos por costumbre?

¿Trato o no Trato?

En todos los ejemplos de comida a contiuanción, he preguntado mis preguntas detalladas para paciente con respecto a comidas típicamente consumidas y preferidas para cierta comida. Esto ayuda a establecer una rutina de pauta. El presupuesto de carbohidrato de cada paciente se basa en la altura del individuo, el peso, los niveles de glucosa, y la historia médica.

Trato de comida # 1

El desayuno de José (presupuesto de carbohidrato = 60 gramos)

La Entrevista: ¿Qué come típicamente para el desayuno?

- Avena (¿cuál? ¿*Old-Fasion rolled oats*, avena instantánea, avena con frutas? ¿Cuánta come)?
- Leche (¿qué tipo de leche utiliza? ¿Entera? ¿Baja en grasa? ¿Cuánta toma)?
- Plátano (¿de qué tamaño es el plátano? Indique el tamaño con sus manos).
- Café con leche (¿cuánta leche le añade a su café)?
- Endulzante no calórico (¿cuál utiliza? ¿Los paquetes rosas, azules o amarillos)?

El Menú

1½ tazas de avena instantánea cocinada hecha con agua
½ taza de leche 2%
1 plátano mediano
Café con leche 2% (mayormente oscuro)
Prefiere paquetes amarillos de endulzante, pero tomará lo que haya disponible

Carga de Carbohidrato del Menú

Avena = 45 gramos
Leche = 6 gramos
Plátano = 30 gramos
Café = libre de carbohidratos
Total de carbohidratos = 81 gramos (21 gramos por arriba del presupuesto)

Modificaciones de Comida

A José le encanta la avena, por lo que no está seguro que puede reducir su porción usual de desayuno. Está dispuesto a comer la mitad del plátano o no comerlo. Suplementaría las modificaciones de José con las siguientes recomendaciones:

- Usar avena *old-fashioned* o avena *steel cut*. Los alimentos menos procesados son digeridos más lentamente, resultando en un aumento gradual y constante de niveles de glucosa

- Cambiar la leche a 1% o sin grasa para reducir la grasa saturada
- Comer una fruta más baja en carbohidrato, como fresas. Cinco fresas medianas (2 onzas) contienen aproximadamente 5 gramos de carbohidratos, mientras que un plátano mediano (7 pulgadas de largo) contiene 15 gramos

Trato de Comida #2

Almuerzo de Rosa Maria (presupuesto de carbohidrato = 60 gramos)

La Entrevista: Rosi compra su comida en la barra de ensalada donde disfruta un popurrí de elecciones.

El Menú

4 onzas de salmón
½ taza de frijoles
2 tortillas pequeñas de harina
1 taza mezclada de ensalada verde con jitomates, chiles, pepinos (Rosi me dice que evita zanahorias, porque contienen mucha azúcar).
2 a 3 cucharadas de aderezo Ranch sin grasa
1 lata de soda de dieta

Carga de Carbohidrato del Menú

Frijoles = 15 gramos
Tortillas = 30 gramos
Aderezo Ranch = 16 gramos
Total carbohidratos = 61 gramos

Consejos de Comida

- Los frijoles contienen proteína y carbohidratos. Son una fuente excelente de fibra soluble que puede ayudar a manejar los niveles de colesterol
- Las tortillas de maíz son una mejor elección que tortillas de harina, ya que la harina de maíz contiene más fibra y menos grasa hidrogenada que la harina
- Los verdes de ensalada son "carbohidrato barato". Las verduras oscuras son excelentes fuentes de vitaminas A y C
- Las zanahorias y los betabeles tienen una reputación por contener "mucha azúcar". Aunque quizás tengan un poco más carbohidratos que un pepino o una taza de espinaca, son todavía una oferta de carbohidrato. Una taza de zanahorias cocinadas tiene aproximadamente 10 gramos de carbohidrato. Una taza de arroz cocinado tiene 45 gramos. ¿Ve la diferencia?

- Los aderezos sin grasa contienen carbohidratos agregados. Dos cucharadas de algunos aderezos Ranch sin grasa contienen hasta 11 gramos de carbohidrato. Recuerde revisar el contenido de carbohidrato en aderezos sin grasa en toda etiqueta

Modificaciones de comida

¡Rosi casi cumplió su cuota de carbohidrato! Sin embargo, ha aprendido que puede agregar zanahorias a su ensalada sin romper el banco de carbohidrato, y va revisar las etiquetas para ver el contenido de carbohidrato en todos los aderezos y salsas.

El Trato de comida #3

La Cena de Antonio (presupuesto de carbohidrato = 75 gramos)

La Entrevista: A Antonio le encanta cocinar y disfruta vinos finos. Cocina con mucho ajo y utiliza aceite de oliva en sus recetas. Le pedí que me diga cuales son algunos de sus alimentos favoritos.

El Menú

1 tazón (aproximadamente 1½ tazas) de minestrone hecho en casa
½ plato de linguini y brócoli preparado con ajo y aceite de oliva
Camarón con limón preparado con aceite de oliva, ajo, y perejil
Pan italiano (aproximadamente 4 pulgadas de largo)
1 vaso (5 onzas) de Pinot Grigio

Carga de Carbohidrato del Menú

Sopa minestrone = aproximadamente 20 gramos
Linguini = 45 gramos
Pan italiano (1½ onzas) = 21 gramos
Total carbohidratos = 86 gramos (11 gramos por arriba del presupuesto)

Modificaciones de Comida

Antonio podría reducir la cantidad de linguini a ⅔ taza para un ahorro de 15 gramos de carbohidrato, agregando más brócoli para compensar la reducción en pastas. Reduciendo la cantidad de pan por la mitad le ahorraría otros 10 gramos.

Consejos de Comida

- Al reducir porciones de alimento, es más sabio reducir el carbohidrato con el menor "poder nutricional". ¡Por ejemplo, el minestrone con frijoles y verduras es más nutritivo que el pan italiano, así que tiene más sentido nutricional reducir el pan antes de reducir la sopa ¡(me disculpo ante todos los aficionados del pan)!

- Las sopas varían en su contenido de carbohidrato. Para hacer una sopa baja en carbohidrato, agregue más verduras sin almidón y agregue menos pastas, papas, o arroz. Mida sus alimentos hasta convertirse en un experto "en mirar" porciones. El vino no cuenta como una elección de carbohidrato, y en estómago vacío, puede bajar los niveles de glucosa

Proteína: ¿Carne de Res, Puerco, Aves, Pescado, Queso, y Huevos—Cuánto Puedo Comer?

He hablado extensamente sobre los carbohidratos, porque los carbohidratos impactan más los niveles de glucosa. Ahora hablaré de otros dos nutrientes importantes: La proteína y la grasa.

Los alimentos con proteína rara vez vienen solos. A menudo están acompañados de grasa. La carne de res, puerco, cabra, pollo, pavo, pescado, huevos, y el queso son elecciones de proteína consumidos con frecuencia. *Super-sizing*, aumentando la cantidad de proteína y grasas conducen a calorías adicionales, que se traducen en aumento de peso y bajo control de la diabetes. Debido a que la diabetes aumenta el riesgo de enfermedad cardiaca, es importante manejar los niveles de glucosa además de los niveles de presión y colesterol.

Las grasas saturadas e hidrogenadas (grasas trans) aumentan los niveles de colesterol en la sangre. La mayoría de las fuentes animales de proteína, como la carne de res, pollo, puerco, etc. contienen grasa saturada. Su mejor apuesta es seleccionar cortes más delgados la mayoría de los días de la semana, reservando elecciones altas en grasa para gustos ocasionales (**Figura 4-1**).

Alimentos Bajos en Proteína

- Remueva la piel del pollo y del pavo
- Recorte todas las grasas visibles
- Seleccione queso con menos de 2 gramos de grasa saturada por onza
- Seleccione cortes delgados de carne

¿Cuánta proteína puedo comer? Probablemente ha escuchado que la cantidad de una porción de proteína no debe ser más grande que la palma de su mano o una baraja de cartas. Para la mayoría de personas, esto es verdad. El requisito diario de proteína es 6 onzas. Sí, 6 onzas *por día*, no *por comida*.

Figura 4-1

Comidas de Proteína y Sus Compañeros de Grasa

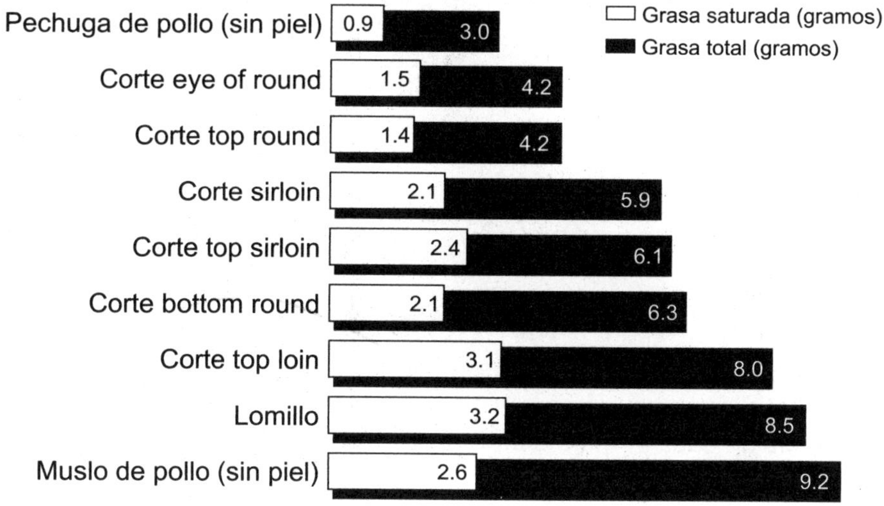

Todos los valores estan basados en porciones cocinadas de 3-oz de cortes de carne.

Adaptado de: Comisión de la Industria de Carne de Michigan. Disponible en: www.mibeef.org/conleancuts.htm.

Comidas de Proteína Altas en Grasa

Comidas de proteína medianas en grasa contienen 7 gramos de proteína y 5 gramos de grasa por onza. Algunos ejemplos son:

- 1 onza de picadillo de carne (la mayoría de los cortes de carne de res, puerco, cordero, o ternero)
- 1 onza de queso bajo en grasa
- 1 huevo

Comidas de proteína altas en grasa contienen 8 gramos de grasa por onza. Algunos ejemplos son:

- 1 onza de salchicha de puerco
- 1 onza de costillas
- 1 onza de queso (americano, suizo, etc)
- 1 onza de carne de almuerzo
- 1 onza de salchicha Francfort o bratwurst

¿Qué significan estos números? Puede alcanzar su cuota de grasa muy rápidamente si la mayor parte de sus alimentos de proteína vienen de la categoría de mediana y alta en grasa.

¿Si la leche contiene carbohidratos, por qué el queso está listado como un alimento de proteína? El queso americano, suizo, cheddar y otros quesos duros no tienen más de 1 gramo de carbohidrato por onza. El queso es un alimento de proteína alto en grasa. Si tiene asuntos de dependencia al queso, minimice las porciones. Seleccione queso bajo en grasa si no puede comer sólo media onza.

Consejo de Lorena Sobre el Queso

Me doi cuenta que los quesos Cabot bajos en grasa son bastante sabrosos. El queso rallado siempre es una ilusión bienvenida. Cuando rallo 1 onza de queso, parece voluminoso comparado con una raja. También mezclo y apareo. Quesos Romano y Parmesano rallados de alta calidad combinados con queso cortado hacen queso a la parrilla rendir mucho. Coloco ½ onza de queso en una raja de pan, y rocío 1 cucharada de queso Romano encima. Otra artimaña es calentar una cacerola y colocar aproximadamente 1 cucharada de queso rallado Romano o Asiago en ella. Déjelo fundirse y endurecer. Este pedazo como de galleta de queso puede ser añadido a ensaladas para hacerla extra crujiente y de más sabor con menos grasa. Vea la **Tabla 4-5** para gramos de grasa en 1 onza de algunos tipos comunes de queso.

La grasa: ¿Cuánta Debo Comer Diariamente?

Limitar grasas saturadas y grasas hidrogenadas pueden bajar su riesgo de complicaciones cardiovasculares. Cuando use grasas y aceites, seleccione grasas monoinsaturadas, como aceite de oliva y aguacate (**Tabla 4-6**).

Tabla 4-5

Gramos de Grasa en 1 Onza de Queso

	Grasa Total (gramos)	Grasa Saturada (gramos)
Americano	7	4
Cheddar	9	6
Cheddar bajo en grasa	2	1
Mozzarella	6	4
Mozzarella bajo en grasa	4	3
Muenster	8	5
Provolone	8	5
Suizo	8	5
Requesón (½ taza)	5	3

Tabla 4-6

Presupuesto Diario de Grasa

Presupuesto de Caloría	Grasa Total (gramos)	Grasa Saturada (gramos)
1200	40	9
1500	50	12
1800	60	14
2000	67	16
2200	73	22

¡Muéstreme la Comida! (No Me Muestre Números de Grasa)

Usaré como ejemplo el presupuesto diario de Rebeca:

- Calorías: 1500
- Grasa Total: 50 gramos
- Grasa Saturada: 12 gramos

Permítanos mirar a dos Tratos de Comida basados en un presupuesto de grasa diaria de 1500 calorías.

Trato de comida #4

3 onzas asadas de pierna de pollo (con piel)
1 papa mediana al horno
1 cucharada de crema agria
1 panecillo
2 palmaditas (cucharaditas) de mantequilla
1 tazón de ensalada verde
1 cucharadita de aderezo *Ranch*
Calorías = 609
Carbohidratos = 54 gramos
Grasa total = 31
Grasa saturada = 12 gramos

Trato de Comida #5

3 onzas asadas de pierna de pollo (sin piel)
1 papa mediana al horno
1 cucharadita de crema agria
1 panecillo
1 cucharadita de aceite de sabor rosamaria
1 tazón de ensalada verde

2 cucharaditas de vinagre con 1 cucharadita de aceite de oliva
Calorías = 530
Carbohidratos = 54 gramos
Grasa total = 19
Grasa saturada = 5 gramos

El Trato de comida #4 proporcionará a Rebeca más de la mitad de su concesión de grasa diaria (31 gramos) y toda su concesión de grasa diaria (12 gramos), mientras que el Trato de Comida #5 le proporcionará menos de la mitad de su grasa total diaria y concesiones de grasa saturadas.

Consejos de Comida

- Una cucharadita de aceite de oliva tiene la misma cantidad de grasa (5 gramos) que una cucharadita de mantequilla, pero el aceite de oliva tiene menos grasa saturada que la mantequilla
- Seleccione aderezos claros. Los aderezos cremosos tienen dos veces mas grasa y grasa saturada comparados con los claros
- Omega-3 son grasas saludables para el corazón. Coma salmón, atún, sardinas, arenque, y otras grasas de pescados varias veces a la semana
- Alterne una comida alta en grasa con una muy baja en grasa para lograr equilibrio
- Seleccione margarinas que tienen menos de 2 gramos de grasa saturada y menos de 1 gramo de grasas trans

Colesterol: ¿Cuántos Huevos Puedo Comer por Semana?

La yema del huevo tiene aproximadamente 280 mg de colesterol dietético. La recomendación es no exceder 300 mg de colesterol diario. Reducir el colesterol dietético a menos de 300 mg por día puede resultar en una reducción de 3% a 5% en su nivel de LDL (colesterol malo). Si su LDL está alto (el objetivo recomendado es menos de 100), entonces coma no más de 3 yemas de huevo a la semana.

Los huevos no son los únicos alimentos con colesterol dietético. Otros alimentos con colesterol incluyen:

- Mantequilla: 1 cucharón = 30 mg
- Mantequilla de cacahuate: 2 cucharones = 0 gramos
- Carne de Hamburguesa asada: 3 onzas (75% delgada/25 % grasa) = 76 mg
- Carne de Hamburguesa asada: 3 onzas (90% delgada/10 % grasa) = 70 mg

- Carne de Hamburguesa asada: 3 onzas (95% delgada/5 % grasa) = 65 mg
- Salchicha de Francfort (5 pulgadas de larga): 1 = 24 gramos
- Helado de Chocolate: 1 taza = 44 gramos
- Leche entera: 8 onza = 24 gramos
- Queso Mozzarella: 1 onza = 22 gramos

Cinco Pasos para Bajar Su Colesterol

1. Reduzca su peso (perder 10 lbs puede ayudar a bajar su colesterol LDL 5% a 8%).
2. Permanezca dentro de su presupuesto de grasa y grasa saturada (vea **Tabla 4-4**).
3. Coma muy pocas grasas trans (lea las etiquetas de comida, y seleccione alimentos con "0" gramos).
4. Coma más alimentos ricos en fibra soluble (5 a 10 gramos por día pueden ayudar a reducir su colesterol LDL 3% a 5%):
   - Avena cocinada: 1 taza = 4 gramos
   - Cebada cocinada: 1 taza = 6 gramos
   - Frijoles cocinados: 1 taza = 6 gramos
   - Fresas: 1 taza (8 fresas) = 3 gramos
   - Okra cocinada: 1 taza = 4 gramos
   - Manzana: 1 grande = 3 gramos.
5. Coma un puñado de almendras o nueces (aproximadamente 23 pedazos); las nueces son sanas pero "altas en calorías," así que si agrega nueces a su dieta, reduzca en otros alimentos para lograr un "equilibrio de caloría".

Bajando Su Presión Arterial en la Sangre

Reducir la sal es sólo un escalon arriba en la escalera del manejo de la presión arterial. Mi consejo es que continue tomando sus medicamentos y revise esos números con frecuencia. No es raro tomar más de una medicina para controlar su presión. Lea más sobre el control de su presión en el Capítulo 12.

También puede ayudar mucho a bajar la presión muy alta con los siguientes cambios de estilo de vida:

- Reduzca el peso hasta que logre un nivel que es práctico para usted (vea **Tabla 4-1**)
- Pruebe la dieta DASH: Un programa de combinación de alimentos que favorece el consumo de frutas, verduras, y lácteos bajos en grasa saturada (DASH es la sigla para *Dietary Approach to Stop Hypertention,* Enfoque Dietético para Parar la Hipertensión [presión alta])

- Aumente la actividad física: no se retuerza—solamente muévase, muévase, muévase por aproximadamente 30 minutos la mayoría de los días de la semana
- Tome alcohol en moderación: Eso significa que los hombres deben tomar no más de dos bebidas y las mujeres no más de una bebida por día
- Reduzca la sal: Mire el contenido de sodio en la etiqueta de comida (un alimento bajo en sodio tiene menos de 140 mg de sodio por porción)

Preguntas Frecuentes: Lista de las Diez Principales

1. *¿Cuales frutas tienen menos azúcar?* Depende del tamaño de la porción. Un plátano, una pera, un mango todos tienen aproximadamente 30 gramos de carbohidratos; ¼ de un melón cantalupo y 1¼ taza de fresas cada uno tiene aproximadamente 15 gramos de carbohidratos. Recuerde: Todas las frutas tienen carbohidratos, que pueden elevar los niveles de glucosa.
2. *¿Qué alimentos cortan la grasa?* Los únicos alimentos que le ayudan a perder peso son ésos que se quedan sin comer en el plato. Las opciones bajas en calorías, como verduras, le permiten comer más con menos calorías. Los granos enteros y los frijoles son ricos en fibra y aumentan el nivel de saciedad. En general, comer menos y moverse más es el mensaje consistente—no alentador— que todavía es válido hasta la fecha.
3. *¿Cuáles so los mejores cereales?* Le diré algunos de mis favoritos, aunque no sea una lista con todos incluidos: *Nature's Path Optimum Slim and Flax, General Mill's Fiber One, Kashi Go Lean and Friends, All Bran* y *Bran Buds, Oats, Uncle Sam,* y *Glucerna Crunchy Flakes.*
4. *¿Que no las nueces estan llenas de colesterol?* Las nueces contienen grasas pero no colesterol. Sólo alimentos de origen animal tienen colesterol. Los alimentos de plantas pueden contener grasa pero no colesterol.
5. *¿Cuánta azúcar puedo consumir?* Permítame clarificar: Hay azúcares naturales en alimentos con carbohidratos. El azúcar listado en la etiqueta de comidas es la suma de azúcares agregados y azúcares naturales. Para averiguar si el alimento tiene azúcar agregado, mire la etiqueta de ingredientes. Los nombres comunes de azúcares agregados son azúcar café, jarabe de maíz alto en fructosa, jarabe de maíz, y maltosa.

6. *¿Debo usar mantequilla o margarina?* La mantequilla es alta en grasa saturada y baja en grasas trans. La margarina es más baja en grasa saturada pero alta en grasas trans. Busque margarinas en sprays líquidos y evite margarinas de barra. Si aun prefiere usar la mantequilla, pruebe la mantequilla en crema (*whipped butter*), y úsela moderadamente.
7. *¿Debo tomar vitaminas?* Una multivitamina puede ser beneficiosa. ¡No piense sin embargo que una multivitamina le redimirá de una multitud de pecados en sus alimentos!
8. *¿Es malo el café?* Estudios han sugerido que hay un aumento temporal en la presión con el consumo de café. ¡Si a usted le gusta, y no lo hace ansioso/nervioso ni le causa perder el sueño, disfrútelo!
9. *¿Debo comer sin azúcar (llene el espacio)?* Galletas y pasteles sin azúcar contienen un poco menos de carbohidratos que sus contrapartes regulares. La azúcar es reemplazada con alcoholes de azúcar que tienen impacto mínimo en los niveles de glucosa. No obstante, contienen otras fuentes de carbohidrato, como harina. Sin azúcar no es ni sin caloría ni carbohidrato. Proceda con precaución y cuente los carbohidratos.
10. *¿Puede darme opciones bajas en carbohidrato?* Si le apena la idea de comer 1/3 taza de arroz o pastas cocinadas, pruebe la jicama (papa mexicana), calabazas de invierno, el nabo sueco, los chirivías, o los nabos.

Resumen

1. Coma porciones pequeñas excepto de verduras sin almidón.
2. Los carbohidratos se convierten en glucosa aproximadamente 15 minutos después de comer, y es el nutriente que más afecta los niveles de glucosa.
3. Revisar su nivel de glucosa le permitirá saber si su plan de comida funciona para usted.
4. Los carbohidratos se encuentran en todas las frutas, panes, cereales, en verduras feculentas, pastas, arroz, tortillas, papas, maíz, galletas, leche, yogur, y en los dulces.
5. Las verduras sin almidón son ofertas de carbohidrato.
6. La proteína y las grasas no tienen mucho impacto en niveles de glucosa a menos que consuma súper-tamaños. Recorte la grasa de sus carnes y aves, y seleccione cortes delgados. Utilice aceite de oliva, aguacate, y nueces en cantidades moderadas.

7. Lea todas las etiquetas de comida, y manténgase dentro de su presupuesto de caloría, grasa, grasa saturada, grasas trans, y de sodio.
8. Seleccione alimentos altos en fibra soluble.
9. Coma verduras y frutas diariamente.
10. ¡Busque un entrenador de diabetes—un profesional de asistencia médica que le ayude a poner un plan realista en acción y que tenga sentido para usted!

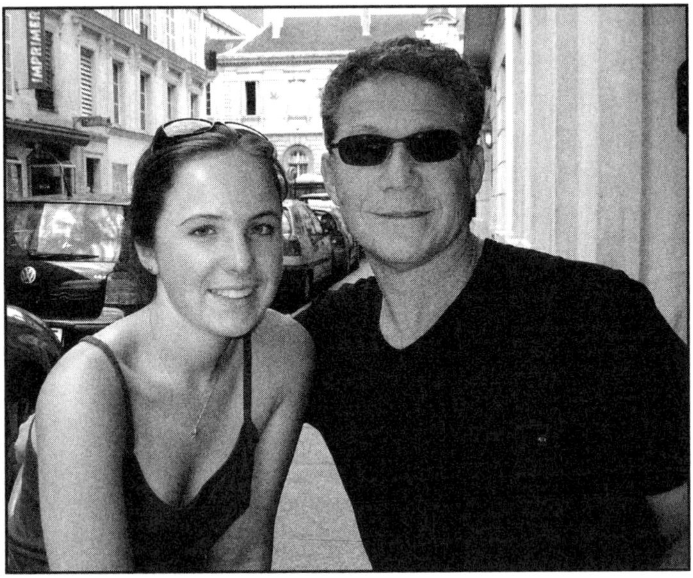

Steve Edelman y su hija Talia en Italia en el 2005.

5

Haciendo Ejercicio de por Vida Con Diabetes

por Sheri R. Colberg, PhD, FACSM

Introducción

Aunque el ejercicio ha sido uno de las tres piedras angulares por mucho tiempo en el manejo de la diabetes—al igual que la dieta y medicinas—ha sido generalmente y continúa siendo el más pasado por alto y el menos utilizado de los tres. ¿Por qué? En mi opinión, como fisióloga de ejercicio y como persona con diabetes tipo 1, es que las personas son menos probables a hacer ejercicio regularmente porque no saben suficiente sobre cómo, cuando, donde, y por qué adaptar actividad física en sus vidas cotidianas. La realidad de hacer ejercicio con diabetes es que no importa el tipo que tenga, ser más activo es sólo una variable más que tiene que tomar en cuenta cuando trata de tomar control de su nivel de glucosa. Sea que está contemplando empezar a hacer ejercicio, o es ya un atleta en entrenamiento regular, al aprender más sobre el ejercicio, pronto comprenderá por qué es tan importante para vivir bien con diabetes y cómo hacerlo que funcione mejor para usted y su situación particular.

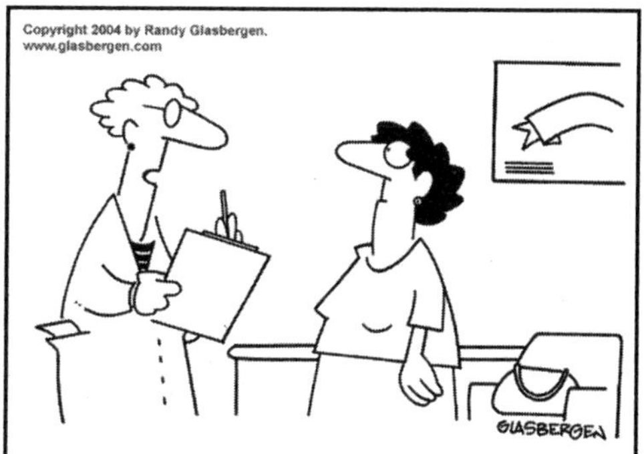

"Veo que ha aumentado al doble su cantidad de ejercicio diario. Desafortunadamente, dos veces nada aun es nada."

Por Qué el Ejercicio es Tan Importante Para Su Salud

Hacer ejercicio no sólo aumenta su condición física, también le puede ayudar a perder peso (o por lo menos no aumenta), mejora su salud mental, disminuye su presión, y reduce su riesgo de enfermedad cardiaca, cáncer, otros problemas crónicos de salud, y probabilidades de morirse de cualquier causa. Además, las personas con diabetes experimentan beneficios semejantes o mejores de salud al ser activos que la persona no diabética.

Ya sabemos con seguridad que las personas que hacen ejercicio regularmente realmente viven más tiempo. Un estudio reciente observó el efecto de niveles diferentes de actividad física (por ejemplo, bajo, moderado, o alto) en la esperanza de vida total de más de 5200 personas de mediana edad y de edad avanzada, la mayor parte mayores de 50 años. El estudio concluyó que si incorpora un entrenamiento vigoroso casi diario (como correr 30 minutos 5 días por semana), puede agregar casi 4 años a su vida. Si se incorpora a ejercicio moderado—el equivalente de caminar en vez de correr por esos 30 minutos—es probable que viva de 1.3 a 1.5 años más para hombres y mujeres, respectivamente, probable debido a demorar el comienzo de la enfermedad cardiaca, nuestro principal asesino de la nación y una causa mayor de muerte y discapacidad en personas con diabetes.

Tengo que admitir que cuando leí sobre este estudio, pensé, ¿"Hacer ejercicio moderado 5 días por semana me permitirán vivir sólo un año y medio más"? Para ganar este tiempo extra, tendría que caminar moderadamente por lo menos 2.5 horas por semana, 52 semanas al año, la mayor parte de su vida adulta (55 años después de la edad de 21, en promedio), significa que acabaría por pasar más de 7000 horas haciendo ejercicio, o aproximadamente 300 días por 24 horas, a cambio de sólo 550 días extras. Así que, básicamente, pasaría más de la mitad de su vida "prolongada" haciendo ejercicio el equivalente a las 24 horas del día. Me supongo que si realmente disfruta el ejercicio, eso no está mal (y hay algunos diabéticos ávidos que no tienen inconveniente), pero si usted es como la mayoría de personas, probablemente piensa que para lo que gana, el esfuerzo extra no vale la pena.

Antes de quedarse en el sofá y vegetarse más, permítame tratar de hablarle detenidamente de ello. Lo que es probablemente mucho más importante es que el ejercicio puede aumentar su calidad de vida en relación a su salud. La actividad física regular afecta no sólo cuánto tiempo vive sino que también cuánto tiempo usted vive una vida sana. Ser más activo le puede dar más tiempo en un estado sano, libre de enfermedades crónicas que pueden hacer difícil que realmente disfrute la vida. Puede prevenir enfermedad cardiaca, a pesar de cualquier otro factor de riesgo que tenga... y tan solo por tener diabetes, ya tiene un punto en su contra. Incluso si no ha sido diagnosticado con enfermedad cardiaca, la diabetes le da el equivalente o riesgo más grande de morirse de un infarto comparado con alguien sin diabetes que ha sido diagnosticado con enfermedad cardiaca. Si hacer ejercicio puede reducir moderadamente su riesgo de morirse aún más pronto de un infarto a causa de la diabetes, entonces tiene mucho más que ganar al hacer ejercicio que sus amigos y parientes no diabéticos.

La diabetes tiene el potencial de robarle, en promedio, de más de 12 años de su vida, sin mencionar que también puede reducir dramáticamente su calidad de vida por más de sus últimos 20 años. Una calidad de vida más baja puede resultar de muchas molestias físicas, pero en personas con diabetes mal controlada, a menudo resulta de una discapacidad física, de amputaciones, poca movilidad, dolor crónico, ceguera, y diálisis, además de la enfermedad cardiaca. ¿Cuál es el punto de vivir más si usted no vive bien?

Quizá ha evitado el ejercicio durante años, y ahora cree que es demasiado tarde para comenzar. ¡Si eso es lo que piensa, está naturalmente equivocado (o quizá mal informado)! Nunca es tarde para comenzar a seguir un estilo de vida sano, y nunca es demasiado tarde para empezar a hacer ejercicio. Aún para personas de la mediana edad, hacer ejercicio puede agregar más años a sus vidas. Por el contrario, hacerse sedentario es la cosa más devastadora que le puede hacer a su salud a largo plazo, a la longevidad, y a la esperanza de evitar o demorar el comienzo de las enfermedades crónicas y complicaciones de diabetes.

Cómo el Ejercicio Ayuda a Mejorar el Control de la Glucosa

El ejercicio frecuente y regular es la llave al buen control de glucosa si tiene cualquier tipo de diabetes. Los efectos del ejercicio para bajar la glucosa son principalmente debidos a una sensibilidad elevada a la insulina en el músculo ejercitado, un efecto que persiste por no más de 1 a 2 días después de la actividad y que parece estar relacionado en su mayor parte a la reserva de carbohidratos almacenados (*glycogen*, glicógeno) en los músculos que usted ejercitó. Para llevar al máximo los efectos positivos del ejercicio en su glucosa, tiene que hacer ejercicio regularmente y usar la mayor cantidad de glicógeno posible.

¿Cómo ayuda el ejercicio con el control de la glucosa? A corto plazo, la actividad física generalmente causa que las células de sus músculos usen más glucosa, resultando en glucosa más baja durante y después de la actividad. La única excepción es ejercicio realmente intenso (como correr o levantar pesas pesadas), lo cual puede elevar temporalmente su nivel de glucosa. Después de casi todo tipo de actividad física, las células de sus músculos se quedan generalmente más sensibles a la insulina en su cuerpo (su insulina propia o inyectada) por un tiempo después—generalmente de 30 minutos a 48 horas. Esta acción aumentada de la insulina puede tener como resultado que su cuerpo requiera menos insulina para procesar los alimentos que consume, lo cual mejora el control de glucosa para la mayoría de las personas con diabetes tipo 2 (o de gestación) y frecuentemente para aquellas con tipo 1 y otros usuarios de insulina también. Para atletas con el tipo 1, el ejercicio regular sólo mejorará su control de azúcar en general si ellos también hacen los cambios adecuados para equilibrar al mismo tiempo sus dosis de insulina con el consumo de alimento y ejercicio.

Parece que el ejercicio ayuda a mejorar sus niveles de glucosa incluso si pierde poco o nada de peso. En hombres de mediana edad con pre diabetes, una hora y media de ejercicio semanal redujo su resistencia a la insulina, con o sin restringir su consumo de calorías o sin perder nada de peso. Además, las personas con diabetes que forman parte en estudios realizados por los Centros de Longevidad de Pritikin, que han seguido dietas más altas en fibra y carbohidratos complejos y muy bajas en azúcar refinada, colesterol, grasa, y sal, y empezaron a hacer 30 minutos o más de ejercicio diario también han experimentado mejoras notables en su control de diabetes en sólo 3 semanas. Por ejemplo casi 75% de las personas que tomaban medicinas orales pudieron controlar los niveles de glucosa o discontinuarlos, y cerca de 40% de ellos en inyecciones de insulina también pudieron controlar sus niveles de glucosa sin insulina extra. Aunque la pérdida de peso modesta resultara de sus cambios de estilo de vida, su gordura del cuerpo después del programa fue lejana a la ideal después de sólo 3 semanas, su control de la diabetes mejoró bastante.

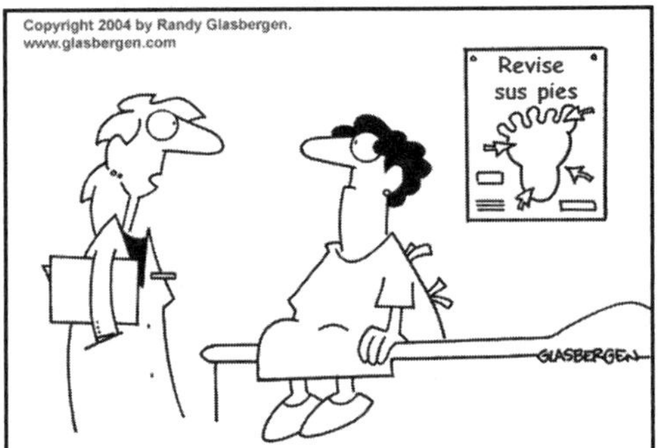

"La actividad vigorosa es muy buena para diabéticos. Si pisotear un pastel de chocolate lo hace sentirse mejor, está bien."

Si tiene diabetes tipo 2 o de gestación, actividades diarias o casi diarias son mejores para optimizar su control de glucosa y para mantener o bajar de peso. Con diabetes tipo 1, el ejercicio regular hace su azúcar más fácil de predecir y manejar efectivamente. Con cualquier tipo de diabetes, monitorear regularmente su glucosa lo ayudará a controlarla cuando participa en un programa de ejercicio, pero es más fácil cuando su actividad física es consistente.

Cómo Ser Más Activo

Por suerte, ser físicamente activo no requiere de un viaje diario al gimnasio ni hacer actividades físicas que usted detesta. También no significa que tiene que poder completar un maratón o un triatlón, aunque hay muchas personas con ambos diabetes tipo 1 y tipo 2 que completan exitosamente y compiten bien en tales eventos. Significa simplemente que si nada más, podrá pasar su vida cotidiana sin estar indebidamente fatigado, aún al hacer tales actividades físicas como subir múltiples escaleras, cuidar sus niños o nietos, trabajar, hacer diligencias, ayudar como voluntario, o hacer cualesquiera otras actividades sin descansar. Notablemente, una vez que usted se hace más activo, es probable que tenga más energía durante el día en lugar de menos.

Empezar es más sencillo de lo que piensa. Es importante que usted se dé cuenta de que toda la actividad física que hace durante el día cuenta hacia la suma total. Hasta recientemente, se creía que el ejercicio vigoroso era requerido para la salud y condición óptimas. Mientras puede obtener más beneficios de salud de entrenamientos más duros, ahora sabemos que casi cualquier actividad (incluyendo el golf, la horticultura, podar el pasto, caminatas moderadas, etc.) por 30 a 45 minutos por día son beneficiosos a su salud. Además, ejercicios de intensidad más baja son beneficiosos incluso si usted los hace por sólo 10 minutos a la vez.

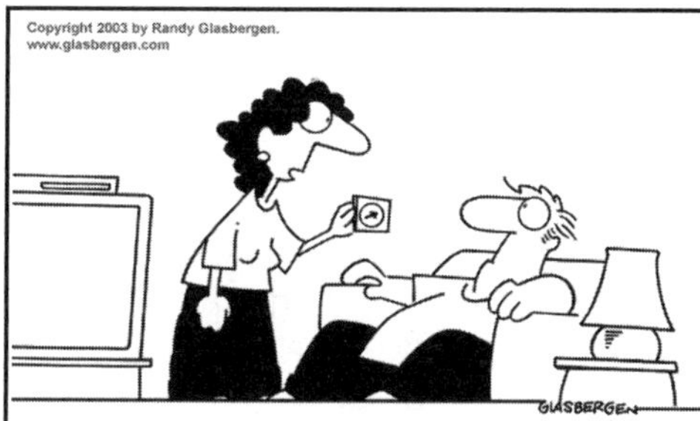

"Compré esto para ayudarte con tu dieta. Es un compas que siempre apunta hacia equipo de ejercicio."

Si usted no ha sido muy activo últimamente, puede necesitar ver a su médico antes que empiece hacer más ejercicio (**Tabla 5-1**). Consultar a su médico antes de ejercicio fácil (como caminatas lentas) generalmente no es necesario; sin embargo, si planea hacer ejercicio más vigoroso, ver a su médico es de antemano generalmente una buena idea. Entre más factores de riesgo tenga para la enfermedad cardiaca, más altas sus posibilidades de tener un problema cardiovascular durante el ejercicio, y simplemente saber sobre lo que usted debe tener cuidado podría ser crucial para prevenir problemas más graves. Por ejemplo, si tiene cualquier síntoma como la falta de aliento cuando camina o dolor en los pies, puede ya tener trastornos cardiovasculares. Usualmente todavía es posible hacer ejercicio, pero vale la pena saber cuáles son sus límites seguros. De hecho, la actividad regular moderada a vigorosa puede reducir su riesgo de un infarto.

Cuando se trata de ser más activo, si tiene sobrepeso, puede tener preocupaciones especiales sobre rutinas de ejercicio. En particular, pesar demasiado le puede hacer agudamente consiente del tamaño mayor

Tabla 5-1

Quizá Necesite Hablar con Su Médico Antes de Empezar Su Ejercicio si Usted...

- Planea hacer de ejercicio moderado a actividades arduas, no solo sencillas
- Es mayor de 35 años de edad
- Ha sido diagnosticado con diabetes tipo 1 por más de 15 años o diabetes tipo 2 por más de 10 años
- Sabe que tiene enfermedad cardiaca, historia familiar fuerte de enfermedad cardiaca, o niveles altos de colesterol o lípidos
- Tiene mala circulación en los pies o piernas (o dolor en las partes bajas de los pies al caminar)
- Tiene retinopatía diabética (la enfermedad de la vista), nefropatía (enfermedad del riñón), o neuropatía (entumecimiento, quemaduras, sentir hormigueo, o la pérdida de sensación en los pies y/o mareo al moverse de estar sentado al pararse)
- Consistentemente no ha mantenido buen control de su nivel de glucosa

de su cuerpo y cohibirlo durante ciertas actividades o prevenirle de querer participar. Si le queda este perfil, es especialmente importante que encuentre actividades que son agradables para usted. Por ejemplo, nadar o clases acuáticas pueden ser una alternativa viable. La grasa extra almacenada debajo de su piel actúa para aislar y mantenerle más tibio en la piscina. También, el agua sirve para ocultar la mayor parte de su cuerpo, que puede disminuir la pena que puede sentir cuando su figura es plenamente visible durante otras actividades.

¡Su nuevo objetivo es simplemente ser tan físicamente activo como le sea posible para aumentar su gasto calórico y el uso de glucosa, y usted no tiene necesariamente que pertenecer al gimnasio más cercano! ¡En vez de eso, use la escalera en vez del elevador, estacione su coche lejos de la entrada de a donde se dirija, haga ejercicio durante los comerciales de televisión, y saque el perro a caminar! Para motivarse, invierta en un pasó metro económico (contador de pasos) y trate de agregar por lo menos 2000 pasos por día (por ejemplo, el equivalente a 1 milla) a su nivel actual de actividad.

Otras Actividades Físicas Importantes

Una vez que usted simplemente empieza a moverse más durante el día, puede sentirse más capaz de agregar algunas otras formas de ejercicio más estructurado al mantener su nuevo nivel más alto de actividad física no estructurada. Estas formas más planeadas de ejercicio incluyen aeróbicos, resistencia, y entrenamiento de flexibilidad. Mientras que todos pueden beneficiarse de estas actividades, la fuerza y no solo la resistencia de sus músculos llegará a ser más importante al envejecer en mantener su capacidad de cuidarse y equilibrarse para permanecer bien de pie.

Ejercicio Aeróbico Estructurado

La recomendación para todos quienes eligen participar en programas más estructurados de ejercicio es un mínimo de 3 a 5 días a la semana de ejercicio aeróbico (caminar, correr, montar bicicleta, la natación, el remo, etc.), por 30 a 60 minutos. Cuando empiece un programa de ejercicio planeado, comience lentamente, haciendo ejercicio un mínimo de 3 días por semana por 20 a 30 minutos por día, y gradualmente aumente hasta 45 a 60 minutos por día y/o 5 días a la semana. El jefe del servicio federal de sanidad recomienda cantidades moderadas de actividad física diaria, aeróbica que consiste en 30 minutos de actividades moderadas (como caminatas vigorosas) o sesiones más cortas de ejercicio más intenso, incluyendo correr o jugar baloncesto por 15 a 20 minutos. Correr, jugar tenis, y clases aeróbicas de baile son ejemplos de formas de más alto-impacto de entrenamientos cardiovasculares, mientras que ejercicios aeróbicos de más bajo-impacto incluyen caminar templado, la natación, montar bicicleta, tai chi, y cosas por el estilo. Caminatas moderadas, son mucho más sostenibles de por vida que muchas otras actividades, haciéndolas una de las mejores "medicinas" para ambos la prevención y tratamiento de la diabetes tipo 2 y para el mantenimiento de su salud general. También puede mejorar sus entrenamientos agregando intervalos más rápidos ocasionalmente, como elevando temporalmente su velocidad de caminata cada dos cuadras.

Idealmente, las actividades que escoja deben ser las que le permitan mover su cuerpo entero sobre la mayor distancia posible para elevar al máximo su gasto de energía, especialmente si su peso es un problema continuo. Sin embargo, aunque caminar y correr entran en esta categoría de actividades, la mayoría de los adultos con sobrepeso encontrarán que trotar y correr son demasiado difíciles o simplemente no son agradables. Como alternativa, puede engañarse a caminar más, incorporándolo en otras actividades—como caminar más lejos de lo que necesita cuando vaya de compras. Caminar puede ser la puerta al ejercicio más vigoroso (no necesariamente a correr) y puede aumentar aún más sus beneficios generales de salud. Como un incentivo, su confianza en sí mismo puede mejorar una vez que comienza un programa de caminata, que puede llevarlo a comenzar actividades físicas adicionales en su vida. Quizás quiera intentar el baile de salón, montar en bicicleta, clases de aeróbicos de bajo-impacto, u otras formas de ejercicio aeróbico.

Entrenamiento de Resistencia

El entrenamiento de fuerza o resistencia son imperativos para mantener la cantidad de músculo que usted tiene actualmente, para tener más, y para prevenir la pérdida de músculo y fuerza al envejecer. El entrenamiento de resistencia es igualmente importante que—y posiblemente aún más que—el ejercicio aeróbico para el control de la diabetes. Tal entrenamiento puede aumentar la sensibilidad de la insulina en su cuerpo, reducir su riesgo para la debilidad de sus huesos y pérdida de masa muscular con el envejecimiento. La recomendación actual es de entrenar 2 a 3 días no consecutivos a la semana e incluir todos los grupos mayores de músculo de su cuerpo. Algunos ejemplos de ejercicios de fuerza son los bíceps, tríceps, prensas, prensa de banco, prensa de pierna, pantorrillas, y abdominales.

Si es principiante en la resistencia, puede empezar con pesas más ligeras, bandas flexibles de resistencia, o con los artículos que usted encuentre en su casa (como botellas de agua o latas de sopa) para completar uno a dos conjuntos de 12 a 15 repeticiones ("reps") en cada ejercicio. Cuando dos a tres conjuntos de 15 repeticiones sean fáciles para usted, haga sus entrenamientos progresivos agregando un poco de peso o resistencia a cada ejercicio y baje el número de repeticiones a 12. ¡Si todo lo que puede agregar en su horario es un conjunto una vez a la semana, no se desespere—usted experimentará algunas ganancias de fuerza!

Cuando ha completado esta etapa elemental de su programa de peso por 6 a 8 semanas, debe poder manejar pesas más pesadas y hacer menos repeticiones por conjunto. Parece mucho menos importante centrarse sin embargo en cuánto peso levanta que asegurarse en que levanta algo de peso. Por ejemplo, un estudio en mujeres después de la menopausia mostró que el peso mayor (pesas pesadas, pocas repeticiones) y las repeticiones mayores (pesas más ligeras, más repeticiones) el entrenamiento de resistencia fue efectivo en el aumento de la fuerza y el tamaño muscular, indicando que el entrenamiento aún fácil de resistencia es beneficioso para mujeres mayores. Igualmente, la resistencia y fuerza muscular mejoraron similarmente en adultos mayores que hacen sólo un conjunto de doce ejercicios de resistencia en 50% de su repetición al máximo (la cantidad máxima que ellos pueden levantar a la vez) por 13 repeticiones u 80% por 8 repeticiones, lo cual hicieron tres veces por semana por 6 meses.

Puede escoger cualquier régimen de entrenamiento de resistencia y tener resultados semejantes. Para variar, puede decidir tener días fáciles donde hace más repeticiones con pesas más ligeras y días difíciles que levante pesas más pesadas menos veces, dependiendo que tan motivado se sienta. Los únicos principios del entrenamiento de resistencia que debe seguir son de trabajar una área particular de su cuerpo (por ejemplo, el área superior) no más frecuentemente que cada dos días; igualmente entrenar músculos con acciones opuestas en una coyuntura, como los músculos de sus bíceps y tríceps del brazo superior o los músculos de sus cuádriceps y muslos; y respirar suavemente hacia adentro y afuera al levantar (no detener su respiración).

Entrenamiento de Flexibilidad

Trabajar en su flexibilidad también ayuda a prevenir heridas y es doblemente importante para toda persona con diabetes. Todos somos menos flexibles con el tiempo; alguna pérdida de la flexibilidad es de esperarse. Sin embargo, el mal control de la diabetes puede acelerar por sí mismo esta pérdida de flexibilidad causando que la glucosa se una a las estructuras de las coyunturas (colágeno y cosas por el estilo), haciéndolas más quebradizas y menos flexibles. La pérdida de flexibilidad lleva a un rango reducido de movimiento para sus coyunturas, una elevada probabilidad de heridas ortopédicas y un riesgo mayor de desarrollar problemas relacionados con coyunturas a menudo asociados con la diabetes, tal como "hombro congelado" de diabético, tendonitis, dedos deformes, el síndrome del túnel carpiano, y otros.

Se recomienda que trabaje en su flexibilidad un mínimo de 2 a 3 días a la semana, pero recomiendo estirarse antes de y/o después de cualquier sesión de ejercicio o cualquier otro momento en que sus músculos comiencen a esforzarse. No parece importar cuando se estire, siempre y cuando lo haga, pero usualmente es más fácil hacerlo una vez que usted ha hecho un poco de calentamiento. También incluya ejercicios de estiramiento un mínimo de 2 días por semana para aumentar ganancias de fuerza y minimizar la pérdida de flexibilidad a causa del envejecimiento y acelerado por la diabetes.

Riesgos y Precauciones Asociadas Con el Ejercicio

Por supuesto, aunque los beneficios sean inmensos, la actividad física no es completamente libre de riesgo. Ambos regímenes de la diabetes y alguna posible complicación pueden disminuir su capacidad de hacer ejercicio segura y óptimamente. Para obtener el mayor beneficio de sus actividades físicas, es importante conocer los riesgos y precauciones y para tomar los pasos necesarios para minimizarlos.

Hipoglucemia (azúcar baja)

El riesgo más grande asociado con el ejercicio es la posibilidad de desarrollar hipoglucemia, usualmente definida como un nivel de glucosa menor de 65 mg/dl. Como sabe, la insulina causa que los músculos y células de grasa tomen glucosa en la sangre. Sin embargo, las contracciones del músculo por si solas aumentan la recepción de glucosa por un mecanismo separado sin insulina. Cuando hace ejercicio, los músculos toman glucosa debido a las contracciones y a la insulina que circula en la sangre.

Los síntomas de hipoglucemia son variados pero incluyen ponerse tembloroso, fatiga repentina, irritabilidad, confusión mental, la incapacidad para hacer matemáticas sencillas, ritmo del corazón elevado, sudar, mareo, mala coordinación física, y visiones. Si experimenta hipoglucemia, trátelo inmediatamente con pequeñas cantidades (5 a 10 gramos) de carbohidratos fáciles de absorber, como tabletas de glucosa, dulces duros, refrescos regulares (4 onzas), o bebidas de deporte (8 onzas). Descanse 5 a 10 minutos antes de reexaminar su nivel de glucosa. Consuma la misma cantidad de carbohidrato otra vez sólo si sus síntomas no han empezado a resolverse. No se sobrepase comiendo demasiado, o acabará por tratar un nivel alto de glucosa en lugar de uno bajo.

Su estado de entrenamiento es importante en predecir exactamente su respuesta del azúcar a una actividad y reducir su riesgo de desarrollar hipoglucemia. Estar mejor entrenado aumenta la proporción de grasa que usa su cuerpo para semejante intensidad baja o moderada de actividad realizada después de entrenar. Utilizar una proporción más grande de grasa le ahorra ambos su glicógeno de músculo y su glucosa y le permite controlar más fácilmente su nivel de glucosa durante actividades físicas. Probablemente se dará cuenta que su nivel de glucosa baja menos cuando hace las mismas actividades después de entrenar por varias semanas.

El Uso de insulina y el Riesgo de Hipoglucemia

Si normalmente toma insulina (sea que tenga diabetes tipo 1 o tipo 2), cualquier tipo de insulina que se haya inyectado con una jeringa, con una bomba de insulina, puede elevar su nivel de insulina en la sangre y aumentar su riesgo de glucosa baja durante o después de una actividad. Para la mayoría de personas con diabetes tipo 2 que no utilizan insulina, este riesgo es mínimo. Para usuarios de insulina, el riesgo es mucho más alto, y tendrán o bien que comer extra carbohidratos, reducir sus dosis de insulina antes del ejercicio, o ambos para compensar y prevenir bajas. Generalmente, cuando no más que los niveles básicos de insulina circulan en su cuerpo durante el ejercicio, su respuesta fisiológica será más normal, más similar que de alguien que no tiene diabetes. Si hace ejercicio cuando sus niveles de insulina están al máximo o más altos, tendrá un riesgo mayor de hipoglucemia.

Medicamentos Diabéticos Orales y el Riesgo de Hipoglucemia

El uso de ciertos medicamentos diabéticos orales también puede aumentar su riesgo de hipoglucemia asociado con el ejercicio. Algunas de las sulfonylureas aumentan su riesgo de desarrollar hipoglucemia. Por ejemplo Diabinese (chlorpropamide) y Orinase (tolbutamide) causan la liberación de insulina del páncreas y reducen en parte la resistencia a la insulina, pero tienen típicamente una duración más larga (hasta 72 horas), y por lo tanto pueden causar potencialmente que sus niveles de glucosa bajen demasiado durante y/o después del ejercicio. Amaryl (glimepiride), DiaBeta (glyburide), Micronase (glyburide), y Glucotrol (glipizide) generalmente no duran tanto y tienen un riesgo menor; de éstos, DiaBeta y Micronase tienen el mayor riesgo debido a su duración ligeramente mayor (24 horas comparadas con 12 a 16 horas de los otros). Tendrá que monitorear su glucosa con frecuencia al hacer ejercicio si toma sulfonylureas que se quedan en su sistema más tiempo y, cuando hace ejercicio regularmente, puede necesitar hablar con su médico sobre sus dosis de estas medicinas si experimenta hipoglucemia con frecuencia durante o después del ejercicio.

Otras medicinas usualmente tienen menos efecto en el ejercicio. Sensibilizadores de insulina, como Avandia (rosiglitazona) y Actos (pioglitazona) afectan principalmente la acción de insulina al descansar, así que el riesgo que estas medicinas causen hipoglucemia durante el ejercicio es casi inexistente. Asimismo, Glucophage (metformina) no es probable a causar bajas debido al ejercicio. Prandin (repaglinide) o Starlix (nateglinide) sólo aumentan potencialmente su riesgo de un nivel bajo de glucosa si son tomadas inmediatamente antes del ejercicio prolongado ya que aumentan los niveles de insulina sólo temporalmente cuando se toman con las comidas. Por último, las medicinas que hacen más lenta la absorción de carbohidratos (Precose [acarbose] y Glyset [miglitol]) no afectarían directamente su glucosa debido al ejercicio, pero podrían demorar ligeramente su tratamiento de glucosa baja, como puede hacerlo cualquiera de los nuevos medicamentos inyectables, Symlin (pramlintide) y Byetta (exenatide). Si planea hacer ejercicio, le convendría no tomar cualquiera de estas últimas medicinas dentro de 2 horas de cuando comenzará su actividad, en caso que deba tratar una glucosa baja.

Hiperglucemia (azúcar alta)

Técnicamente, cualquier nivel de glucosa por encima de 125 mg/dl califica como hiperglucemia, pero sus respuestas al ejercicio probablemente serán normales hasta que su nivel de glucosa sea dos veces mayor o más alto, o por encima de 250 mg/dl. Aunque muy raro en la diabetes tipo 2, ketosis (acidosis detectada por acetonas en la sangre y la orina) puede desarrollarse en personas con producción limitada o no producción de insulina. Si ocurre, no debe hacer ejercicio hasta que se deshaga de las acetonas, ya que indican que su cuerpo está deficiente de insulina, lo cual probablemente cause que su nivel de glucosa suba aún más si hace ejercicio. Si está hiperglucémico (con azúcar alta) justo después de comer y se puso una inyección de insulina (quizá una dosis no suficiente alta), su glucosa probablemente bajará durante el ejercicio prolongado porque habrá suficiente insulina en su cuerpo durante la actividad.

Deshidratación

Si hace ejercicio con cualquier elevación en su nivel de glucosa, tenga cuidado en tomar suficiente agua ya que será fácil para que usted se deshidrate. La glucosa elevada puede aumentar su pérdida de agua por medio de orina excesiva, y su riesgo de perder líquidos extra es mayor con la diabetes mal controlada. El ejercicio en si es un compuesto mayor de riesgo por el aumento de sudor (así la pérdida de agua), lo cual puede componer rápidamente un estado de deshidratación. Ya que hacer ejercicio en un clima caliente puede ser peligroso para individuos mayores que no pueden liberar el calor tan efectivamente como adultos más jóvenes, el reemplazo de líquido adecuado y descanso frecuente son necesarios.

Interesantemente, a pesar del énfasis en la hidratación apropiada, parece que es más probable dañarse con la toma excesiva de líquidos que con la deshidratación durante el ejercicio. Si toma demasiado de cualquier cosa durante el ejercicio, aumenta su riesgo de diluir el contenido de sodio de su sangre, causando potencialmente una condición médica conocida como embriaguez de agua y poniéndose en riesgo de ataques, coma, e incluso la muerte. Mientras que la hidratación adecuada antes del ejercicio (tomar 17 onzas de líquido 2 horas antes del ejercicio) es recomendado, para evitar la re hidratación, es más prudente empezar a tomar sólo cuando usted se siente realmente sediento. La única excepción está en personas con diabetes mal controlada, ya que ellos pueden tener un umbral elevado de sed (significa que ellos no sienten sed tan rápidamente, aún cuando están deshidratados). Si eso se aplica en su caso, comience a tomar pequeñas cantidades de agua tan pronto empiece a sudar.

Heridas Ortopédicas y Artritis

Simplemente por tener diabetes, usted ya tiene un alto riesgo de ambas heridas relacionadas a coyunturas y problemas por demasiado uso como tendonitis. Puede, por lo tanto, encontrar que adoptar un ejercicio más moderado como caminar en lugar que uno más vigoroso como correr tiene más sentido, ya que tendrá menos potencial de trauma de coyuntura con el primer tipo de ejercicio. La mejor defensa es de prevenir todas estas heridas con buen control de diabetes, ejercicios de flexibilidad que le ayuden a acentuar y mantener un rango completo de movimiento alrededor de sus coyunturas, y cantidades moderadas de entrenamiento de ejercicio.

La artritis es también más común en personas con diabetes tipo 2 debido al peso extra que la mayor parte llevan. Las coyunturas más bajas de la extremidad (la cadera, rodilla, y el tobillo) son afectadas más a menudo, y, cuando se presenta, la osteoartritis puede limitar severamente su capacidad de hacer ejercicio. Sin embargo, el ejercicio es un medio efectivo para manejar la artritis, aún el tipo reumatoide más severo. Empiece con algunos ejercicios básicos de rango de movimiento para aumentar movilidad en sus coyunturas, y luego cámbiese a un entrenamiento específico de resistencia. Si tiene rodillas o caderas con artritis, caminar puede ser incómodo o doloroso. Su mejor opción es hacer actividades en las que no tenga que sostener su peso, como caminar en una piscina (con o sin un cinturón de flotación alrededor de la cintura), aeróbics acuático, nadar, montar bicicleta inmóvil recostado, ejercicios de la parte superior del cuerpo, entrenamientos aeróbicos sentado, baile en silla, y actividades de resistencia.

Haciendo Ejercicio Con Complicaciones de Diabetes

Finalmente, hay algunos riesgos de ejercicio que pueden surgir si tiene ciertas complicaciones relacionadas a la diabetes. Si ha tenido diabetes durante varios años, es probable que pueda desarrollar algunas complicaciones, especialmente si su control de glucosa no es óptimo. Usted aun puede hacer ejercicio (¡y debe!), pero tendrá que tomar en cuenta cualquier problema de salud para hacer ejercicio tan segura y efectivamente como le sea posible.

Neuropatía Periférica y la Enfermedad Arterial Periférica

Si ha perdido parte de la sensación en los pies debido al daño de nervios (neuropatía), considere cambiar a actividades como la natación o montar bicicleta inmóvil para minimizar el posible trauma a sus pies. Al contrario, si experimenta dolor en la parte baja de sus piernas al moverse, un síntoma de enfermedad arterial periférica, caminar puede ser realmente bueno para usted. Un estudio reciente mostró que personas pueden experimentar un síntoma de alivio y menor deterioro en su capacidad de caminar cuando caminan por lo menos 3 días por semana, ya sea en un programa de ejercicio supervisados o solos. En cualquier caso, para proteger sus pies, escoja zapatos atléticos con gel de sílica o de aire en la suela mediana (la sección mediana del zapato que proporciona la mayor estabilidad y absorción del golpe), así como calcetines de poliéster o algodón-poliéster para prevenir la formación de ampollas y para mantener los pies secos durante actividades físicas. Usted u otra persona (si usted no puede) debe revisar sus pies diario por señales de trauma y tratarlos agresivamente.

La Neuropatía Autonómica

Si tiene daño al sistema nervioso central conocido como neuropatía autonómica, esta complicación lo puede hacer más difícil para que usted cambie su posición del cuerpo sin experimentar un mareo o desmayarse. Es también más probable a agitarse y deshidratarse. Si esto afecta su capacidad para digerir (conocido como gastroparesia), cualquier carbohidrato que coma puede ser más lentamente absorbido, y la hipoglucemia durante el ejercicio puede llegar a ser más severa como resultado. Puede causar un ritmo del corazón elevado al descansar, pero un ritmo del corazón más bajo de lo normal durante el ejercicio. Así que evite hacer cambios rápidos de movimiento que pueden tener como resultado desmayarse y dedique más tiempo al calentamiento y para enfriarse. Tome líquidos extras, evite estar continuamente activo por períodos largos en climas más calientes, y coma comidas y bocadillos más pequeños antes del ejercicio. Por último, monitoree su ejercicio por otros medios aparte del ritmo de su corazón.

Enfermedad del Ojo del Diabético

Mientras que el ejercicio por sí solo no ha sido mostrado que acelera la enfermedad proliferativa de ojo del diabético (retinopatía), ciertas precauciones pueden ser necesarias para prevenir hemorragias intraoculares (internas del ojo) o lágrimas retinares. Si su enfermedad de ojo es sólo mediana o moderada sin sangrado activo, debe evitar actividades que aumenten dramáticamente la presión sanguínea dentro de los ojos, tales como levantar pesas pesadas o actividades en las que su cabeza está más baja que su corazón. Si su retinopatía es de moderada a severa, evite saltar, sacudirse, o actividades en las que tenga que contener la respiración ya que aumentan la presión dentro de los ojos y pueden causar más sangrado y aumentar su riesgo de ceguera, lágrimas retinares, o separación retinar. Si tiene una hemorragia retinar activa o nota cambios repentinos, dramáticos en su vista, pare cualquier actividad que esté haciendo inmediatamente y platique con su oftalmólogo antes de reasumir su ejercicio.

Enfermedad del Riñón

El ejercicio intenso o prolongado no sería recomendado usualmente para usted si tiene enfermedad renal severa, pero sólo porque su capacidad de hacer ejercicio es probable que sea limitada. El ejercicio ligero o moderado está bien, incluso pacientes que requieren diálisis pueden hacer ejercicio sin efectos adversos. Si está en diálisis, el ejercicio no sería aconsejado solo si los niveles de ciertas sustancias en su sangre (hematocrito, calcio, o potasio) se desequilibran a consecuencia de los tratamientos.

Enfermedad Cardiovascular

Si se le ha diagnosticado enfermedad del corazón, aun puede participar en la mayoría de las formas de ejercicio. De hecho, el entrenamiento de resistencia ahora es recomendado para todos (además de actividades aeróbicas), incluso para personas que han tenido un ataque al corazón o infarto. Sepa que un ataque al corazón puede tener síntomas aparte de dolor en el pecho, como dolor que irradia hacia abajo en un brazo u hombro o su cuello o que siente acidez aguda. Si experimenta algún dolor inusual u otros síntomas durante o después del ejercicio, hable con su médico tan pronto como sea posible. La diabetes también puede causar que experimente isquemia silenciosa, una reducción en el flujo sanguíneo al músculo del corazón por los vasos coronarios sanguíneos la cual no es dolorosa y libre de síntomas. Si experimenta un cambio repentino e inexplicable en su capacidad de hacer ejercicio, sin otros síntomas, inmediatamente pare de hacer ejercicio y consulte a su médico tan pronto como pueda para excluir isquemia silenciosa.

Cuando tenga duda, siga las pautas de ejercicio publicadas por la Asociación Americana de la Diabetes respecto al ejercicio con complicaciones de diabetes (**Tabla 5-2**). Siempre incluya períodos apropiados de calentamiento y enfriamiento (3 a 5 minutos de una actividad de menor intensidad antes y después de su sesión de ejercicio) para aliviar la transición cardiovascular y minimizar sus riesgos.

Tabla 5-2

Precauciones al Hacer Ejercicio Con Diabetes y/o Sus Complicaciones

- Tenga un medidor de glucosa accesible para revisar su nivel de glucosa antes, posiblemente durante, y/o después del ejercicio, o si tiene cualquier síntoma de glucosa baja
- Atienda inmediatamente cualquier hipoglucemia durante o después del ejercicio con carbohidratos de absorción rápida como tabletas de glucosa o sodas regulares
- Informe a sus compañeros de ejercicio de su diabetes, y muéstreles cómo darle glucosa u otro carbohidrato en caso que necesite ayuda
- Manténgase adecuadamente hidratado tomando frecuentemente pequeñas cantidades de agua fría
- Consulte con su médico antes de hacer ejercicio con cualquiera de las siguientes condiciones:
  - Retinopatía proliferativa o hemorragia retinar (enfermedad del ojo de diabético)
  - Neuropatía (daño del nervio), o periférico o autonómico
  - Heridas del pie (incluyendo úlceras)
  - Presión alta
  - Enfermedad o infección graves
- Busque atención médica inmediata para el dolor de pecho o cualquier dolor que irradia abajo del brazo, la mandíbula, o el cuello y para la indigestión grave, cualquiera de ellos pueden indicar falta de sangre al corazón y un posible ataque al corazón
- Si tiene la presión alta, evite actividades que causen que su presión suba dramáticamente, como el entrenamiento con pesas pesadas, ejercicios con la cabeza hacia abajo, y actividades que requieran sostener la respiración
- Use calzado apropiado, y revise sus pies diariamente por señales de trauma, como ampollas, rojez, u otra irritación
- Inmediatamente pare de hacer ejercicio si experimenta sangrado en los ojos causados por retinopatía activa proliferativa
- Use una pulsera o collar "Medic Alert" con el nombre de su médico e información para comunicarse con él

Preocupaciones Especiales de Ejercicio para Usuarios de Insulina

Una vez que aprende cómo su cuerpo responde a diferentes tipos de ejercicio y qué tipo de cambios de régimen necesita (particularmente si toma insulina), puede controlar efectivamente su glucosa. Muchos usuarios de insulina (con ambos diabetes tipo 1 y tipo 2) emplean una combinación de insulina de actuación corta y larga (variando por el tiempo para alcanzar la máxima acción y duración total) suministradas 1 a 4 (o más) veces diariamente. Otros reciben una infusión continua de insulina por una bomba de insulina, que suministra cantidades básicas auto programadas de insulina y bolos para el alimento a través de un catéter subcutáneo. El régimen de insulina que usted utiliza, junto con el tipo, duración, la intensidad, y tiempo de ejercicio, determinará qué cambios necesita para mantener control de su glucosa.

Cuando sólo niveles mínimos de insulina están circulando durante el ejercicio, sus respuestas metabólicas del cuerpo estarán más cerca a lo normal. Si elige hacer ejercicio durante las horas de máxima demanda de insulina inyectada experimentará un riesgo mayor de hipoglucemia a menos que reduzca sus dosis de insulina o consuma carbohidratos extras. Por ejemplo, si normalmente utiliza NPH (isophane), una insulina de actuación intermedia, en el desayuno, alcanzará su máximo alrededor del mediodía para cubrir su almuerzo y en la tarde. Por contraste, Lantus (glargine) y Levemir (detemir) están diseñadas para durar 12 a 24 horas y proporcionar cobertura de insulina básica, haciendo necesaria una dosis separada de insulina de actuación corta (como Humalog [lispro], Novolog [aspart], o Apidra [glulisine]) para proporcionar suficiente insulina para el almuerzo. Si utiliza NPH, es mucho más probable a experimentar hipoglucemia durante el ejercicio tarde en la mañana (si no hace ajustes para ello) comparado con usuarios de Lantus o Levemir en quienes la insulina de actuación rápida ha alcanzado el máximo y se ha disminuido en más o menos 2 horas, antes del ejercicio previo a la comida. Alternamente, si utiliza una bomba de insulina, puede disminuir su riesgo de bajas desconectándose su bomba o reduciendo la cantidad de insulina básica programada antes, durante, y/o después de la actividad física.

Multitud de otras variables que afectan la acción de insulina pueden confundir su respuesta de glucemia al ejercicio también. Por ejemplo el ejercicio antes del desayuno es menos probable de hacer que su glucosa baje que la misma actividad más tarde en el día (aún poco después del desayuno) porque por la mañana antes de comer, su cuerpo tiene niveles más altos de hormonas que lo hacen más resistente a la insulina. Por lo tanto, el ejercicio temprano generalmente requiere menos cambios en su régimen de diabético. Hacer ejercicio tarde en el día puede causar que desarrolle hipoglucemia durante su sueño, pero puede hacerse sin peligro si toma las precauciones apropiadas (por ejemplo, comiendo un bocadillo a la hora de acostarse y/o reduciendo su dosis de insulina a la hora de acostarse).

Además, su respuesta a la glucosa puede ser alterada por el tipo, intensidad, y duración de la actividad; su nivel de glucosa al inicio, cuando comió por última vez o tomó insulina (y la cantidad), si la actividad es nueva o inusual, si hizo ejercicio recientemente, y otros factores que experimente y los aciertos y errores le pueden ayudar a entender dichas respuestas a la glucosa. Tenga presente que durante actividades prolongadas de alta intensidad, como correr moderado (o más rápido), el carbohidrato es casi exclusivamente el combustible de elección para los músculos, y el agotamiento de ambos glicógeno de músculo y glucosa son inevitables si hace ejercicio a ese nivel por mucho tiempo. Para periodos de duración más cortos y actividades más intensas, la suplementación de carbohidrato puede funcionar efectivamente para el control de azúcar, pero para sesiones más prolongadas de ejercicio, probablemente necesite reducir sus dosis de insulina también.

Si consume algún carbohidrato dentro de 30 minutos después de ejercicio exhaustivo, sus músculos restauran su glicógeno de músculo más rápidamente, y será menos probable de experimentar hipoglucemia después de lo cual puede ocurrir hasta 24 horas después del ejercicio. Su sensibilidad a la insulina generalmente se eleva inmediatamente después de un entrenamiento, y durante ese tiempo, no necesita mucha insulina para tomar glucosa en sus músculos para el reemplazo de glicógeno. El buen control de la glucosa durante este período es esencial, para el reemplazo óptimo de glicógeno.

Para aprender la respuesta particular de su cuerpo a situaciones diferentes de ejercicio, deberá experimentar algunas circunstancias distintas para encontrar la mejor manera de manejar su diabetes en cada caso, y usted deberá revisar su nivel de glucosa con más frecuencia hasta que pueda establecer una pauta en sus niveles de azúcar. Conforme practique y mejore en cada actividad su cuerpo cambiará el uso de glucosa y probablemente tenga como resultado menos bajas en su glucosa que antes que entrenara. Para guías adicionales de ejercicio y consejo sobre el cambio de régimen, por favor consulte mi libro, *The Diabetic Athlete: Prescriptions for Exercise and Sports* (Human Kinetics publishers, 2001). Cubre los cambios del régimen para personas con diabetes y da ejemplos reales para atleta en más de 85 actividades físicas y deportes recreativos.

Manteniendo el Ejercicio de por Vida

La inspiración para hacer un cambio en su rutina diaria puede darse de muchas formas. Si la motivación es su mayor problema, haga un juego de contar sus pasos diarios. Instruir a mujeres sedentarias y con sobrepeso a caminar 10,000 pasos por día (monitoreadas con un pasó metro, o contador de pasos) es más efectivo para aumentar su ejercicio diario que pedirles que caminen 30 minutos la mayoría de los días de la semana. Contar sus pasos lo deben ayudar a ser más consciente de cuán activo es (o no es) y le recordará de agregar más pasos y movimiento siempre y dondequiera que pueda.

Muchas personas también se quejan siempre de estar cansados del ejercicio. Lo que quizá no sabe, es que la falta de ejercicio es más responsable de hacerle sentirse cansado. Aún individuos que normalmente son activos y toman semanas de descanso en sus actividades usuales comienzan a sentirse más lentos, cansados, y sin motivación para hacer ejercicio. Lo mejor que puede hacer es empezar a moverse más, y es muy probable que comience a sentirse con más energía y motivado para seguir haciendo ejercicio.

Si aún necesita más motivación para continuar, trate cualquiera de lo siguiente: Escriba sus actividades más estructuradas en su calendario, mida su progreso, y recompénsese por cumplir sus objetivos; busque amigos para hacer ejercicio y hagan del ejercicio una diversión; busque maneras de distraerse durante sus ejercicios para hacer que el tiempo pase más rápidamente; y mantenga sus actividades físicas prácticas, agradables, y variadas para prevenir excusas para evitar hacerlas. Lo que es más importante, no empiece con algo demasiado difícil, o terminará por dejar de hacerlo o lastimándose. Si se cae del vagón de ejercicio, súbase tan pronto como pueda, pero comience lentamente.

Conclusiones

Indudablemente, el ejercicio trae ciertos riesgos y retos para individuos diabéticos, como el riesgo de hipoglucemia inducida por el ejercicio. Sin embargo, la actividad física es una parte esencial para tomar control de su diabetes, sea que es un principiante o un atleta élite. Cualquier persona con diabetes puede seguir algunas estrategias básicas de ejercicio para controlar bien los niveles de glucosa y para hacer ejercicio sin peligro y efectivamente. Tenga presente que no tiene que ser un fanático del ejercicio para cosechar los beneficios de mayor actividad física. Con solo agregar un poco de actividad a su rutina diaria puede tener mayores beneficios de salud. Los expertos sugieren que aún 15 a 30 minutos de caminata cada día son suficientes para obtener beneficios substanciales de salud. Levántese y muévase en todos los aspectos posibles cada día. Si ya hace ejercicio regularmente, probablemente esté cosechando beneficios máximos de salud de sus actividades y debe continuar haciéndolo para permanecer activo.

Para más información sobre cómo ser y permanecer más físicamente activo y cómo vivir bien con diabetes, lea por favor *The 7 Step Diabetes Fitness Plan: Living and Being Fit with Diabetes, No Matter Your Weight* (Marlowe & Company, 2005). Si es ya un entusiasta de ejercicio, y especialmente si usa insulina, consulte *The Diabetic Athlete: Prescriptions for Exercise and Sports* (Human Kinetics Publishers, 2001) para cambios de régimen y ejemplos de atletas en más de 85 deportes y actividades físicas recreativas. Para inspiración adicional sobre cómo vivir una vida larga y bien con diabetes—y cómo la actividad física es clave—revise nuestro nuevo libro, *50 Secrets of the Longest Living People with Diabetes* (Marlowe & Company, 2007) escrito por su servidora y por el Dr. Edelman. Por encima de todo, simplemente levántese y muévase para asegurar su buena salud para el resto de su vida.

6

Medicamentos Orales para la Diabetes Tipo 2

Nuevas Hormonas de Incretina y Combinación de Terapia

Introducción

Hasta 1994, sólo había un tipo de medicina oral para personas con diabetes tipo 2: las sulfonilureas (SFUs). Esto significa que las personas con diabetes tipo 2 tenían la opción de SFUs o la insulina, o ambos, para controlar sus niveles de glucosa. Las sulfonilureas pierden su eficacia con el tiempo, y ya que nadie quiere tomar inyecciones y era más fácil para los médicos recetar pastillas en vez de un régimen de insulina, muchas personas con diabetes tipo 2 vivían con mal control de glucosa por muchos años. Comúnmente, sólo cuando el nivel de glucosa estaba muy alto, en el rango de 300 a 400 mg/dl, la terapia de insulina se iniciaba para bajar lo tóxico y los niveles de glucosa dañinos. Con las nuevas medicinas orales, esta situación mejora gradualmente. Mejora sólo gradualmente porque algunos médicos no saben de los avances en esta área, y el público tampoco lo sabe, es por eso que la educación y el auto-apoyo a los pacientes son tan importantes. Lo importante es que si tiene diabetes tipo 2 o conoce alguien con diabetes tipo 2, debe saber qué nuevos avances terapéuticos han sido realizados y están disponibles en este momento. Si piensa que cualquiera de las medicinas sobre las que lee en este capítulo puede ser buena para usted, por favor háblelo con su médico.

¡Ahora tenemos muchas elecciones! Desde 1994, varios nuevos tipos de medicinas orales para personas con diabetes tipo 2 están disponibles, y muchas otras bajo desarrollo. Estos nuevos agentes orales se pueden dar juntos y/o con insulina para controlar más efectivamente el nivel de glucosa durante el día. Ya que muchos de estos nuevos agentes orales no han estado en el mercado por un periodo de tiempo prolongado, es de suprema importancia que usted se informe sobre ellos y averigüe si uno o más de ellos serían útiles para usted. Las medicinas orales generalmente no son consideradas para personas con diabetes tipo 1 ni para mujeres que están embarazadas y/o lactando.

Agentes Orales Para la Diabetes Tipo 2

Ahora hay seis clases o tipos de medicinas orales para personas con diabetes tipo 2:

1. Sulfonilureas (secretagogas de insulina)—estimulan la producción pancreática de insulina
2. Secretagogas de insulina no sulfonilurea—iguales que las SFUs
3. Biguanidas—apagan la producción excesiva de glucosa por el hígado
4. Los inhibidores de la absorción de carbohidrato—retrasan la absorción de carbohidrato en el intestino
5. Sensibilizadores de insulina (nombre químico: tiazolidinedionas)—aumentan la sensibilidad del cuerpo a la acción de la insulina
6. Inhibidores DPP-4 o mejoradores de incretina—aumentan la acción de incretinas (explicados con detalle después en este capítulo)

Como aprenderá, estos seis tipos de medicinas de diabetes funcionan de maneras diferentes y muchos pueden ser utilizados en combinación para alcanzar el control de glucosa deseable. De hecho, muchos de ellos ahora vienen en una pastilla de combinación, la cual será discutida.

Sulfonilureas (Secretagogas de Insulina)

Las sulfonilureas, o SFUs, han existido durante mucho tiempo. Por décadas, éstas eran las únicas medicinas orales disponibles para personas con diabetes tipo 2. Fueron los caballos de carga de los 70s, 80s, y parte de los 90s. Hay muchas SFUs diferentes en el mercado ahora, y todas funcionan principalmente estimulando el páncreas a secretar más insulina. Como se discutió en el Capítulo 1, la diabetes tipo 2 es una condición en la que la insulina secretada del páncreas no funciona bien (resistencia a la insulina). Sin embargo, si el nivel de insulina en la sangre se eleva suficiente por tomar SFUs, los niveles de glucosa eventualmente comenzarán a bajar. Las distintas SFUs en el mercado están listadas en la **Tabla 6-1** junto con el rango de dosis recomendado, incluyendo con qué frecuencia se deben revisar por día (dependiendo de la duración de la acción). La única SFU que requiere cuidado extra, especialmente si es de edad avanzada, es Diabinese (chlorpropamide), porque tiende a permanecer en su sistema hasta 3 días aún después que ha sido descontinuada. Si se enferma y no puede comer, tendrá la tendencia a tener glucosa baja por un espacio de tiempo prolongado a pesar de parar la medicina.

Las SFUs son efectivas para bajar los niveles de glucosa y generalmente son bien toleradas por las personas con diabetes. Sin embargo,

Tabla 6-1

Información para Recetar Sulfonilureas

Nombre Genérico	Nombre Comercial	Dosis Diaria Rango (mg)	Frecuencia Recomendada
Sulfonilureas Viejas			
Acetohexamide	Dymelor	250 a 3000	Dos veces al día
Chlorpropamide	Diabinese	100 a 800	Una o dos veces
Tolazamide	Tolinase	100 a 1000	Una o dos veces
Tolbutamide	Orinase	500 a 3000	Una a tres veces
Sulfonilureas más nuevas			
Glipizide	Glucotrol	2.5 a 40	Una o dos veces
Glipizide (liberación extendida)	Glucotrol XL	5 a 20	Una vez
Glyburide	DiaBeta	1.25 a 20	Una o dos veces
	Glynase PresTab	0.75 a 12	Una o dos veces
	Micronase	1.25 a 20	Una o dos veces
Glimepiride	Amaryl	1 a 8	Una vez

tienen algunas insuficiencias, pero éstas son más comunes en las SFUs viejas (**Tabla 6-2**). Uno de los principales problemas con las SFUs es que pierden la eficacia con el tiempo, en promedio después de aproximadamente 5 años de uso; la respuesta es diferente de individuo a individuo. Los resultados del tan esperado ADOPT (*A Diabetes Outcome Progression Trial* - Un Ensayo de Progresión del Resultado de la Diabetes) publicado en 2007 demuestra claramente que las SFUs fallan para mantener el control con el tiempo comparado con otras medicinas orales (**Figura 6-1**). Algunos investiga-

Tabla 6-2

Beneficios y Deficiencias de las Sulfonilureas

Beneficios

- Efectivas para bajar los niveles de glucosa (al menos inicialmente)
- Bien toleradas por personas con diabetes (pocos efectos secundarios)

Desventajas

- Pierden efectividad con el tiempo, requiriendo combinación de terapia con otras pastillas, incretinas, y/o insulina
- Aumento de peso (normalmente algunas libras) después que empieza a tomar la sulfonilurea
- Hipoglucemia, especialmente con ejercicio estrenuo o con pasarse una comida

Figura 6-1

ADOPT: Primer Estudio en Fracasar

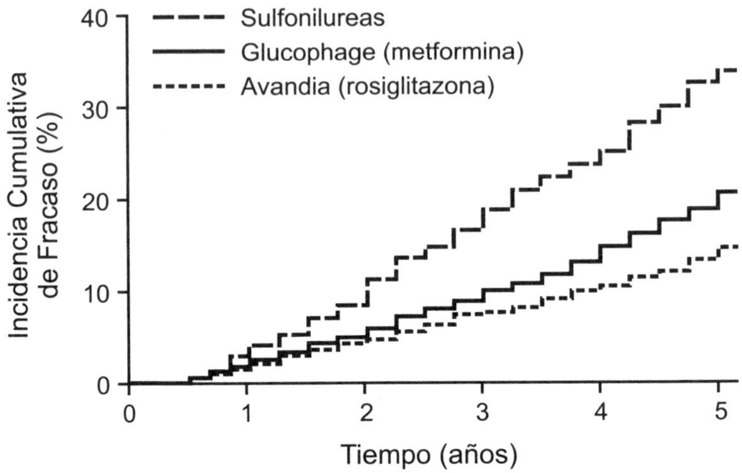

Fracaso se define cuando la glucosa en la mañana está consistentemente por encima de 180 mg/dL. Avandia tuvo un grado de fracaso mucho más bajo comparado con las sulfonilureas así como con Glucophage.

Investigadores de DREAM. *Lanceta*. 2006;368:1096-1105.

dores creen que es porque las SFUs hacen que el páncreas trabaje de más continuamente finalmente agotándolo y reduciendo su capacidad de secreción de insulina con el tiempo. Si el páncreas se agota, no puede secretar más insulina, y su sistema no responderá a las SFUs más. A consecuencia la glucosa está fuera de control. Cuando los niveles de glucosa de una persona se empiezan a elevar mientras es tratada con una SFU, generalmente es necesario agregar otra medicina oral o iniciar terapia de insulina para controlar la diabetes.

Una segunda insuficiencia es que las SFUs comúnmente causan el aumento de 5 a 10 libras de peso, probablemente a causa de la manera en que funcionan. Cuando los niveles de insulina se elevan, o debido a secretagogas de insulina o inyecciones de insulina, el peso también tiende a subir.

Una tercera insuficiencia es que las SFUs pueden causar glucosa baja (hipoglucemia), especialmente después de ejercicio arduo, si se pasa una comida, o si adelgaza. Debe recordar que la hipoglucemia no es un problema severo en la mayoría de casos y normalmente es reconocida de inmediato y fácilmente tratada. Si es una persona cuya diabetes ha sido diagnosticada recientemente (hace solo algunos años) o si sus niveles de glucosa son casi normales, usted quizás esté en un riesgo más alto para la hipoglucemia tomando SFUs que alguien que ha tenido diabetes por más tiempo con mal control. La hipoglucemia es analizada en el Capítulo 11; sin embargo, los principales síntomas de hipoglucemia son temblar, sudar, palpitaciones (sentir su corazón palpitar en el área del pecho), y confusión. Si piensa que su glucosa está demasiado baja, debe tomar o comer algo dulce, como 4 a 8 onzas de jugo de frutas, soda regular, cuatro a seis *Lifesavers*, o una de las muchas formas de Tabletas de glucosa de venta en farmacias. Siempre debe llevar algo dulce, como 3 a 4 tabletas de glucosa, y mantener artículos semejantes en su coche y en el trabajo o la escuela. También puede ser importante decirle a los miembros de su familia y compañeros de trabajo que le ayuden (de ser necesario) durante un episodio de glucosa baja.

También es importante revisar su nivel de glucosa antes de tratarse con azúcar para asegurarse de que sus síntomas son de hecho debido a hipoglucemia. Esto le ayuda a usted y su médico a ajustar apropiadamente su medicina. Debe llamar a su médico si tiene reacciones de glucosa baja con frecuencia, especialmente si sucede sin una explicación, como pasarse una comida o actividad ardua.

No-Sulfonilurea Secretagogas de Insulina

Prandin (repaglinide) y Starlix (nateglinide) funcionan de manera semejante a las sulfonilureas; estimulando el páncreas a secretar más insulina. La diferencia es que funcionan más rápido que las SFUs y se deben tomar antes de cada comida. Prandin y Starlix tienen una estructura química completamente diferente a las SFUs y han sido clasificadas como secretagogas de insulina no-SFU. La palabra secretagoga es utilizada porque explica cómo las SFUs, Prandin, y Starlix funcionan estimulando el páncreas a secretar insulina. Debido a que Prandin y Starlix causan chorros rápidos de secreción de insulina cuando son tomadas, puede ser útil para personas con hábitos irregulares de comida (tómela sólo cuando come). Porque tanto Prandin como Starlix causan una elevación de los niveles de insulina, los cuales pueden causar hipoglucemia y aumento de peso. Estos efectos se minimizan por el hecho que el efecto de estimular la secreción de insulina se termina rápidamente después de la comida. Esta acción tiene como resultado mejores niveles de glucosa después de comer y menos hipoglucemia demorada o bajo nivel de azúcar en la sangre varias horas después de su comida o durante el ejercicio. En general, Prandin y Starlix no deben ser utilizados con otras SFUs, pero pueden ser utilizados sin peligro con otros agentes orales. Vea la **Tabla 6-3** para información de dosis.

Tabla 6-3

Información para Recetar No sulfonilurea Secretagogas de Insulina

Nombre Genérico	Nombre Comercial	Dosis Diaria Rango (mg)	Frecuencia Recomendada
Nateglinide	Starlix	120 a 360	Dos a cuatro veces al día con cada comida
Repaglinide	Prandin	0.5 a 16	Dos a cuatro veces al día con cada comida

Biguanidas

Glucophage (metformina) es el único biguanida en el mercado de EEUU y ha estado disponible desde 1994. Sin embargo, Glucophage ha sido utilizado alrededor del mundo por más de 32 años. Glucophage ahora es recomendado como la primera medicina de elección para personas recientemente diagnosticadas con diabetes tipo 2 a menos que haya una contraindicación a ello. De hecho, también es recomendado inmediatamente después del diagnóstico junto con modificación de estilo de vida.

Glucophage es una medicina efectiva que trabaja principalmente para prevenir que el hígado produzca demasiada glucosa. En el estado normal de la persona no diabética, uno de los trabajos importantes del hígado es de producir suficiente glucosa para mantener el cuerpo en función normal. Sin embargo, en personas con diabetes, el hígado sobre produce glucosa de manera inadecuada, principalmente de noche. Esta sobreproducción de glucosa en la noche lleva a niveles elevados de glucosa, especialmente por la mañana. Esta es una razón por la que Glucophage mejora especialmente el nivel de glucosa en ayunas o antes del desayuno. Glucophage está ahora disponible en una fórmula de liberación prolongada (Glucophage XR) y en combinación con otras medicinas orales (vea la sección posterior en este capítulo sobre combinación de medicinas). Ambas, las píldoras de liberación prolongada y las de combinación hacen su régimen diario de medicinas un poco más fácil y más sencillos (**Tabla 6-4**).

Los beneficios e insuficiencias de Glucophage son listados en la **Tabla 6-5**. Glucophage es efectivo en bajar los niveles de glucosa y ha hecho un gran impacto en este país como la primera medicina oral nueva para la diabetes al estar disponible por más de 40 años después de la introducción de las SFUs en los años cincuenta. Glucophage no estimula el páncreas a secretar insulina, y esto es probablemente por qué no hay aumento de peso ni problemas con hipoglucemia. El aumento

Tabla 6-4

Información para Recetar Biguanidas

Nombre Genérico	Nombre comercial	Dosis Diaria Rango (mg)	Frecuencia Recomendada
Metformina	Fortamet	500 a 2500	Una vez
	Glucophage	1000 a 2550	Dos a tres veces
	Glucophage XR	500 a 2000	Una vez
	Glumetza	1000 a 2000	Una vez

de peso y la hipoglucemia sucede con las SFUs, con Prandin, Starlix, y la insulina. Además, Glucophage también puede mejorar sus niveles de colesterol y triglicéridos así como otros factores de riesgo cardiovascular, lo cual es una ventaja importante ya que la enfermedad cardiaca es un problema muy severo en personas con diabetes tipo 2.

Tabla 6-5

Beneficios y Deficiencias de Biguanidas

Beneficios

- Efectiva para bajar los niveles de glucosa, especialmente en la mañana
- No causa aumento de peso
- No causa hipoglucemia o glucosa baja
- Mejora los niveles de colesterol

Deficiencias

- Puede causar malestar estomacal, especialmente cuando comienza terapia (usualmente no es un gran problema)
- Debe tener precaución si tiene enfermedad del riñón
- Debe tener precaución si tiene falla congestiva del corazón
- Debe parar temporalmente el tratamiento con Glucophage si se enferma mucho o requiere un estudio con rayos x usando colorante (ver el texto)

Las insuficiencias de Biguanidas

Glucophage generalmente es bien aceptado por los pacientes, aunque pueda causar ligero mal estar estomacal al iniciar la terapia. Si se presenta algún síntoma, generalmente sucede en las primeras semanas después de comenzar la medicina. Para evitar problemas del estómago, recomiendo comenzar con la dosis más baja 500 mg (1 Tableta) con la cena por 1 semana. Si no hay problemas después de la primera semana, puede aumentar la dosis a 500 mg dos veces al día con el desayuno y la cena, sólo con el consejo de su médico. Su médico ajustará su dosis aún más de acuerdo al nivel de mejora en sus niveles de glucosa.

Glucophage es generalmente una medicina segura. Sin embargo, es importante examinar la función del riñón antes que empiece a tomar Glucophage para evitar un problema raro pero grave y potencialmente fatal llamado acidosis láctica. Examinar sus riñones implica un análisis de sangre en ayunas llamado la creatinina de suero, que debe ser 1.5 mg/dl o más bajo en hombres y 1.4 mg/dl o más bajo en mujeres para poder tomar Glucophage sin peligro. Si es mayor de 80 años o si su creatinina de suero está alta, se recomienda realizar una colección de orina para que su médico pueda conseguir una medida más sensible de la función del riñón llamada liberación de creatinina o GFR (*glomerular filtration rate*, grado glomerular de filtración). La creatinina es una sustancia que viene del riñón; los niveles de creatinina aumentan en la sangre y la orina cuando hay enfermedad renal. Si su función del riñón es alta, debe hacerse pruebas repetidas por lo menos cada 6 a 12 meses mientras es tratado con Glucophage. También le favorecería rastrear y mantener buenos registros de la función del riñón. Es importante entender que la metformina o Glucophage no son perjudiciales en ninguna manera a los riñones. Sin embargo, la metformina es metabolizada (evacuada del cuerpo) por el riñón y si los riñones no funcionan bien, los niveles de metformina en su sangre se pueden elevar y pueden causar acidosis láctica. ¡He estado viendo a pacientes desde 1982 y sólo he visto este raro problema una vez!

Además, si tiene una condición llamada falla congestiva del corazón, usted no puede ser un candidato apropiado para Glucophage, especialmente si toma una medicina llamada Lanoxin (digoxin) y/o un diurético fuerte como Lasix (furosemide) o Bumex (bumetanide). (Falla congestiva del corazón es cuando la acción de bombear sangre del corazón no está al día en velocidad y los líquidos del cuerpo retroceden en los pulmones, piernas, y otros lugares). Si tiene preguntas sobre estas preocupaciones, por favor platíquelas con su médico.

También es importante recordarle a su médico que toma Glucophage si se enferma severamente en casa, si lo internan, o si le van hacer una prueba radiográfica (rayos x) para lo que le darán un tinte (líquido colorido). Glucophage debe ser suspendido temporalmente en estas situaciones y reiniciado cuando la enfermedad o las pruebas agudas hayan pasado y la función normal de riñón se haya reanudado.

Inhibidores de Absorción de Carbohidrato

Precose (acarbose) y Glyset (miglitol) son las dos medicinas en esta clase actualmente disponibles en Estados Unidos (**Tabla 6-6**). Trabajan demorando principalmente la absorción de carbohidratos después de comidas, así evitando la subida rápida en glucosa que generalmente ocurre después de comer. De manera semejante a Starlix y Prandin, Pre-

Tabla 6-6

Información para Recetar Inhibidores para la Absorción de Carbohidrato

Nombre Genérico	Nombre Comercial	Dosis Diaria Rango (mg)	Frecuencia Recomendada
Acarbose	Precose	50 a 300	Primer bocado de cada comida
Miglitol	Glyset	50 a 150	Primer bocado de cada comida

cose y Glyset son medicinas para después de comidas (prandial = comida). La hipoglucemia después de comer contribuye al nivel absoluto de la hemoglobina glicosilada (o A1C), y a largo plazo la frecuencia de complicaciones de diabetes.

Precose y Glyset son medicinas seguras que uno pueden tomar sin preocupaciones de enfermedad del riñón o el hígado. Precose y Glyset no estimulan el páncreas a secretar insulina, así que no hay aumento de peso y ningún problema con hipoglucemia. Sus beneficios e insuficiencias son listados en la **Tabla 6-7**.

Insuficiencias de Inhibidores de Absorción de Carbohidrato

Precose y Glyset pueden causar gas en exceso (flatulencia) o trastorno estomacal ligero. Estos efectos tienden a ocurrir al inicio de la terapia. Dichos efectos se pueden reducir al comenzar con una dosis baja y aumentar la dosis muy lentamente ("comience bajo y vaya lento"). Las instrucciones para iniciar terapia con Precose y Glyset están listadas en la **Tabla 6-8**.

Tabla 6-7

Beneficios y Deficiencias de Inhibidores de Absorción de Carbohidrato

Beneficios

- Medicamentos muy seguros
- No causan aumento de peso
- No causan hipoglucemia o glucosa baja
- Pueden usarse con otros agentes orales y/o insulina actualmente disponible

Deficiencias

- Puede que no baje los niveles de glucosa y hemoglobina glicosilada (o A1C) tanto como otros medicamentos
- Puede causar malestar estomacal y/o gas, especialmente al principio; debe aumentar la dosis lentamente (empezar con una dosis pequeña y lentamente aumentarla)

Sensibilizadores de Insulina (Tiazolidinedionas)

Sensibilizadores de insulina (Avandia [rosiglitazona] y Actos [pioglitazona]) representan una clase importante de medicinas orales para

Tabla 6-8

Instrucciones para Comenzar a tomar Precose o Glyset: ¡Comience con poco y aumente lentamente!*†

Paso 1:	Empiece con 25 mg en el desayuno por 1 a 2 semanas
Paso 2:	Tome 25 mg con el desayuno y la cena por 1 a 2 semanas
Paso 3:	Tome 25 mg con el desayuno, almuerzo y cena por 1 a 2 semanas
Paso 4:	Tome 50 mg con el desayuno y 25 mg con el almuerzo y cena por 1 a 2 semanas
Paso 5:	Tome 50 mg con el desayuno y cena y 25 mg con el almuerzo por 1 a 2 semanas
Paso 6:	Tome 50 mg con el desayuno, almuerzo, y cena

* No aumente la dosis a menos que haya hablado de esto con su médico. Si, en algún paso, tiene molestias de gas o dolor de estómago, no continúe al próximo paso; manténgase en el paso actual o vuélvase al paso anterior hasta que sus síntomas mejoren. Luego continúe con los pasos como se indica. Por último, es muy importante tomar Precose y Glyset al principio de sus comidas. No funcionarán para bajar su glucosa si los toma más de 10 minutos antes que coma. La dosis máxima de Precose es 100 mg 3 veces al día, la cual equivale en la eficacia o efectividad a Glyset de 50 mg 3 veces al día.

† Tome Precose y Glyset con el primer bocado de cada comida.

el tratamiento de la diabetes tipo 2. ¡También se les llama TZDs, que es corto para... listo para esto... tiazolidinedionas (thia-zo-la-deen-dions)! Me tomó 2 años para lograr la pronunciación correcta de esta palabra. Estados Unidos fue el primer país en aprobar el primer TZD, Rezulin (troglitazona), en 1996; sin embargo, se quitó del mercado debido a una incidencia baja de daño severo al hígado. TZDs, o sensibilizadores de insulina, funcionan principalmente reduciendo resistencia a la insulina. Uno de los principales defectos de la diabetes tipo 2 es la resistencia a la insulina. Básicamente, el problema es que el cuerpo es resistente a los efectos normales de la insulina para bajar la glucosa. El resultado es que la glucosa sube porque la insulina no puede hacer su trabajo de sacar la glucosa de la sangre y las células del cuerpo para la energía. Los TZDs le permiten a la insulina que está en el cuerpo, o secretada por el páncreas o inyectada por una aguja, trabajar más efectivamente para bajar los niveles de glucosa. Avandia (rosiglitazona) y Actos (pioglitazona) son los dos sensibilizadores de insulina disponibles. Rosiglitazona no es muy usada o promovida debido a sugerencias que puede causar enfermedad cardiaca, sin embargo no hay información definitiva que lo compruebe. Los TZDs han estado disponibles por aproximadamente 10 años y están disponibles mundialmente.

Actos es fácil de tomar porque se puede tomar sólo una vez al día a la hora que es conveniente (**Tabla 6-9**). Además, los TZDs son bien tolerados con pocos efectos secundarios. De manera semejante a Glucophage, Glyset, y Precose, los TZDs no estimulan el páncreas; por lo tanto, la hipoglucemia no es un problema y hay mejor eficacia a largo plazo, descansando el páncreas, comparado con el SFUs y Glucophage (vea discusión previa en el ADOPT y **Figura 6-1**). Los TZDs también han mostrado mejorar los niveles anormales de colesterol y triglicéridos y la presión sanguínea. Los TZDs tienen efectos adicionales que pueden ayudar a mantener el corazón y sistema cardiovascular sanos (como reducir inflamación y la tendencia de la sangre a ser demasiada gruesa), así reduciendo el riesgo de coágulos de sangre. Los beneficios y las insuficiencias de Actos son listados en la **Tabla 6-10**.

Tabla 6-9

Información para Recetar Sensibilizadores de Insulina (Tiazolidinedionas)

Nombre Genérico	Nombre Comercial	Dosis Diaria Rango (mg/day)	Frecuencia Recomendada
Pioglitazona	Actos	15 a 45	Una vez al día

Las insuficiencias de los Sensibilizadores de Insulina

Los TZDs en general son medicinas muy seguras y bien toleradas. Sin embargo, a causa de los problemas del hígado vistos con Rezulin (troglitazona), todavía es requerido por la FDA que se haga una prueba de función de hígado antes que comience un TZD y periódicamente después. Resulta que a pesar del monitoreo cuidadoso de los efectos secundarios de Actos, ha habido pocos problemas graves reportados relacionados al daño del hígado. Es un efecto secundario que no es una preocupación grande ya que ahora que estas medicinas han sido utilizadas por millones de personas con diabetes tipo 2 a nivel mundial. De hecho, los sensibilizadores de insulina pueden mejorar una condición llamada "hígado grasoso". Actos (pioglitazona) es el único TZD actualmente utilizado en los Estados Unidos. Avandia (rosiglitazona) no está siendo utilizada debido a la preocupación que puede causar enfermedad cardiaca. Aunque este efecto secundario nunca ha sido comprobado, la FDA ha tomado el lado precabido y limitado su uso. La mayoría de las personas que tomaban Avandia han sido cambiadas a Actos.

Tabla 6-10

Beneficios y Deficiencias de Sensibilizadores de Insulina (Tiazolidinedionas)

Beneficios

- Fácil de tomar (solo una vez al día) a cualquier hora que sea conveniente
- Bien tolerado por personas con diabetes
- No causa hipoglucemia o glucosa baja
- Mejora los niveles anormales de colesterol y triglicéridos
- Puede mejorar la presión y otros factores de riesgo cardiovascular
- Hace más lenta la progresión natural de la diabetes tipo 2

Deficiencias

- Puede causar la retención de líquidos e hinchazón (edema del tobillo)
- Puede causar aumento de peso
- Puede tomar semanas para ver el beneficio completo
- Puede precipitar una condición llamada falla congestiva del corazón si ya tiene un corazón débil
- Puede aumentar el riesgo de osteoporosis en mujeres

Los efectos secundarios más comunes de los TZDs son retención de líquidos, comúnmente presentado como edema o hinchazón de los tobillos, y aumento de peso. La inmensa mayoría de personas que toman Actos les va perfectamente bien sin problemas en absoluto; sin embargo, un pequeño porcentaje (4% a 8%) tendrá alguna retención de líquido. Para algunos, el edema del tobillo es muy ligero y los beneficios del mejor control de glucosa pesan más que este efecto secundario. Sin embargo, algunos individuos pueden tener hinchazón significativa y la medicina debe ser descontinuada (la hinchazón se va después de parar o reducir la medicina). Si tiene una condición llamada falla congestiva del corazón, discutida anteriormente, usted no puede ser un candidato para un sensibilizador de insulina ya que la retención de líquido puede empeorar el fallo del corazón, y esto es verdad si también toma SFUs y/o insulina. Por favor hable de esto con su médico si tiene preocupaciones.

El aumento de peso típico con Actos en estudios clínicos es aproximadamente 5 a 10 libras; sin embargo, hay muchas variables que pueden afectar el potencial aumento de peso. Algunos individuos no aumentan de peso y otros, que toman insulina y/o SFUs, pueden aumentar más peso. Una vez más, en mi opinión, esto es un pequeño precio a pagar por mejorar el control de la glucosa y en turno reducir las complicaciones de la diabetes. Es importante saber que a causa de la manera en que funcionan los sensibilizadores de insulina (mecanismo de acción), puede tomar varias semanas para que observe cualquier mejora en su nivel de glucosa. Su médico decidirá la dosis correcta para usted según sus niveles de glucosa.

Inhibidores DPP-4 o Mejoradores de Incretina

Januvia (sitagliptin) y Onglyza (saxagliptin) son miembros de una nueva clase de medicinas orales para la diabetes tipo 2 llamada inhibidores DPP-4. Januvia y Onglyza han recibido aprobación de la FDA para el uso. Para comprender cómo funcionan estas nuevas medicinas, debo revisar cómo nuestros cuerpos regulan el control de glucosa. Además de insulina, nuestros cuerpos liberan un grupo de hormonas relativamente recién descubierto llamado incretinas, como GLP-1 y GIP. Estas son abreviaciones para palabras médicas muy largas. En todo caso, estas hormonas llamadas incretinas se desprenden normalmente del intestino en respuesta a la ingestión de alimento, y trabajan para bajar los niveles de glucosa estimulando la liberación de insulina. También trabajan inhibiendo glucagon, lo que es muy bueno ya que glucagon trabaja en una manera opuesta a la insulina y eleva los niveles de glucosa. En personas con diabetes tipo 2, los niveles de la hormona de incretina GLP-1 y GIP están por debajo de lo normal. Además, una vez que estas hormonas de incretina se desprenden, son desactivadas rápidamente en el intestino por una enzima llamada DPP-4. Es aquí donde tanto Januvia como Onglyza entran en juego.

Januvia y Onglyza funcionan inhibiendo la enzima (DPP-4) que rompe rápidamente GLP-1 y GIP, de ahí demorando que estas hormonas se degraden y prolongando su acción para que ellas puedan continuar su trabajo de prevenir que la glucosa se eleve, especialmente después de comer. Por eso es que se llaman inhibidores DPP-4. Januvia y Onglyza también pueden presentir automáticamente cuando su nivel de glucosa se acerca a un rango normal para que puedan apagar sus propias acciones para evitar hipoglucemia. Además, ni Januvia ni Onlgyza causan aumento de peso o retención de líquidos. En general, los DPP-4s se pueden usar con otros agentes orales; sin embargo, es importante discutir el potencial de agregar esta medicina a su régimen con su médico. Las pautas de receta son mostradas en la **Tabla 6-11.**

Combinación de Medicamentos Orales para la Diabetes Tipo 2

La combinación de medicinas orales para la diabetes tipo 2 se está haciendo muy popular por varias razones. Tomar una pastilla que contiene dos medicinas efectivas que funcionan bien juntas es más sencillo que tomar dos pastillas diferentes separadas. La combinación de pastillas también permite un solo co-pago, que puede ser útil para personas con ingresos limitados. Actualmente, hay varias combinaciones de medicinas orales y están listadas en la **Tabla 6-12.**

Tabla 6-11

Información para Recetar Inhibidores DPP-4 o Mejoradores de Incretina

Nombre Genérico	**Nombre Comercial**	**Dosis Diaria Rango (mg)**	**Frecuencia Diaria Recomendada**
Linagliptin	Tradjenta	5	Una vez
Sitagliptin	Januvia	100	Una vez
Saxagliptin	Onglyza	2.5-5	Una vez

Abreviación: FDA, *Food and Drug Administration*. Administración de Alimentos y Drogas

Tabla 6-12

Información para Recetar Combinación de Medicinas

Nombre Genérico	**Nombre Comercial**	**Dosis Diaria Rango (mg)**	**Frecuencia Diaria Recomendada**
Glyburide/ metformina	Glucovance	1.25/250 a 10/2000	Una a dos veces con comidas
Glipizide/ metformina	Metaglip	2.5/250 a 20/2000	Una a dos veces con comidas
Pioglitazona/ glimepiride	Duetact	30/2 y 30/4 a 45/8	Una vez
Pioglitazona/ metformina	Actoplus Met	15/500 y 15/850 a 45/2550	Dos veces con comidas
Pioglitazona XR/ metformina XR	Actoplus Met XR	15/1000 y 30/1000 a 45/2000	Una vez con comidas
Repaglinide/ metformina	Prandimet	1/500 a 10/2500	Dos a cuatro veces con comidas
Rosiglitazona/ glimepiride	Avandaryl	4/1 y 4/2 a 8/4	Una vez
Rosiglitazona/ metformina	Avandamet	2/500 a 8/2000	Dos veces con comidas
Saxagliptin/ metformina XR	Kombiglyze XR	5/500 y 2.5/1000 a 5/2000	Una vez con comidas
Sitagliptin/ metformina	Janumet	50/500 a 100/2000	Dos veces con comidas

Las Nuevas Hormonas de Incretina: GLP-1, Byetta (Exenatide) y Victoza (liraglutide)

¿Qué demonios es una hormona de incretina? En la facultad de medicina, cuando entrenaba para ser especialista de diabetes, la única hormona considerada responsable del control de glucosa era la insulina, que viene del páncreas. De hecho, la mayoría de los endocrinólogos como yo creíamos que el mundo giraba alrededor del páncreas y que era el órgano más importante en el cuerpo humano (¡si es varón, el segundo de los órganos más importantes!). Pues bien, una nueva clase de hormonas llamada incretinas fue descubierta recientemente de ser súper importante en el control de la glucosa y que vienen no del páncreas sino del intestino o el intestino delgado.

Hay un ramo entero de hormonas de incretina; sin embargo, uno de los más importantes es el llamado GLP-1 (como glucagon peptide-1). El GLP-1 es normalmente liberado del intestino al ingerir alimento y su principal acción es de prevenir la subida anormal en niveles de glucosa después de comer. GLP-1 realiza muchas funciones importantes en el cuerpo, listadas abajo y mostradas en la **Figura 6-2.**

1. GLP-1, cuando es liberado del intestino después de comer, causa que el páncreas secrete insulina, que ayuda a prevenir que los niveles de glucosa se eleven excesivamente después de comer.
2. GLP-1, cuando es liberado del intestino después de comer, causa que el páncreas disminuya la secreción de glucagon, que es una cosa buena porque el glucagon conduce a la producción de glucosa y la elevación de glucosa. En personas que no tienen diabetes tipo 2, el glucagon baja después de comer; en personas con diabetes tipo 2, sube de manera inapropiada.
3. GLP-1 ayuda a regular las contracciones peristálticas del estómago, que resulta ser bastante importante en regular niveles de glucosa a través del día y especialmente después de comidas. Cuando el alimento entra al estómago, es procesado por enzimas digestivas pero los nutrientes no son absorbidos y así no elevan los niveles de glucosa. Es sólo cuando los nutrientes procesados salen del estómago y entran al intestino delgado o el intestino que son absorbidos y contribuyen a la híper glucemia después de la comida. En personas que no tienen diabetes, las contracciones peristálticas del estómago van más despacio cuando el nivel de glucosa se acerca al límite superior de lo normal (aproximadamente 140 mg/dl) en su intento de prevenir que el nivel de glucosa se eleve de lo normal. Opuestamente, cuando el nivel de glucosa se acerca al límite debajo de lo normal (aproximadamente 60 mg/dl) las

Figura 6-2

Efectos de GLP-1 en Humanos

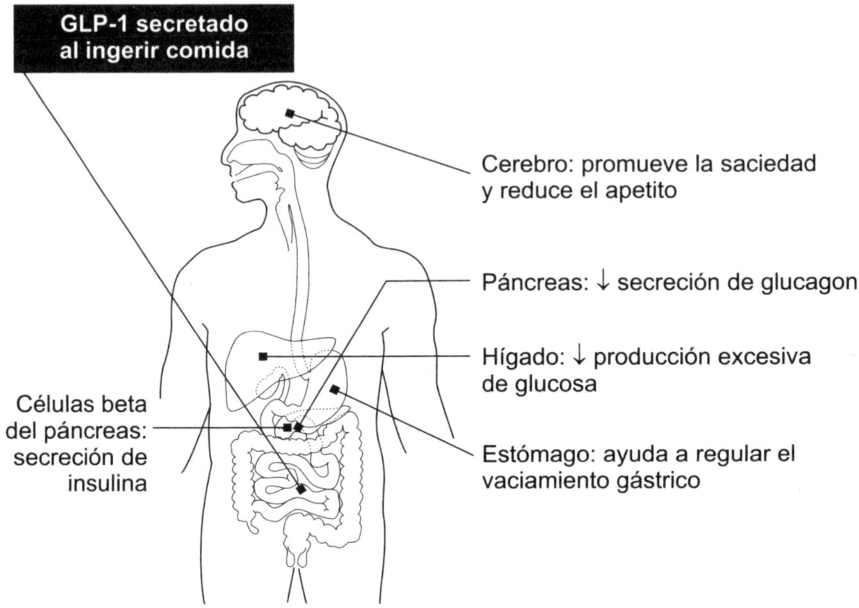

Adaptado de: Flint A, et al. *J Clin Invest.* 1998;101:515-520; Larsson H, et al. *Acta Physiol Scand.* 1997;160:413-422; Nauck MA, et al. *Diabetologia.* 1996;39;1546-1553; y Drucker DJ. *Diabetes.* 1998;47:159-169.

contracciones peristálticas del estómago se aceleran, liberando nutrientes más rápido al intestino para la absorción, en su esfuerzo por prevenir hipoglucemia. Resulta que en personas con diabetes, las contracciones peristálticas del estómago son demasiado rápidas y al reemplazar el GLP-1, la motilidad de estómago es reducida a la tasa normal.

4. GLP-1 también tiene un efecto significativo para inducir saciedad, reducir el apetito, y conducir a pérdida de peso. Este último efecto de pérdida de peso significativo además de mejorar el control de glucosa es una combinación única de efectos no vistos con otros medicamentos para la diabetes tipo 2. GLP-1, cuando es liberado en la circulación después de comer, viaja a los centros del apetito y la saciedad en el cerebro, y la pérdida de peso ha sido constante en cada estudio clínico realizado en personas con diabetes tipo 2. A propósito, saciedad es un término para describir el sentimiento de sentirse satisfecho al comer. Resulta que cuando las personas con

diabetes tipo 2 toman GLP-1 sintético humano antes de sentarse a comer, comen aproximadamente 20% a 24% menos calorías ya que experimentan saciedad y hambre reducida.

Byetta y Victoza: Las Primeras Incretinas Imitadoras

Con todos estos grandes efectos, ¿por qué no darles GLP-1 a personas con diabetes tipo 2? GLP-1 es un péptido como hormona de insulina y debe ser inyectado, lo cual no es el problema. El problema es que el GLP-1 es desactivado rápidamente por una enzima llamada DPP-4, encontrada en todo el cuerpo. Una vez que GLP-1 es liberado del intestino al ingerir alimentos, es desactivado por DPP-4 dentro de 90 segundos. De ahí la única manera de dar GLP-1 y aprovechar sus beneficios es de darlo continuamente intravenosamente o a través de algún tipo de bomba. Esto hace dar GLP-1 poco práctico. Sin embargo, aunque no lo crea, una sustancia llamada exenatide fue descubierta accidentalmente en la saliva del monstruo de Gila, un lagarto encontrado en Arizona, que imita la acción de GLP-1 casi exactamente pero es diferente en una manera importante. Exenatide (nombre químico), también llamado Byetta (nombre comercial), era lo suficiente diferente que no era desactivado rápidamente como GLP-1. Byetta puede ser suministrado dos veces al día antes de dos comidas principales del día y tiene todos los efectos beneficiosos de GLP-1. Victoza es muy similar al GLP-1 humano también pero es muy resistente a la desactivación al alterar su estructura y permitir suministrarse una vez al día a cualquier hora que es conveniente.

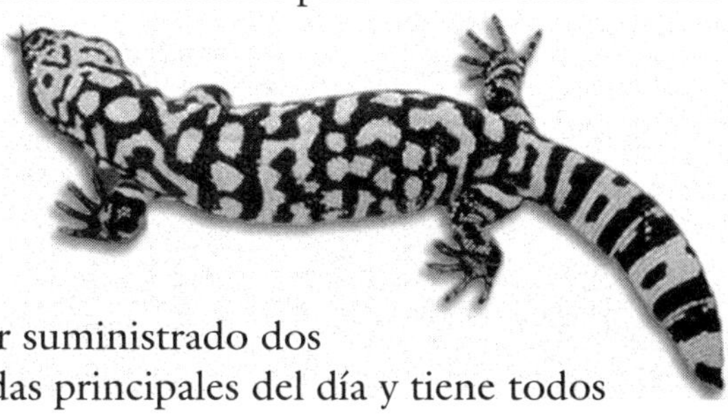

Byetta, que estuvo disponible en el 2005, y Victoza que se aprobó en el 2010 estan aprobados oficialmente para utilizarse en personas que tienen diabetes tipo 2 y no han logrado control de glucosa con SFUs, Glucophage, y/o TZDs, como Actos. La mayoría de personas que inician a tomar Byetta y Victoza no tienen efectos secundarios. El efecto secundario que ocurre en una minoría de pacientes es la náusea. La náusea usualmente es menor, ocurre al inicio de Byetta y Victoza, y típicamente mejora con el tiempo. En casos raros, la náusea impide continuar el uso de Byetta y Victoza. Byetta y Victoza no causan hipoglucemia, pero si se usa con medicinas que pueden causar hipoglucemia como SFUs, entonces por supuesto que hipoglucemia es posible. El material educativo para quienes la recetan dice que la dosis de SFU puede necesitar reducirse o pararse cuando se usan Byetta o Victoza conjuntamente. No es raro que ocurra hipoglucemia conforme el paciente baja de peso con Byetta y Victoza y es más sensible a sus otras medicinas de diabetes. Los beneficios e insuficiencias de Byetta y Victoza son listados en la **Tabla 6-13**. La información para recetar agonistas GLP-1 estan listados en la **Tabla 6-14**.

Tabla 6-13

Beneficios y Deficiencias de Byetta y Victoza

Beneficios

- Significante y consistente pérdida de peso mientras que el nivel de glucosa mejora
- Reducción de apetito
- No causa hipoglucemia
- No es necesario cambiar la frecuencia del monitoreo de glucosa en casa

Deficiencias

- Puede causar nausea ligera al principio de la terapia

Pautas de la FDA sobre el Uso de Combinaciones de Medicamentos Orales, Hormonas de Incretina, e Insulina Juntas

Es importante estar enterado que algunas de las combinaciones de medicinas discutidas en este capítulo no han sido aprobadas por la FDA todavía. La FDA aprobará oficialmente una medicina o la combinación de medicinas para ser utilizadas juntas una vez que un estudio oficial haya sido realizado, usualmente conducido por la compañía farmacéutica que hace una de las medicinas a ser combinadas, y los datos se someten a la FDA para su revisión. Es imposible que medicinas nuevas sean aprobadas inmediatamente con indicaciones para el uso en la combinación con todas las otras medicinas de diabetes porque hay demasiadas combina-

Tabla 6-14

Información para Recetar Agonistas GLP-1

Nombre Genérico	Nombre Comercial	Dosis Diaria Rango	Frecuencia Recomendada
Exenatide	Byetta	5 mcg el primer mes seguido por 10 mcg después	Dos veces al día con las comidas más grandes
Liraglitude	Victoza	0.6 al inicio leugo; 1.2 si no hay nausea; 1.8 para pacientes que no estan a objetivo	Diariamente a cualquier hora sin importar comidas

ciones ahora y tomaría demasiado tiempo. Eventualmente, la mayoría de las combinaciones efectivas son estudiadas y formalmente aprobadas por la FDA. No es raro que médicos con mucha experiencia clínica utilicen medicinas en combinación "sin registrarlo" antes que la FDA apruebe formalmente su uso de esta manera.

Pautas Generales para Tomar Medicamentos de Diabetes Solos o Juntos

Hay muchas variables que deben ser consideradas antes de escoger cualquier medicina de diabetes. No hay un régimen perfecto que debe usarse por todos. **Tabla 6-15** lista algunas de las variables que deben considerarse al escoger una medicina para ayudar al control de su diabetes.

Tabla 6-15

Variables a Considerar Al Escoger un Medicamento Oral

- ¿Tiene sobrepeso?
- ¿Tiene niveles anormales de colesterol?
- ¿Cómo está la función de su riñón?
- ¿Cómo está la función de su hígado?
- ¿Qué tan bueno es para tomar pastillas regularmente?
- ¿Está expuesto a hipoglucemia?
- ¿Tiene un estómago sensible?
- ¿Qué es lo que provee su plan de salud?

Ahora que hay seis tipos diferentes de medicina oral, hormonas de incretina, más insulina (discutido en el Capítulo 6) para tratar la diabetes tipo 2, y porque podemos mezclar y aparear sin peligro, hay muchos regímenes diferentes que ahora son posibles. Tiene muchas opciones de donde escoger de los agentes que mejor se adapten a sus necesidades personales. Hay muchas maneras de diseñar un régimen exitoso de tratamiento para personas con diabetes tipo 2. Un régimen perfecto es uno que le ayuda a lograr niveles normales o cercanos a normales de glucosa, evitando efectos secundarios molestos, y que no interrumpe su estilo de vida a un grado significativo. Las pautas generales para un programa exitoso de tratamiento son listadas en la **Tabla 6-16** y discutidos abajo.

Antes que nada, no hay agentes orales, hormonas de incretina, ni insulina que controle su nivel de glucosa si usted no sigue algún tipo de programa de dieta. No puede comer lo que guste en cualquier momento y esperar un buen nivel de glucosa. Yo no espero una dieta perfecta de nadie, pero debe haber alguna regularidad en los tipos y cantidades de alimento que usted ingiere.

Lograr control de glucosa con sólo una medicina oral (mono terapia) es más exitoso cuando el diagnóstico de la diabetes ha ocurrido recientemente (dentro de los años pasados). A causa de la historia natural de la diabetes, como se mencionó en el Capítulo 1, cuando el páncreas se agota, la probabilidad que solo un agente oral controlará los niveles de glucosa es baja. Conforme pasa el tiempo, las posibilidades aumentan que necesitará más de una medicina oral, hormona de incretina, y/o insulina para controlar su nivel de glucosa.

Otra regla que promuevo a médicos es que cuando una medicina oral (no importa qué tipo de diabetes) no controla el nivel de glucosa, es recomendable añadir otro agente oral u hormona de incretina, y no sea sustituido por la medicina inicial.

Tabla 6-16

Pautas Generales para un Programa Exitoso de Tratamiento

- Se requiere una cantidad mínima de discreción dietética
- Cuanto más temprano el tratamiento, mejor
- La posibilidad del buen control de glucosa con solo una medicina oral (mono terapia) en parte depende qué tanto tiempo ha estado presente la diabetes
- Cuando una medicina oral sola no controla el nivel de glucosa agregar un agente oral es la regla en lugar de la excepción
- Considere agregar insulina al acostarse a su régimen si los niveles de glucosa en ayunas o antes del desayuno permanecen excesivamente altos con agentes orales
- No se detenga, o espere demasiado, para cambiarse a un régimen de insulina si las medicinas orales no controlan su nivel de glucosa. La insulina es una hormona natural y no hay por qué temerle a la aguja

Por último, es importante no esperar demasiado antes de iniciar a tomar insulina si las pastillas y/o una hormona de incretina no funcionan para controlar los niveles de glucosa. Entre más tiempo tenga con diabetes y más alto su nivel de glucosa, mayor probabilidad que las medicinas orales no funcionen bastante bien y que requerirá terapia de insulina para lograr el control. En ciertas situaciones, agregar una inyección de insulina de larga actuación a la hora de acostarse a sus medicamentos orales y/o una hormona de incretina pueden ser bastante efectivos y se discutirán a continuación.

Combinación de Terapia: Agregar Insulina a la Hora de Acostarse a sus Medicinas Del Día

Combinar medicinas tomadas durante el día con una inyección de insulina de larga actuación a la hora de acostarse puede ser una manera efectiva de lograr control de glucosa las 24 horas. La combinación de terapia es importante porque el uso de insulina más medicinas del día es una extensión natural de medicinas del día. Este régimen es especialmente atractivo cuando las SFUs eran las únicas medicinas orales disponibles en Estados Unidos y las hormonas de incretina todavía no eran desarrolladas; sin embargo, este tipo de combinación debe funcionar con cualquiera de los agentes orales en el mercado de hoy así como con Byetta.

Esta combinación de terapia es efectiva en muchos individuos porque la insulina nocturna trabaja principalmente durante la noche y temprano en la mañana para mejorar los niveles de glucosa del ayuno o antes del desayuno a normales. Cuando comienza el día con un buen nivel de azúcar, las medicinas del día funcionan mejor para controlar el nivel de glucosa durante las horas al despertar.

Hay varias razones prácticas por qué la combinación de terapia puede ser beneficiosa. No debe aprender cómo mezclar diferentes tipos de insulina, y es más deseable tomar una inyección de insulina en lugar de un régimen de inyecciones múltiples. Además, no tiene que cargar la insulina con usted durante el día ya que la toma sólo a la hora de acostarse. También puede estimar la dosis inicial y comenzar sin peligro con 5 a 10 unidades de Lantus, Levemir, o NPH si no tiene peso excesivo, o 10 a 15 unidades al acostarse si pesa demasiado, (aproximadamente 10 PM ± 1 a 2 horas). Obviamente, debe hablar de los detalles de su régimen con su médico.

En cualquier caso, la dosis se aumenta en incrementos de 2 a 5 unidades cada 3 a 4 días hasta que los niveles de glucosa en ayuno o antes del desayuno estén constantemente dentro del rango de 80 a 130 mg/dl. Se recomienda que se mantenga en su dosis actual de medicinas orales; sin embargo, si el nivel de glucosa del día comienza a estar excesivamente bajo, las dosis de las medicinas del día deben ser ajustadas hacia abajo. Si esto ocurre, es una buena indicación que la combinación de terapia es exitosa. Su médico también le puede instruir para hacer sus propios ajustes de insulina usando monitoreo de glucosa en casa (**Tabla 6-17**). Un método aun más sencillo es de aumentar la dosis de insulina por 2 unidades si el promedio de los 3 niveles anteriores de la mañana no eran menores de 120 mg/dl.

Agentes Orales Durante el Día e Insulinas Premezcladas antes de la Cena

Otro gran instrumento clínico es de tomar una insulina premezclada antes de la cena en vez de insulina a la hora de acostarse. Una insulina premezclada como Humalog 75/25 o Novolog Mix 70/30 tiene 70%

a 75% de insulina de actuación intermedia, semejante a NPH, y 25% a 30% de insulina de actuación rápida (Humalog o Novolog). La Mezcla de Humalog 50/50 está ahora disponible también. De esta manera, la insulina premezclada ayuda a controlar la glucosa inmediatamente después de la cena y ayuda con el control durante la noche. Usualmente implemento este régimen cuando los niveles de glucosa después de la cena y en la mañana son ambos constantemente demasiado altos (**Tabla 6-18**).

Cuando la glucosa en ayunas por la mañana está bajo control, el éxito de la combinación de terapia depende de la capacidad de los medicamentos del día para mantener control de glucosa durante el día. Si esto no se logra, algunas o todas las pastillas deben pararse e iniciar un régimen de insulina (discutido en el Capítulo 7).

Tabla 6-17

Instrucciones para Agregar Insulina a la Hora de Acostarse a sus Medicamentos Orales del Día*

- Empiece con una dosis de 10 unidades de insulina NPH/Lantus/Levemir antes de acostarse
- Si su nivel de glucosa en la mañana es mayor de 130 mg/dL por más de 3 días consecutivos, aumente la dosis de insulina NPH al acostarse por 3 unidades
- Si su nivel de glucosa en la mañana es menor de 80 mg/dL por 2 días consecutivos, reduzca su dosis de insulina NPH por 3 unidades
- Es extremadamente importante que no aumente su dosis de insulina más de cada tres días
- Si tiene preguntas, llame a su médico que le recetó el régimen

* Este tipo de régimen debe ser recetado por su médico. No cambie o inicie terapia por si solo

Tratamiento de Algoritmo

La **Figura 6-3** es un algoritmo de tratamiento que desarrollé con mi buen amigo y colega, el Dr. Robert Henry. Originalmente impreso en un libro escrito para médicos y modificado para este libro. Es un plan general de tratamiento diseñado para ayudar a guiar médicos en práctica, enfermeros practicantes, y asistentes médicos a tomar decisiones terapéuticas para sus pacientes. Es importante recordar que éstas simplemente son pautas y que el cuidado de cada paciente debe considerarse individualmente.

Presentaciones de Casos

Caso #1: Mono terapia

David es un ejecutivo de negocios de 56 años de edad a quien le dijeron que tenía "un toque de diabetes" durante una rutina física

Tabla 6-18

Instrucciones para Agregar Insulinas Premezcladas Antes de la Cena a Medicamentos Orales del Día *

- Empiece con una dosis de _1Ø_ unidades de Humalog Mix 75/25, Humalog Mix 50/50, o Novolog Mix 70/30 antes de la cena
- Si su nivel de glucosa en la mañana es mayor de 130 mg/dL por más de 3 días consecutivos, aumente la dosis de Humalog Mix 75/25, Humalog Mix 50/50, o Novolog Mix 70/30 por _3_ unidades antes de cenar
- Si su nivel de glucosa en la mañana es menor de 80 mg/dL por 2 días consecutivos, reduzca la dosis de Humalog Mix 75/25, Humalog Mix 50/50, o Novolog Mix 70/30 por _3_ unidades antes de cenar
- Es extremadamente importante que no aumente su dosis de insulina más de cada tres días
- Si tiene preguntas, llame a su médico que le recetó el régimen

* Este tipo de régimen debe ser recetado por su médico. No cambie o inicie terapia por si solo

Figura 6-3

Tratamiento de Algoritmo para Diabetes Tipo 2

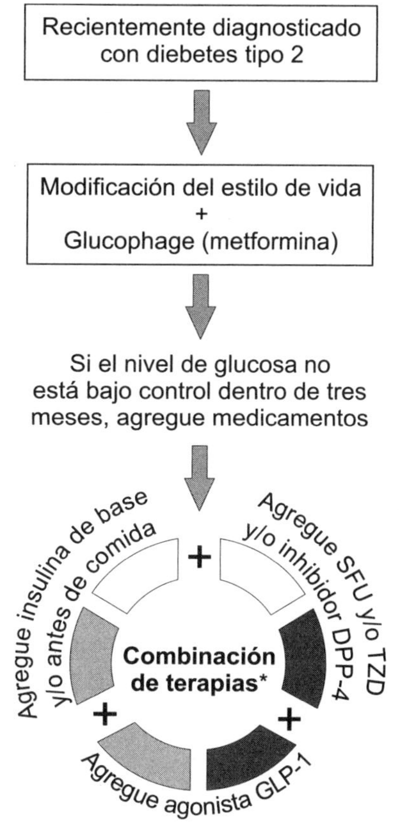

Abreviaciones: DPP-4, dipeptidyl peptidase 4 [inhibidor], SFU, sulfonilurea; TZD, tiazolidinediona.

* Si la combinación de algunos medicamentos orales y/o inyectables no controlan su nivel de glucosa, puede necesitar un régimen de insulina más intenso. Consulte su especialista de diabetes.

anual. David se sentía bien y no tenía síntomas de diabetes como sed o ganas de orinar excesivas. Su mamá y un hermano tienen diabetes tipo 2 y problemas de peso, igual que David. La única otra condición médica mayor que David tiene es presión alta (hipertensión), la cual es tratada con un inhibidor ACE (vea Capítulos 12 y 14). Los únicos resultados anormales del laboratorio fueron un nivel de glucosa en ayunas (primera prueba en la mañana) de 134 mg/dl y un nivel elevado de triglicéridos de 247 mg/dl. Su A1C fue 7.4% (normal 4% a 6%). Según las recomendaciones de la Asociación Americana de la Diabetes más recientes, David comenzó inmediatamente a tomar Glucophage así como modificaciones de estilo de vida.

Discusión—David tuvo suerte que le diagnosticaran la diabetes a tiempo antes que su condición se deteriorara al punto de tener síntomas. El diagnóstico a tiempo aumenta la oportunidad que su diabetes pueda ser controlada con dieta y ejercicio solamente y/o con sólo una medicina. David ahora debe educarse sobre la diabetes (debió haberse informado ya que ambos su mamá y su hermano tienen la misma clase de diabetes), así como integrarse a un régimen realista de dieta y ejercicio que pueda seguir. El también debe educarse sobre el monitoreo de glucosa en casa periódicamente antes del desayuno y después de una comida grande. Si después de 3 meses su nivel de glucosa no está en el rango deseado (debajo de 120 mg/dl antes de la comida y debajo de 160 mg/dl después de la comida) es indicado comenzar una segunda medicina oral o Byetta. Byetta sería una buena elección por la pérdida de peso que ocurre con esta hormona de incretina además del control de glucosa. TZDs como Actos y un inhibidor DPP-4 como Januvia también serían elecciones apropiadas.

La elección de medicamentos debe depender de las preferencias de David y su médico. Algunos factores que deben considerarse en la decisión de qué medicina escoger son la presencia de disfunción del hígado o riñón, niveles anormales de colesterol, y obesidad. En esta situación particular, sería cauteloso con una SFU, ya que David tiene problemas de peso y no quiero exponerlo al riesgo de hipoglucemia ni glucosa baja. Estoy de acuerdo con la elección de un inhibidor ACE para su presión, y sugeriría que David consiga un dispositivo para medir su presión en casa. Sus niveles de colesterol deben ser revisados después de que sus niveles de glucosa hayan mejorado. A veces, esto es todo lo que se necesita para controlar los niveles de colesterol; sin embargo, un medicamento para bajar el colesterol a menudo es necesario para bajar agresivamente los niveles a rango normal.

Caso #2: Combinación de Terapia

María es una mujer obesa de 64 años de edad (220 libras) que ha tenido diabetes tipo 2 durante los últimos 14 años. Ha sido tratada con una SFU durante los últimos 10 años. Su control de glucosa por los últimos 3 o 4 años no ha sido bueno. Su A1C más reciente fue mayor de 9.5% (rango normal es de 4% a 6%, con un objetivo de 7% o menos).

Además, ambos sus niveles de glucosa antes y después de la comida son excesivamente altos (por encima de 200 mg/dl). Le tiene miedo a "la aguja" y no quiere comenzar a tomar insulina. Además, a María recientemente se le diagnosticó el inicio de enfermedad de la vista (retinopatía) y la enfermedad del nervio (neuropatía).

Discusión—desafortunadamente, la historia de María es común. La SFU ha perdido su eficacia con el tiempo y su glucosa ha estado excesivamente alta durante años. Como resultado, está desarrollando las complicaciones clásicas de la diabetes. Tiene varias opciones terapéuticas diferentes en este momento a causa de la disponibilidad de más medicinas orales nuevas. Aunque el nivel de glucosa de María no esté bajo control, la SFU probablemente funcione para mantener hasta cierto punto su glucosa y prevenir que se eleve demasiado. Es por eso que agregaría una segunda medicina oral a su régimen. La elección de la segunda medicina podría ser Glucophage, Actos, Glyset, Precose, o Januvia. Una vez más, la elección dependería de las diferentes variables que entran en tomar una decisión como se mencionó en el Caso #1 y resumido en la **Tabla 6-10**. Byetta también sería una excelente opción a causa de su necesidad de mejorar su control de glucosa y perder peso. Las dos únicas que yo no utilizaría son Starlix y Prandin ya que las SFUs que ella está tomando funcionan de manera semejante.

Otras opciones para María incluyen agregar una inyección de insulina Lantus, Levemir, o NPH en la noche o agregar una inyección de insulina mezclada como Humalog 75/25, Humalog 50/50, o Novolog 70/30 antes de la cena. Parar la SFU e implementar un régimen completo de insulina es una opción viable y efectiva.

Caso #3: Medicamentos Orales

Miguel es un varón de 52 años de edad muy obeso (270 libras) con diabetes tipo 2 durante los últimos 12 años. Hace siete años, dejó de tomar SFUs y comenzó un régimen completo de insulina a causa del mal control de glucosa. Miguel ahora toma 55 unidades de insulina premezclada dos veces al día, antes del desayuno y la cena. Su A1C es 11%. Está frustrado con su control de la diabetes y su problema de peso.

Discusión—La situación de exasperación de Miguel es también muy común. Hay muchas personas con diabetes tipo 2 y control inadecuado que requieren insulina a pesar que toman dosis grandes de insulina (más de 100 unidades por día). En este caso, yo recomendaría agregar un agente oral a su régimen de insulina, con el principal objetivo de reducir su A1C y nivel de glucosa. Una elección sería un sensibilizador de insulina como Actos, ya que estas medicinas funcionan para reducir la resistencia a la insulina y permitirían que la insulina presente hiciera mejor su trabajo. Sin embargo, se debe tener precaución al usar TZDs e insulina juntos. Glucophage y un inhibidor DPP-4 también serían beneficiosos en esta situación. Symlin es también una consideración (discutido en el Capítulo 7). No se olvide que también puede necesitar una dosis más alta de insulina. Su elección será determinada por las variables listadas en la **Tabla 6-15**.

Cuando el nivel de glucosa comienza a bajar después que una medicina oral ha sido agregada, necesitará reducir su dosis de insulina un 20% a 25% si su nivel antes de la comida está consistentemente debajo de 120 mg/dl y/o su nivel después de la comida está por debajo de 140 mg/dl. No haga estos cambios sin consultar a su médico.

Resumen

Ahora hay seis clases diferentes de medicinas orales y una nueva categoría de hormonas importantes llamadas incretinas para el tratamiento de la diabetes tipo 2. Todas las personas con diabetes tipo 2 deben informarse sobre las nuevas y viejas medicinas ahora disponibles para la diabetes. Sea que fue recientemente diagnosticado y está en un programa de dieta y ejercicio o ha tenido diabetes por mucho tiempo y toma insulina, puede ser un buen candidato para una de las nuevas medicinas orales y/o Byetta ahora o en un futuro cercano. Cada medicamento tiene sus beneficios e insuficiencias y hay muchas variables diferentes que deben determinar el mejor para su situación.

El diagnóstico a tiempo y el tratamiento agresivo son importantes para el éxito a largo plazo. Además, cuando un agente oral no es efectivo en controlar su glucosa, agregar en lugar de sustituir otra medicina es la regla y no la excepción. Agregar insulina en la noche a sus medicamentos del día es un instrumento fácil y valioso para lograr control de la glucosa en ciertos individuos, y no debe demorar en añadir un régimen completo de insulina cuando las medicinas orales por si solas no pueden controlar los niveles de glucosa.

No hay un plan de tratamiento perfecto para todos. Debe trabajar con su médico para diseñar el mejor régimen que se adapte a sus necesidades y su estilo de vida. Tener una buena base de conocimiento respecto a las medicinas disponibles es crucial para que tome control de su diabetes.

7

La Terapia de Insulina Debe Diseñarse Para Usted

Nuevas Insulinas de Diseñador y Symlin

Introducción

Todas y cada una de las personas que conoce usan insulina, ya sea que venga de su propio páncreas, o de una inyección. La terapia de insulina debe ser individualizada para adaptarse al estilo de vida de cada individuo que utiliza insulina para controlar su diabetes. No es realista cambiar drásticamente hábitos cotidianos de toda la vida para cumplir con un régimen rígido e inflexible de insulina. La mayoría de los libros de texto médico usualmente discuten sólo dos o tres de los regímenes de insulina más comúnmente utilizados, y son los que los médicos más recetan a sus pacientes. Sin embargo, hay muchas maneras de diseñar un régimen de insulina para controlar exitosamente su glucosa durante el día sin interrumpir su estilo de vida. La información en este capítulo le ayudará a diseñar o modificar su régimen de insulina, trabajando con su médico, para adaptar mejor sus necesidades personales y hábitos cotidianos.

Consideraciones Generales Importantes

La sofisticación del páncreas humano normal, incluyendo la forma en que mantiene el nivel de glucosa en el rango normal durante el día, es increíble. El páncreas de un individuo no diabético puede detectar los cambios a minuto en la glucosa segundo a segundo y responder inmediatamente. Es por eso que una persona no diabética tiene un nivel de glucosa entre 70 y 100 mg/dl todo el tiempo sin importar si él/ella come cinco helados con frutas y nueces calientes con dulce de chocolate en un periodo de 2 horas o ayuna durante 48 horas. No es de extrañar que los niveles de glucosa suben y bajan en los diabéticos que toman insulina, aún cuando tratamos de hacer "todo lo correcto" a la hora correcta. Me gusta comparar nuestros regímenes de insulina modernos para inyectar insulina con la regla antigua fisiológica de la computadora en el transbordador espacial de la NASA. Tratamos de reemplazar la función compleja del páncreas normal con unas inyecciones de insulina por día. Además, la manera en que nos suministramos insulina a nosotros mismos no es muy fisiológica y contribuye a las amplias subidas y bajadas en los niveles de glucosa que ocurren comúnmente diario.

Cuando nos damos insulina, es inyectada en el tejido subcutáneo, que es la capa de grasa debajo de la piel. La insulina entonces tiene que viajar por este tejido grasoso para ser absorbida dentro de la corriente de sangre y esto puede tomar mucho tiempo. La insulina liberada del páncreas de un individuo sin diabetes que funciona normalmente entra directamente a la corriente de sangre (intravenoso), y por eso funciona dentro de segundos a minutos. Es imperativo que uno se familiarice con la farmacocinética (el curso de tiempo de acción) de los varios tipos de insulina.

El curso de tiempo de acción (farmacocinética) de los varios tipos de insulina está listado en la **Tabla 7-1** y mostrado gráficamente en la **Figura 7-1**. Es importante saber cuando cierta insulina comienza a funcionar, tiene su acción máxima, y cuánto tiempo permanece en su sistema. Esta información no sólo es necesaria para diseñar un régimen individualizado de insulina, sino que también es crucial para determinar la mejor hora para monitorear su glucosa en casa. Además, es importante saber el curso de tiempo de acción de la insulina que toma para evitar hipoglucemia o glucosa baja, especialmente durante el ejercicio. El último tema importante es que el curso de tiempo de acción de las insulinas puede variar de persona a persona y de día a día en la misma persona. Se estima que la variación en respuesta a la insulina inyectada diariamente cuenta hasta por 50% de la variabilidad en niveles de glucosa durante el día.

Los Diferentes Tipos de Insulina

Los Nuevos Análogos de Insulina de Acción Rápida

Es mi creencia que además de la disponibilidad del monitoreo de glucosa en casa, los nuevos análogos de insulina de acción rápida son uno de los avances más importantes en la terapia de la diabetes desde el descubrimiento de la insulina en los años 1920. Actualmente hay tres análogos de acción rápida disponibles: Apidra (glulisine), Humalog (lispro), y Novolog (aspart).

Como se mencionó antes, la vía de suministro de insulina inyectada es diferente a la vía de suministro de insulina por el páncreas en el individuo no diabético, y como resultado la insulina inyectada funciona más lentamente. La insulina Regular más vieja, cuando es suministrada subcutáneamente, alcanza el máximo mucho más tarde que el máximo de la glucosa después de comidas, conduciendo a amplios sube y baja en los niveles de glucosa durante el día. Es decir, no hay suficiente insulina cuando la necesita (después de comidas) y demasiada insulina después cuando no la necesita (3 a 6 horas después de comer). Los nuevos análogos de insulina de actuación rápida tienen un cambio estructural en la molécula de insulina (para ustedes químicos… una sustitución de aminoácido). Este cambio permite que el análogo de insulina sea

Tabla 7-1

Curso y Tiempo de Acción de Preparaciones de Insulinas*

Preparación de Insulina	**Empieza a Funcionar**	**Efecto Máximo**	**Permanece en Su Sistema**
Insulinas a la Hora de Comida			
De Actuación Corta			
Regular	30 min	2-3 hr	6-8 hr
De Actuación Rápida			
Apidra (glulisine)† Humalog (lispro)† Novolog (aspart)†	Minutos	1-3 hr	3-5 hr
Insulinas Basales			
Actuación Intermedia			
NPH (isophane)	2-3 hr	6-8 hr	16-20 hr
Actuación Prolongada			
Lantus (glargine)†	1-2 hr	Sin Altas	24 hr
Levemir (detemir)†	0.8-2 hr	Al Mismo Nivel	Hasta 24 hr
Insulina de Dos Fases: Mezclas Compuestas‡			
Humalog Mix 75/25, 50/50† 75% (50%) lispro suspensión/ 25% (50%) lispro inyección	Minutos	2 Altas: ~1 hr y 6-8 hr	16-20 hr
Humulin 70/30, 50/50 70% (50%) insulina humana suspensión/30% (50%) insulina humana inyección	30 min	2 Altas: 2-3 hr y 6-8 hr	16-20 hr
Novolin 70/30 70% NPH suspensión/ 30% insulina regular inyección	0.5 hr	2 Altas: 2 hr y 12 hr	Hasta 24 hr
Novolog Mix 70/30† 70% aspart suspensión/ 30% aspart inyección	10-29 min	2 Altas: 1 hr y 4 hr	Hasta 24 hr

Abreviación: NPH, neutral protamine Hagedorn [insulina].

* Esta tabla resume la línea de acción típica de tiempo (farmacocinética) de varios preparativos de insulina. Los niveles son sumamente variables entre individuos, dependiendo del sitio y la profundidad de la inyección, del flujo sanguíneo local del tejido, temperatura de la piel, y ejercicio.

Continuación

Tabla 7-1 *(continuación)*

† Los análogos de insulina imitan más de cerca la secreción de insulina en una persona sin diabetes, por lo tanto son más efectivos. Las altas y la duración de acción dependen de la dosis.

‡ Mezclas de insulina de actuación corta e intermedia.

Figura 7-1

Acción Máxima de Insulina Comparada Con la Elevación Máxima en Glucosa Después de Comer

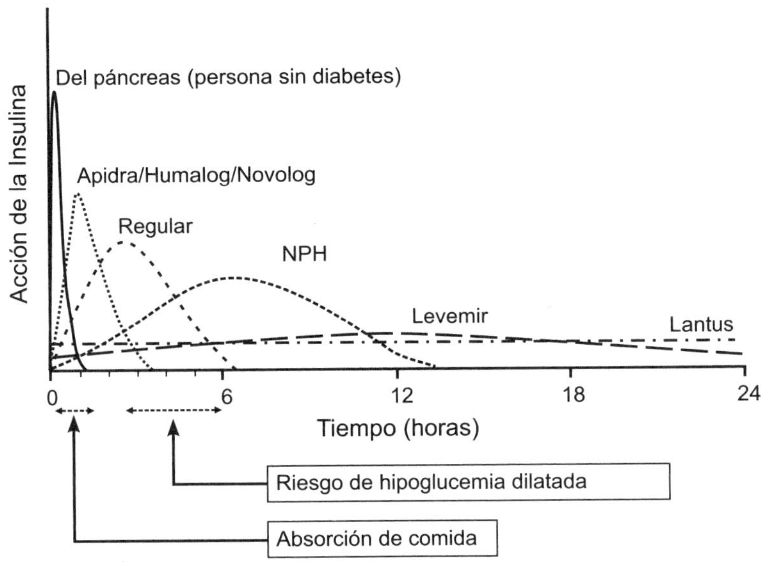

La línea de acción del tiempo (farmacocinética) para los análogos de insulina de actuación rápida(Apidra [glulisine], Humalog [lispro], Novolog [aspart]) no es tan rápido como la insulina del páncreas de un individuo que no tiene diabetes, pero es mucho más fisiológico que la preparación de la insulina Regular más vieja. También se muestra la línea de acción de tiempo de la insulina de actuación intermedia (NPH [isophane]) e insulina de actuación prolongada Lantus (glargine) y Levemir (determir). El máximo y la duración de acción dependen de la dosis.

absorbido mucho más rápidamente en la sangre comparada con la insulina Regular más vieja. El resultado final es mucho mejor entre la acción máxima de insulina y el aumento máximo en la glucosa después de comer (**Figura 7-1**). Cuando la acción máxima de insulina coincide mejor con la absorción de alimento, no sólo los niveles de glucosa después de comer bajan, hay también una reducción significativa en la incidencia de hipoglucemia demorada. La insulina Regular más vieja alcanza el máximo mucho tiempo después que el alimento es absorbido, cuando usted no come o cuando está haciendo ejercicio. Algunos consejos para utilizar análogos de insulina de actuación rápida están listados en la **Tabla 7-2**. Yo no receto la insulina Regular más vieja ya a causa de los beneficios de análogos de insulina de actuación rápida. Si toma insulina Regular vieja y le va bien (no hay problemas con reacciones de hipoglucemia frecuentes, niveles elevados de glucosa después de comer, ni amplios sube y baja en sus niveles), no hay la necesidad de cambiar. ¡No tenemos que reparar lo que no está roto!

Tabla 7-2

Consejos para Usar Análogos de Insulina de Acción Rápida

- Tome su dosis aproximadamente 5 minutos antes de su comida, a menos que su nivel de glucosa sea excesivamente alto
- Puede necesitar una pequeña dosis de insulina para cada bocadillo. Esto puede no haber sido necesario con la insulina Regular más vieja porque permaneció en su sistema de 4 a 6 horas
- Asegúrese que tiene una insulina adecuada de acción prolongada programada para cubrirle entre comidas y durante la noche, cuando la insulina de acción rápida ha salido de su sistema
- Es conveniente e inteligente usar una pluma de insulina y cargarla consigo todo el tiempo

Análogos de Insulina Basal de Acción Prolongada

Lantus (insulina glargine) fue el primer análogo de insulina de actuación prolongada basal. Al alterar la estructura (cambiar las secuencias de aminoácidos), Lantus dura 24 horas sin elevarse. Una insulina basal verdadera idealmente no debe tener subidas dramáticas (**Figura 7-1**). Que una insulina alcance el máximo debe estár bajo su control cuando pueda comer o a propósito tratar un nivel alto de glucosa al igual que sucede con Apidra, Humalog, o Novolog. Lantus es una alternativa excelente para personas con diabetes que requieren o pueden beneficiarse de un nivel basal constante de insulina de manera muy semejante a la tasa basal de una bomba de insulina descrita en el Capítulo 8.

Levemir (detemir) es el análogo de insulina basal más nuevo de actuación prolongada. Levemir está hecho para durar mucho tiempo porque está pegado a la albúmina, una proteína en nuestro cuerpo que también permanece durante mucho tiempo. Levemir ha sido estudiado en personas con ambos diabetes tipo 1 y tipo 2 que requieren insulina basal con o sin el uso de análogos de insulina de actuación rápida (**Figura 7-1**).

El uso de Lantus y Levemir también ha llevado a una incidencia menor de hipoglucemia en la noche, lo cual es una gran ventaja a estas insulinas basales de actuación prolongada. Lantus y Levemir ambos tienen un curso de tiempo de acción más predecible comparado con insulinas basales más viejas, llevando a menos subidas y bajadas impredecibles en niveles de glucosa día a día. A causa de sus propiedades químicas, no es recomendado que Lantus o Levemir sean mezcladas con otros tipos de insulina. Deben tomarse solas en una jeringa o con una pluma de insulina Lantus o Levemir. ¡Lantus o Levemir de noche o dos veces al día y un análogo de acción rápida a las horas de la comida es la bomba de insulina del "hombre pobre"!

El papel de una insulina basal es de mantener su glucosa en el rango cercano a normal entre comidas y en la noche. Si su dosis de insulina basal es correcta, sus números no se elevarán o bajarán cuando está en ayunas, y su glucosa al despertar será normal. De hecho, es así como puede ver si su tasa basal está ajustada apropiadamente. Para probar si su tasa basal funciona durante el día, ayune la mayor parte del día y revise su nivel de glucosa cada 2 horas más o menos. Si es difícil ayunar, desayune temprano, no almuerce, y cene tarde, revise su glucosa cada 2 o 3 horas probando para ver cuán estables están sus niveles. Para probar cómo funciona su dosis basal por la noche, cene temprano y revise su nivel de glucosa al acostarse, a las 3 AM, y otra vez al despertar. Mejor aún, el uso de un dispositivo de monitoreo de glucosa continua (CGM) sería ideal para ver cómo está funcionando su tasa basal al medir sus niveles cada 5 minutos durante la noche y el día (vea el Capítulo 9). En individuos normales, el páncreas secreta una cantidad pequeña de insulina todo el tiempo, incluso si la persona no come nada todo el día y noche. Intentamos de imitar esa secreción fisiológica normal de insulina con una insulina basal o una bomba de insulina.

Symlin: Otra Hormona Importante Que se Asocia con la Insulina

Por un tiempo, se pensaba que la insulina era la única hormona importante del páncreas que ayudaba a controlar los niveles de glucosa durante el día. Bien, en 1987, otra hormona llamada Amylin fue descubierta que viene de las mismas células exactas en el páncreas que produce, almacena y secreta insulina. De ahí, la compañía con sede en San Diego llamada Amylin fue creada por el visionario Ted Greene, y lo que siguió fue un desafío científico de 18 años para comprender la relación de esta hormona natural asociada a la insulina y su papel en la gestión de la diabetes. Los científicos de Amylin produjeron un análogo de Amylin llamado pramlintide (algo así como Humalog es un análogo de insulina regular) y el nombre de marca se llama Symlin. Symlin está aprobada por la FDA para personas con diabetes tipo 1 y tipo 2 que utilizan insulina a la "hora de comer" y no han logrado control de glucosa.

En resumen, se descubrió que Amylin tiene por lo menos tres principales funciones importantes en humanos sanos no diabéticos para mantener el nivel de glucosa en un rango muy estrecho y normal después de comidas y durante el día. Cuando Amylin es liberada del páncreas en horas de comer junto con la insulina, sus tres principales funciones son:

1. Inducir saciedad (el sentido de estar satisfecho), reduce el apetito, y ayuda a limitar o prevenir comer de más. (Todos los estudios hasta ahora han demostrado significante pérdida de peso con Symlin.)
2. Prevenir la liberación de glucagon (otra hormona del páncreas), lo cual es algo bueno porque glucagon eleva la glucosa.
3. Controlar qué tan rápido el estómago impulsa el alimento dentro del tracto gastrointestinal, limitando la subida en niveles de glucosa después de comer.

Todos estos tres mecanismos trabajan principalmente para controlar qué alta la glucosa se eleva después de comidas. Symlin tiene el mismo mecanismo de acción como amylin naturalmente-secretada por el páncreas. **Figura 7-2** muestra los niveles de glucosa en personas con diabetes tipo 1 y tipo 2 tomando insulina sola o ambos insulina y Symlin a la hora de comidas. Como puede ver, los niveles en ayunas (antes del desayuno) están reducidos; sin embargo, la gran diferencia está en nivelar los niveles de glucosa después de comer y las fluctuaciones diarias de glucosa. En los estudios clínicos, muchas de estas personas bajaron de peso comparadas con las que no tomaron Symlin, y usaron menos insulina para lograr mejores niveles de glucosa. **Tabla 7-3** lista los beneficios de tomar Symlin, y los puse en mi orden de importancia.

Debido a que Symlin puede actuar efectivamente para reducir la cantidad de alimento ingerida y la dosis de insulina necesaria, es importante seguir el horario sugerido al iniciar Symlin (**Figura 7-3**). En los estudios clínicos tempranos, la insulina no fue reducida, lo cual causó una tasa alta de hipoglucemia. Reducir la dosis de insulina al comenzar Symlin ha ayudado en este problema. La dosis de insulina antes de comidas (Apidra, Humalog, Novolog, Regular, e insulinas mezcladas) debe ser reducida por aproximadamente 50% para prevenir hipoglucemia o glucosa baja. La reducción puede ser excesiva y la dosis de insulina puede necesitar ajustarse hacia arriba según sus resultados de monitoreo continuo de glucosa en casa.

La náusea es un efecto secundario al iniciar la terapia de Symlin. De ahí que el programa de suministro mostrado en la **Figura 7-3** comienza con una dosis baja y se aumenta gradualmente con el tiempo. Resulta que las personas con diabetes tipo 1 son más sensibles a Symlin en función de

Figura 7-2

Symlin Reduce Fluctuaciones de Glucosa en Diabetes Tipo 1 y Tipo 2

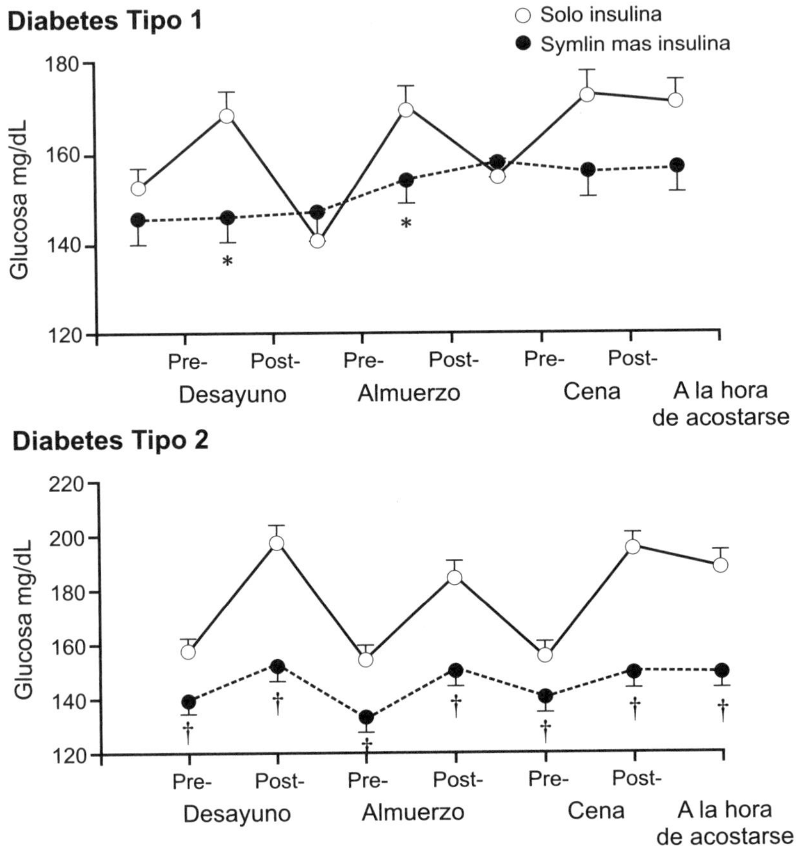

Práctica de estudio clínico de Symlin (pramlintide) 60 a 120 microgramos (mcg) antes de comidas.

* Número en estudio = 265; P valor <0.5.
† Número en estudio = 166; P valor = 0.05.

Datos de archivo de Amylin Pharmaceuticals, Inc.

la náusea por lo que el suministro es más lento y la dosis final es más baja comparada con la de personas con diabetes tipo 2. Para más información por favor visite *www.symlin.com*. Symlin es inyectada a la hora de comer con una jeringa de insulina; sin embargo, una Pluma de Symlin debe estar disponible pronto.

¡He estado tomando Symlin por más de 6 años y no saldría de casa sin ella! Cuando realizaba estudios clínicos de Symlin hace años, oía cosas positivas de los participantes a tal grado que decidí tratarla también. En pocas palabras, me ha ayudado a controlar mis fluctuaciones diarias de niveles de glucosa y a nivelar mi nivel de glucosa después de comer. He bajado 14 libras y no las he subido y mi A1C mejoró. Mi dosis de insulina de actuación rápida ha sido reducida por aproximadamente 30% y después del período inicial de ajuste, mi incidencia de reacciones ligeras de hipoglucemia ha disminuido. Ahora que tengo un CGM, puedo realmente apreciar lo bien que funciona Symlin para controlar mi nivel de glucosa después de comidas y durante el día.

He coleccionado una lista personal de consejos para el uso exitoso de Symlin:

1. Tome su dosis de Symlin al inicio de la parte principal de su comida.
2. Considere tomar su dosis de insulina de actuación rápida hacia el final de la comida cuando ha visto exactamente cuánto ha comido.
3. Si usa una bomba de insulina, suministre su dosis en 2 horas (bolos en olas extendidas).
4. Si no ha experimentado el efecto de saciedad y apetito, hable con su médico para aumentar su dosis de Symlin.

Tabla 7-3

Beneficios de Symlin en Personas Con Diabetes Tipo 1 y Tipo 2 Tomando Insulina

1. La reducción de las frustrantes fluctuaciones diarias en la glucosa durante el día
2. Nivelar o reducir significativamente el nivel de glucosa después de comidas
3. La reducción del nivel de glucosa en ayunas (por la mañana antes del desayuno)
4. Bajar el nivel del A1C
5. Ayuda a controlar su apetito y sentir hambre lo cual conduce a la pérdida de peso al mismo tiempo que controla su nivel de glucosa
6. Reducción de la cantidad de insulina necesaria (especialmente la dosis de insulina de actuación rápida)

Cuando una compañía como Amylin realiza un estudio y presenta los resultados a la FDA, la dosis final recomendada debe ser la dosis que fue utilizada en esos estudios. No es raro descubrir mejores maneras de utilizar una medicina una vez disponible para el uso público. Siempre hable con su médico al hacer ajustes de dosis de cualquier medicina.

Aunque Symlin conduzca a la pérdida de peso, no está aprobada oficialmente por la FDA como una medicina para el control de peso actualmente. Los estudios clínicos están actualmente en camino para ver si Symlin puede ser útil como un agente de pérdida de peso en personas con sobrepeso con o sin diabetes.

Figura 7-3

Programa de Iniciación y Ajuste de Dosis para Symlin (pramlintide)

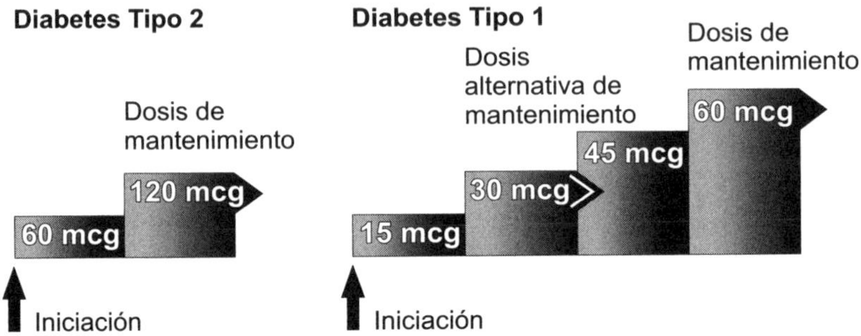

- Symlin (pramlintide) debe ser administrada inmediatamente antes de comidas mayores o bocadillos.
- Se recomienda que la dosis de insulina a la hora de comer sea inicialmente reducida un 50% al iniciar Symlin.
- Symlin debe ser iniciada en una dosis de 60 microgramos (mcg) (10 unidades) en pacientes con diabetes tipo 2 y 15 mcg (2.5 unidades) en pacientes con diabetes tipo 1.
- La dosis de Symlin debe ser aumentada cada 3 a 7 días (conforme sea tolerada, basado en la náusea) hasta que la dosis de mantenimiento sea alcanzada. Los pacientes con diabetes tipo 2 que requieren una dosis de Symlin para alcanzar una dosis de mantenimiento de 120 mcg con las comidas mayores. Los pacientes con diabetes tipo 1 que requieren tres dosis de Symlin (en incrementos de 15 mcg) para alcanzar una dosis de mantenimiento de 60 mcg con las comidas mayores.
- Si tiene náusea y persiste en cierta dosis, Symlin debe ser reducida a la dosis previa.
- Una vez que se alcanza una dosis de mantenimiento de Symlin, los ajustes de insulina deberán hacerse en base al monitoreo de glucosa individual del paciente y las metas del tratamiento.

Symlin (pramlintide) información de receta, 2005.

Como "Cachar": Algoritmos de Insulina, Escalas Móviles, y Factores de Corrección

No tiene ningún sentido suministrarse la misma cantidad de insulina Regular o de actuación rápida cada día antes de cada comida, sin importar si la glucosa es 80 o 350 mg/dl. Siempre me sorprende oír que mis pacientes me dicen que su glucosa estaba alta antes de una comida y que no tomaron insulina extra de actuación rápida para ayudar a compensarlo. Algoritmos de insulina, escalas móviles, y factores de corrección son frases para describir los diferentes métodos para corregir un nivel alto de glucosa entre comidas y en horas de comidas. Son una parte importante para lograr control de glucosa día a día, además de ayudar a tomar decisiones de ajustes a largo plazo. Resulta que los tres términos son variaciones en el mismo tema. El problema es que muchos médicos y pacientes no saben cómo diseñar o utilizar un algoritmo apropiado, escala móvil, o factor de corrección. Como resultado, estos instrumentos valiosos no se utilizan ampliamente, y su uso a veces es indebidamente desalentado.

Un ejemplo de un algoritmo de insulina o escala móvil es mostrado en la **Figura 7-4**. Como puede ver, una vez que el nivel de glucosa se eleva por encima de 150 mg/dl, la dosis de insulina aumenta una unidad por cada 50 mg/dl. A esto también se llamaría un factor de corrección de 1:50—una unidad de insulina de actuación rápida debe ser añadida a la dosis total de insulina de actuación rápida a darse por cada 50 mg/dl por encima de 150 mg/dl. Todos deben saber cuál es su factor de corrección monitoreándose antes y después de comidas. Por ejemplo, si desayuna a las 7 AM y a las 10 AM su nivel de glucosa es 276 mg/dl (malditos pancakes) y quiere bajarlo cerca de 150 mg/dl a la hora de comer en unas horas. Si su factor de corrección es 1:50, tomaría 2 a 3 unidades de insulina de actuación rápida a las 10 AM (276 [glucosa actual] menos el

Figura 7-4

Muestra Algoritmo del Caso de Presentación para Sandra

Nombre Sandra   Fecha Diciembre 15, 2006

Médico Dr. Edelman   Teléfono 858-552-8585

Tiempo entre inyección y comida (minutos) Humalog	Nivel de glucosa en la sangre (mg/dL)	Desayuno	Almuerzo	Cena	Hora de acostarse	Tamaño de bocadillo a la hora de acostarse
0	< 80	5	3	7	0	grande
5	81 a 150	6	4	8	0	mediano
5 a 15	151 a 200	7	5	9	0	pequeño
15 a 30	201 a 250	8	6	10	3	ninguno
30	251 a 300	9	7	11	4	ninguno
30+	301 a 350	10	8	12	5	ninguno
30+	351 a 400	11	9	13	6	ninguno
30+	401 a 450	12	11	15	7	ninguno
30+	451+	13	13	17	5	ninguno

AM dosis de insulina de actuación prolongada ____________

PM dosis de insulina de actuación prolongada 20 unidades de Lantus ☐ Tomar antes de la cena ☒ Tomar al acostarse objetivo de 150 dividido por 50 iguala 2 a 3 unidades). Debe decidir cuál es su objetivo de glucosa y cuántos mg/dl su glucosa bajará después de 1 unidad de insulina de acción rápida. Si es un diabético tipo 1, su factor de corrección probablemente será alrededor de 1:50; si es un diabético tipo 2 su factor de corrección puede ser cerca de aproximadamente 1:25. Es importante revisarse antes y después de que tome insulina para encontrar el factor correcto para usted, ya que es diferente para todos. La dosis de insulina no importa. Lo único que importa es su nivel de glucosa.

La regla de 1800 se utiliza si toma insulina de actuación rápida para estimar cual puede ser su factor de corrección. Toma la cantidad total de insulina que toma por día (de actuación prolongada y corta) y divide el total en 1800. Por ejemplo, si utiliza 40 unidades de insulina por día (20 unidades de Levemir y 20 unidades de Novolog), una estimación de su factor de corrección sería 1800 dividido por 40, que iguala 45 o 1:45. Usted entonces utilizaría este factor de corrección en horas de comida y entre comidas para corregir un nivel elevado de glucosa sobre lo que es su objetivo, que será entre 100 y 150 mg/dl, dependiendo de lo que usted y su médico decidan mutuamente. La regla de 1500 funciona de la misma manera si toma insulina Regular más vieja en vez de una insulina de actuación rápida.

Como Averiguar Cuanta Insulina Debe Tomar Con Cada Comida: "Adiviestimando" y Contando el Carbohidrato

Además de ajustar su dosis de insulina según el nivel de glucosa en aquel momento usando un factor de corrección, la cantidad y tipos de comida a ser ingeridos son importantes. ¡La última moda en comida del diabético es contar los carbohidratos y utilizar una proporción de carbohidrato a insulina para resolver cuanta insulina de actuación rápida tomar para una comida a punto de consumir... o inhalar, si come rápido! Una proporción típica de carbohidrato a insulina para alguien con diabetes tipo 1 puede ser 15:1 (por cada 15 gramos de carbohidrato consumido, 1 unidad de insulina de actuación rápida). Por ejemplo, si alguien con una proporción de 15:1 está a punto de comer 90 gramos de carbohidrato, la dosis de insulina de actuación rápida para esa comida sería 90/15 o 6 unidades. Esta cantidad sería además de una dosis de corrección si el nivel de glucosa antes de la comida era alto o por encima de su rango de objetivo. Alguien con diabetes tipo 2 puede tener una proporción de 10:1 y tomar 9 unidades para la misma comida. Al revisarse antes y después de la comida, puede determinar su proporción apropiada.

Es importante notar que a muchas personas con diabetes tipo 1 y especialmente diabetes tipo 2 les va bastante bien adiviestimando sus dosis en base a experiencia y tanteo. Para muchos de nosotros, somos criaturas de hábito y comemos las mismas cantidades y tipos de alimento gran parte del tiempo. Sugiero utilizar un algoritmo de insulina basado en la experiencia personal, tratando dosis diferentes con ciertos tipos y cantidades de alimento. Dentro de poco, con la ayuda de niveles antes de comidas y el chequeo de glucosa en casa después de comidas, la mayor parte de nosotros tendremos un "menú mental bastante bien definido de insulina". Un menú de insulina es básicamente cuánta insulina usted necesita para cierto tipo de alimento. Por ejemplo, cuando como tres rajas de pizza, siempre agrego 8 a 10 unidades extras de insulina de actuación rápida a mi dosis usual para evitar niveles excesivamente altos de glucosa después de comer (**Tabla 7-4**). En resumen, es importante resolver su dosis de insulina a la hora de la comida para la cantidad de alimento que va ingerir y corregir un nivel alto de glucosa si lo tiene.

Plumas de Insulina

Las plumas de la insulina no sólo permiten una manera más fácil y conveniente de tomar insulina, sino que también ayudan a proteger la insulina de la luz y el calor (ambos de los cuales pueden conducir a actividad reducida de la insulina). Las plumas de insulina son utilizadas por 90% a 95% de pacientes tratados con insulina en Europa, Asia, y Escandinavia con excelentes resultados. Las plumas de insulina son infrautilizadas severamente en Estados Unidos (utilizadas por sólo aproximadamente 12% de usuarios de insulina), principalmente a causa de la ignorancia por médicos y personas con diabetes. Simplemente no saben de ellas y nunca han visto una. Además, muchos sistemas de asistencia médica no las ofrecen porque son un poco más caras que el frasco y la jeringa.

Las plumas de insulina son pequeños, dispositivos del tamaño de una pluma que contienen un depósito y aguja para el suministro exacto y conveniente de los varios tipos de insulina (**Figura 7-5**). Son totalmente desechables o reusables, reemplazando sólo el cartucho de insulina. Normalmente las plumas de insulina son utilizadas para las inyecciones de insulina de actuación rápida antes de la comida; sin embargo, las plumas de insulina también pueden suministrar las insulinas de actuación prolongada y pre mezcladas. No olvide que la aguja de una pluma de insulina no pierde el filo ya que no es empujada por el tapón plástico de una botella de insulina. Uno puede utilizar varias veces las agujas de insulina antes de desecharlas. Me doy cuenta que la inyección de una pluma de insulina es mucho menos dolorosa que la de una jeringa que ha sido empujada en el tapón de un frasco varias veces o que el piquete en el dedo para medir mi nivel de glucosa.

Tabla 7-4

Ejemplo de un "Menú de Insulina" Usando los Hábitos Alimenticios de Steve Edelman

Alimentos Comunes	**Dosis Usual de Humalog***
Desayuno	
Solo café con leche (no comida)	3 unidades
Bagel con queso crema	10 unidades
Tazón de cereal frió con leche	12 unidades
Tazón de cereal caliente (no leche)	7 unidades
Pancakes o pan Francés	15 unidades
Huevos revueltos (2) con pan con mantequilla (1 rebanada)	6 unidades
Almuerzo	
Sándwich de atún, pavo, o vegetales	10 unidades
Hamburguesa de vegetales	12 unidades
Sopa o ensalada	8 unidades
Cena	
La pasta usual de mi esposa	14 unidades
Ensalada grande con pan fresco	10 unidades
Pollo, pescado o carne	12 unidades
3 rebanadas grandes de pizza	18 unidades
Alimentos Inusuales	
Restaurantes	
Usualmente agrego de 5 a 10 unidades a mi dosis regular ya que en restaurantes siempre como más que en casa	
Postres (¡Si, como postres de vez en cuando!)	
Cucharada pequeña de helado	3 unidades
Galletas (2 o 3)	5 a 7 unidades
Rebanada pequeña de pastel de chocolate	6 a 8 unidades
Pudín (me encanta el butterscotch)	4 a 5 unidades

* Estas son mis dosis comunes de Apidra, Humalog o Novolog antes de mis comidas.

Figura 7-5

Ejemplos de Plumas de Insulina

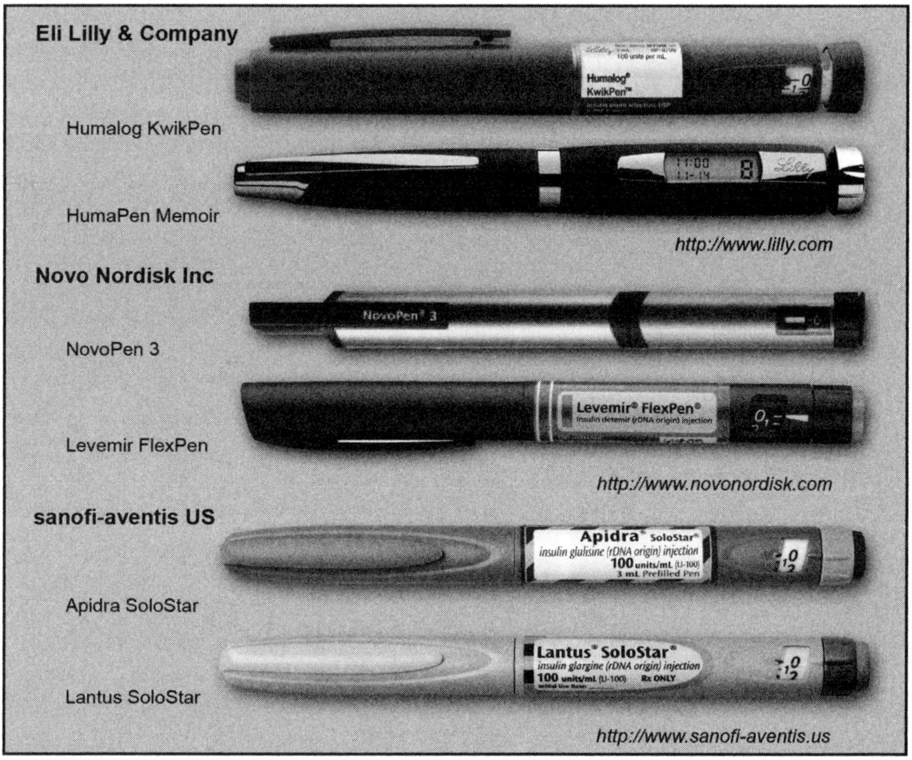

Nombre del Dispositivo	Insulina Liberada	Consumibles
Humalog KwikPen	Humalog (lispro)	Pluma desechable (3 mL)
HumaPen Memoir	Humalog (lispro)	Cartucho para rellenar de 3-mL
Novo Pen 3	Novolog Mix 70/30 (aspart) Novolin 70/30 (NPH/Regular)	Cartucho para rellenar de 3-mL
Levemir FlexPen	Detemir (rDNA origin)	Pluma desechable (3 mL)
Apidra SoloStar	Apidra (glulisine)	Pluma desechable (3 mL)
Lantus SoloStar	Lantus (glargine)	Pluma desechable (3 mL)

Todas las imágenes proporcionadas por cortesía de Eli Lilly & Company, Novo Nordisk Inc, y sanofi-aventis US.

El Papel del Monitoreo de Glucosa en Casa o Monitoreo Continuo de Glucosa

Es importante acentuar que no hay manera de lograr control de glucosa sin el uso apropiado del monitoreo en casa ni del monitoreo continuo de glucosa (CGM), no importa qué tipo de régimen de insulina utilice. Monitoreo en casa o CGM es esencial para determinar cuanta insulina de actuación rápida darse antes de cada comida y cuánto tiempo esperar entre la inyección de insulina y el consumo de la comida. El monitoreo de glucosa después de comidas también ayudará a resolver si usted se dio insulina de más o muy poca. El monitoreo en casa o CGM también ayudará a evitar hipoglucemia, planear ejercicio, y hacer ajustes a largo plazo en su régimen de insulina (**Tabla 7-5**). Vea por favor los Capítulos 9 y 10 para ayuda en analizar sus propios resultados de glucosa.

Ajustes para Ejercicio

Si tiene suerte, puede incluir ejercicio en su horario diario con regularidad al momento más oportuno para usted. Si es como yo y la mayoría de las demás personas, es una batalla constante para encontrar tiempo para el ejercicio. Mi idea de un maratón es nadar en el Jacuzzi, una carrera del sofá al refrigerador, y un paseo en bicicleta a la tienda de helados (estoy bromeando acerca del Jacuzzi). Es importante saber cómo el ejercicio afecta su control de glucosa. Mucha de la información vendrá de antes y después del ejercicio de su dispositivo de CGM y una agenda mental de cómo ciertos tipos de ejercicio (incluyendo longitud y grado de intensidad) bajan su nivel de glucosa y cuánto. No hay recortes ni fórmulas elegantes para predecir cómo responderá a ciertos tipos de ejercicio. Debe hacerse pruebas y aprender de la experiencia. La mejor predicción de lo que sucederá a su glucosa es lo que ha sucedido en el pasado en tipos semejantes de ejercicio. Vea el Capítulo 5 para más sobre ejercicio.

En general, si sabe que va hacer mucho ejercicio dentro de 2 a 4 horas de su última dosis de insulina de actuación rápida, debe reducir su dosis antes de la comida por 20% a 50%, dependiendo de la intensidad y duración del ejercicio (**Tabla 7-6**). Mi ejercicio usual es de 45 a 60 minutos en un escalón elíptico que tengo en casa o en una máquina de correr. Reduzco mi dosis de insulina de actuación rápida antes de la comida por aproximadamente 25% si hago ejercicio poco después de haber comido. Puede ser que no necesite reducir su dosis tanto si toma insulina de actuación rápida como Apidra, Humalog, o Novolog, ya que salen de su sistema mucho más rápidamente que la Regular más vieja. Para evitar problemas, es mejor hacer ejercicio cuando su insulina Regular o de actuación rápida no está al máximo. Si usted es una de esas personas que corren maratones en su tiempo libre, obviamente debe reducir su insulina de actuación prolongada basal también por 20% a 50%.

Tabla 7-5

La Importancia del Monitoreo de Glucosa en Casa para Lograr el Control de Glucosa

- *Determinando la dosis de insulina: Regular o de actuación rápida antes de la comida:* Es importante ajustar la dosis de insulina antes de la comida, dependiendo del nivel de glucosa antes de la comida así como el tamaño de la comida y ejercicio anticipado.
- *Hora de la inyección de insulina en relación con el consumo de la comida:* Debe esperar por lo menos 30 minutos después de la inyección antes de comer si toma la insulina Regular más vieja y sólo 5 minutos si utiliza los nuevos análogos de actuación rápida(Apidra, Humalog, y Novolog). Este período de tiempo es apropiado sólo si su nivel de glucosa de antes de la comida está dentro de lo normal. Sin embargo, si su nivel de glucosa antes de la comida es más alto de lo normal, debe esperar más para darle oportunidad a la insulina de bajar su nivel antes que consuma más calorías. La hora de su dosis de insulina en relación con sus comidas es de suprema importancia y es ignorado generalmente por la mayoría de los pacientes y médicos.
- *Determinar si tomo demasiada o muy poca insulina antes de la comida:* Revisar su nivel de glucosa de 1 a 2 horas después de comer es importante para determinar si tomo muy poca o demasiada insulina de actuación rápida. Revisarse después de la comida es especialmente importante si su glucosa antes de la comida estaba alta o si comió una cantidad o tipo de alimento inusual. Si su glucosa después de comer es demasiado alta, una pequeña dosis extra de insulina de actuación rápida es adecuada generalmente. Si su glucosa después de comer es demasiado baja, el consumo de calorías extras puede ser apropiado para evitar una glucosa baja severa, especialmente si planea hacer ejercicio.
- *Evitar hipoglucemia:* El monitoreo de glucosa en casa es un instrumento importante para ayudarle a evitar hipoglucemia seria. Saber cuando su insulina alcanzará el máximo, puede usar el monitoreo de glucosa en casa para detectar una glucosa baja antes de que ocurra una glucosa baja severa.
- *Planificación de ejercicio:* El monitoreo de glucosa en casa antes, después, y a veces durante el ejercicio prolongado le puede dar información importante para un entrenamiento seguro y efectivo. Revisar su glucosa antes del ejercicio es importante, no sólo para evitar hipoglucemia pero también para detectar y tratar hipoglucemia severa, la cual definitivamente afectará su entrenamiento. Además, el ejercicio prolongado y arduo a veces puede causar hipoglucemia severa y demorada que debe ser vigilada.

Continuación

Tabla 7-5 *(continuación)*

- *Haga ajustes a largo plazo en su régimen de insulina:* Usando el monitoreo de glucosa en casa o monitoreo de glucosa continua no es solo importante para hacer ajustes diarios a corto plazo en su dosis de insulina, es crucial hacer cambios adecuados a largo plazo también. Por ejemplo, si el nivel de glucosa antes del desayuno está constantemente alto, al grado que necesite insulina Regular o de actuación rápida cada mañana, entonces es necesario agregar más insulina de acción prolongada para evitar el nivel de glucosa elevado en la mañana en primer lugar.

Tabla 7-6

Recomendaciones Generales para el Ejercicio y Regímenes de Insulina

- Para ejercicio anticipado de mediano a moderado de 1 a 3 horas después de comer, reduzca su dosis antes de la comida de insulina Regular o insulina de actuación rápida por aproximadamente 20% a 50%
- Para ejercicio anticipado arduo en un espacio de tiempo prolongado, no sólo reduzca su dosis antes de la comida de insulina Regular o de actuación rápida por 30% a 50%, sino que también reduzca su insulina de actuación prolongada por 20% a 50%
- Siempre revise su glucosa antes del ejercicio. Considere revisar su glucosa después del ejercicio, especialmente si está desarrollando su diario mental sobre cómo el ejercicio afecta su diabetes. Revisar su glucosa cada 1 o 2 horas durante el ejercicio le puede ayudar a evitar hipoglucemia.
- Siempre cargue algo consigo para tratar una reacción de glucosa baja. El día que lo olvide será el día en que tenga una reacción baja....la ley de Murphy.
- Si es un atleta de alto nivel, intégrese a la Asociación de Atletas con Diabetes Internacional. Esta organización no lucrativa también es para el atleta principiante.

Siempre revise su nivel de glucosa antes y después de que haga ejercicio, y cada 1 a 2 horas durante rutinas arduas prolongadas. Si su glucosa es más de 250 mg/dl, debe considerar darse una pequeña cantidad de insulina de actuación rápida, dependiendo del tiempo de su última dosis y cuán sensible es a la insulina. Si su última dosis fue dentro de 1 o 2 horas, quizás sea más seguro no tomar insulina extra. Si su nivel de glucosa está en el rango bajo o normal (menos de 120 mg/dl) debe considerar tomar algunos carbohidratos antes del ejercicio. Una vez más, si su última inyección fue dentro de 1 o 2 horas, es más probable que su nivel de glucosa baje durante el ejercicio que si su última inyección fue dada más de 5 horas antes de la actividad.

Presentaciones de Casos de Regímenes de Insulina Comúnmente Usados

Para personas con diabetes tipo 1, hay dos principales regímenes efectivos, que incluyen el régimen de bolo/basal y terapia de bomba de insulina, discutido con todo detalle en el Capítulo 8.

Los regímenes más comúnmente usados en personas con diabetes tipo 2 es terapia de combinación (agentes orales durante el día más una insulina basal), los regímenes de separación mezclada y pre mezclados, y el enfoque de bolo/basal. Describiré un ejemplo de cada uno para darle una idea de lo que traen consigo.

El Régimen de Bolo/Basal o a la hora de la Comida/Basal

Caso #1: Diabetes Tipo 1

Carlos es un hombre de 45 años que ha tenido diabetes tipo 1 por 22 años. El trabaja en construcción y a veces tiene problemas para comer a horas consistentes y hacer ejercicio regularmente. Hace muchos años, cambió de NPH dos veces al día a Lantus con 25 unidades a la hora de acostarse y también toma el análogo de actuación rápida Apidra, suministrado antes de comidas. Aprendió a contar sus carbohidratos y su proporción es 15:1 (por cada 15 gramos de carbohidratos consumidos toma 1 unidad de Apidra) y su factor de corrección es 1:50 (por cada 50 mg/dl por encima de su objetivo de 120 mg/dl, él debe tomar una unidad extra de Apidra). Ajusta su dosis de Lantus basado en su nivel de glucosa en la mañana y su dosis de Apidra basado en su nivel de glucosa después de comer. También toma 10 unidades de Symlin con cada comida. Su A1C ha estado en el rango debajo de 7% con 1 a 2 reacciones de hipoglucemia por semana. Recientemente consiguió un monitor de glucosa continua Dexcom STS (vea Capítulo 9), el cual le ha permitido ajustar su régimen y reducir su A1C a 6.7% además de casi eliminar completamente sus reacciones bajas de glucosa.

El régimen de la hora de comida/basal es el régimen más fisiológico, además de terapia de bomba de insulina. El concepto básico es de tratar de imitar la pauta secretoria de insulina de una persona no diabética. El páncreas del no diabético secreta un poco de insulina todo el tiempo (la tasa basal), aún en el estado de ayuno, y arroja pequeñas cantidades o bolos para cada comida. El páncreas sólo secreta insulina de actuación rápida directamente en la sangre, en casos que funciona casi instantáneamente. Lantus, Levemir, y NPH son insulinas basales que han sido alteradas químicamente para ser de actuación prolongada, semejante a cualquier medicina de liberación sostenida.

Terapia de Bomba de Insulina

Caso #2: Diabetes Tipo 1

María es una mujer de 22 años de edad con diabetes tipo 1 desde la edad de 5. Ha estado en terapia de bomba de insulina y toma Humalog durante los últimos años y le encanta la libertad que le da en función de la facilidad de bolos a la hora de las comidas y controlar sus niveles de glucosa de noche. Su tasa basal es 0.7 unidades por hora excepto entre las horas de 3 AM a 8 AM, cuando automáticamente hasta 1.0 unidades por hora. Este aumento en su tasa basal de insulina es para contrarrestar el fenómeno de alba (vea Capítulos 8 y 9 en la terapia de bomba y CGM para más detalles de terapia de bomba y el fenómeno de alba). Su proporción de carbohidratos a insulina es 20:1, y su factor de corrección son 1:60. Obviamente es más sensible a la insulina que Carlos. Ella también utiliza un CGM el cual le ayuda a prevenir que su nivel de glucosa baje demasiado de noche, especialmente importante ya que ella vive sola.

Terapia de combinación: Medicamentos Orales Durante el día y una Insulina Basal

Caso #3: Diabetes Tipo 2

Juan es un caballero hispano de 65 años de edad con diabetes tipo 2 por 12 años. Cuando fue diagnosticado, se controlaba con dieta y ejercicio pero poco después, tanto glyburide como Glucophage fueron agregados para controlar su nivel de glucosa. Esto funcionó durante unos años. Más tarde, Actos fue añadido a su régimen, que ayudó, pero su A1C todavía estaba por encima de objetivo en 7.4%. Los datos del monitoreo de glucosa en casa de Juan mostraron que su nivel de glucosa por la mañana estaba en el rango medio de 200 mg/dl. Su médico le recetó 10 unidades de insulina basal de actuación prolongada Levemir a la hora de acostarse y aumentó lentamente la dosis a 55 unidades en las siguientes semanas para bajar su nivel de glucosa en la mañana al rango de 80 a 130 mg/dl. Su dosis de medicinas orales no fue modificada y su A1C se bajó finalmente a 6.5% sin episodios de hipoglucemia.

La terapia de la combinación es una manera efectiva y eficiente de reducir el A1C al objetivo. Juan y su médico escogieron Levemir para su insulina basal, la otra insulina disponible de actuación prolongada es Lantus. Hay diferencias entre estas insulinas y es sabio discutirlas con su médico. Si la terapia de combinación no reduce su A1C al objetivo, puede ser necesario avanzar al régimen de insulina a una separación-mezclada (split-mixed) o estrategia de bolo/basal.

El Régimen de Separación-Mezclada/Pre Mezclada

Caso #4: Diabetes Tipo 2

Brenda es una mujer de 47 años de edad con sobrepeso que ha tenido diabetes tipo 2 desde la edad de 39. Ella no reaccionó bien a agentes orales y actualmente es tratada con 25 unidades de NPH y 15 unidades de Regular antes del desayuno y 20 unidades de NPH y 12 unidades de Regular antes de la cena. Su control general de glucosa es malo con un A1C de 8.2%. Sus datos de monitoreo de glucosa en casa muestran que su glucosa sube y baja (más de 200 mg/dl) a (debajo de 60 mg/dl) sin embargo, hay dos tendencias consistentes: Las tendencias muestran que sus niveles de glucosa antes del desayuno y después de la cena son demasiado altos, comúnmente en el rango de 300 mg/dl.

Actualmente su régimen de insulina consiste de separación-mezclada. Este régimen consiste en una inyección de una combinación de insulina NPH y Regular antes del desayuno y la cena. Aunque este régimen se usa con bastante frecuencia en diabetes tipo 2 y mucho menos en diabetes tipo 1, puede tener limitaciones especialmente en diabetes tipo 1, incluyendo:

1. No hay insulina Regular o de actuación rápida en el almuerzo. La glucosa alta no es rara a primera hora de la tarde.
2. La insulina NPH de la mañana alcanza el máximo 6 a 8 horas después de inyectada, llevando a hipoglucemia en la tarde, especialmente si la comida del mediodía es ligera o se pasa.
3. La insulina NPH suministrada antes de la cena generalmente alcanza su máximo a primeras horas de la mañana, llevando a hipoglucemia durante la noche (1 AM a 3 AM).
4. Debido a que la insulina NPH nocturna es suministrada antes de la cena (alrededor de 6 PM a 7 PM), pierde su eficacia por la mañana siguiente, y no es raro tener glucosa alta constantemente antes del desayuno.

El problema principal de Brenda son los niveles altos de glucosa después de la comida. Se le cambió al análogo Novolog de actuación rápida para ayudar a mejorar sus niveles de glucosa antes del desayuno y después de la cena. También redujo el contenido de calorías de su comida del mediodía para mejorar su nivel de glucosa después del almuerzo.

1. Su nivel de glucosa después de comidas mejoró tremendamente
2. Disfrutó de un poco más flexibilidad a la hora de su dosis de insulina ya que el análogo de insulina de actuación rápida suministrado antes o poco después de la comida tiene el mismo resultado en el control de glucosa.

El A1C de Brenda bajó a 7.1% 5 meses después de hacer los cambios. Unos meses después, Brenda cambió a la insulina pre mezclada, Novolog Mezclada 70/30, en una pluma ya que su proporción de NPH a Novolog era aproximadamente 70/30. Le encantó la conveniencia de la pluma. Su A1C se redujo por debajo de 7.0% durante los 6 meses siguientes.

El Régimen de Bolo/Basal o Bolo/Comida

Caso #5: Diabetes Tipo 2

Sandra es una mujer de 50 años de edad, obesa que ha tenido diabetes tipo 2 durante los últimos 5 años. Originalmente fue tratada con un régimen de separación-mezclada, pero cambió a un régimen bolo/basal hace varios años cuando comenzó a trabajar el turno de noche (11 PM a 7 AM) como enfermera quirúrgica. Su horario diario consiste en regresar a casa después del trabajo e irse directamente a la cama hasta la 1 PM o 2 PM sin comer. Ella entonces toma su almuerzo regular que consiste en un sándwich o ensalada. Su cena es normalmente a las 8 PM con su marido. Toma desayuno en el hospital durante uno de sus descansos entre 4 AM y 6 AM, aunque estas horas de comida son variables ya que las cirugías de emergencia no son predecibles.

El régimen de Sandra ha cambiado con los años pero consiste de 25 unidades de la insulina basal Levemir suministrado alrededor de 8 AM antes de dormir, con algunas unidades de Novolog sólo si su nivel de glucosa es alto (arriba de 180 mg/dl). Ella también toma 15 unidades de Levemir en la cena (8 PM) junto con su dosis de Novolog, según su nivel de glucosa antes de la comida (algoritmo de insulina). Ella se da pequeños bolos (aproximadamente 8 a 15 unidades) de Novolog antes del desayuno, del almuerzo, cena, y antes de otros pequeños bocadillos. Ajusta bien su dosis y no utiliza conteo de carbohidratos. Le encantan las plumas Novolog y Levemir Flex, que facilitan su vida cotidiana con diabetes. Hace un año, Sandra comenzó a tomar Symlin ya que le era difícil lograr que su nivel de glucosa después de la comida bajara de 200 mg/dl y estaba por encima de su peso ideal. Finalmente redujo su A1C debajo de 7% y perdió una cantidad significativa de peso al mismo tiempo.

El régimen de Sandra es un gran ejemplo de un régimen de insulina personalizado. Su régimen bolo/basal fue diseñado para adaptarse a su horario. Tiene una buena dosis de insulina base con la nueva insulina Levemir de actuación prolongada suministrada aproximadamente 12 horas aparte y el análogo de insulina de actuación rápida Novolog suministrado antes de cada comida. Tiene la libertad de comer sus comidas a horas que son convenientes para ella. Ella también tiene la libertad de saltarse comidas, siempre y cuando revise su nivel de glucosa para asegurarse que no es demasiado bajo ni demasiado alto. Una buena dosis de insulina basal no debe permitir que su nivel baje ni suba demasiado, aun si no come. Si su nivel de glucosa baja demasiado en ayunas, su dosis de insulina de actuación prolongada es demasiado alta y debe ser ajustada. Por otro lado, si su nivel de glucosa sube demasiado en ayunas, su dosis de insulina de actuación prolongada debe ser aumentada.

Resumen

Diseñar un régimen de insulina que se adapta a su estilo de vida es importante para lograr y mantener control de glucosa (**Tabla** 7-7). Para hacer esto exitosamente, debe tener una comprensión básica de la línea de acción de tiempo de las diferentes insulinas así como saber los beneficios de Symlin. Usted también no sólo debe realizar monitoreo de glucosa en casa en horas adecuadas y considerar CGM, sino que también debe estar bien informado en cómo reaccionar a sus niveles de glucosa. El uso de un algoritmo de insulina o factor de corrección es vital para tomar decisiones diarias en su plan de tratamiento así como hacer ajustes a largo plazo. Cada dosis de insulina antes de comidas debe ser adivinoestimada, manteniendo varios factores en mente, incluyendo el nivel de glucosa antes de la comida, las cantidades y los tipos de alimento (carbohidratos) a ser ingeridos, y ejercicio anticipado. Con experiencia y tiempo, desarrollará diarios mentales y menús de insulina de cómo ciertos tipos de comidas y rutinas de ejercicios afectan su diabetes. Podrá utilizar esta información además de contar los carbohidratos para proponer la mejor estimación aproximada de qué dosis de insulina debe tomar en cierto momento o en cualquier situación. Finalmente, ajustar su régimen cotidiano de insulina será tan fácil y rutinario como cepillarse los dientes. Usted tiene la capacidad de tener un estilo de vida flexible mientras que mantiene un control excelente de glucosa tomando insulina. La clave está en educarse y mantenerse motivado para trabajar con su médico para diseñar el régimen perfecto de insulina para usted. Ahora tenemos muchas insulinas nuevas y Symlin de donde escoger, y con la llegada del monitoreo de glucosa continua, el control excelente con mínima hipoglucemia es fácilmente posible.

Tabla 7-7

Regímenes de Insulina Comúnmente Utilizados

Diabetes Tipo 1

- Régimen Bolo/basal (también conocido como bolo/prandial)
- Terapia de bomba de insulina

Diabetes Tipo 2

- Terapia de combinación (agentes orales durante el día además de la insulina basal)
- Régimen Pre mezclado o sin mezclar (insulina de actuación intermedia y actuación rápida suministrada 2 o 3 veces al día)
- Régimen de Bolo/basal
- Terapia de bomba de insulina

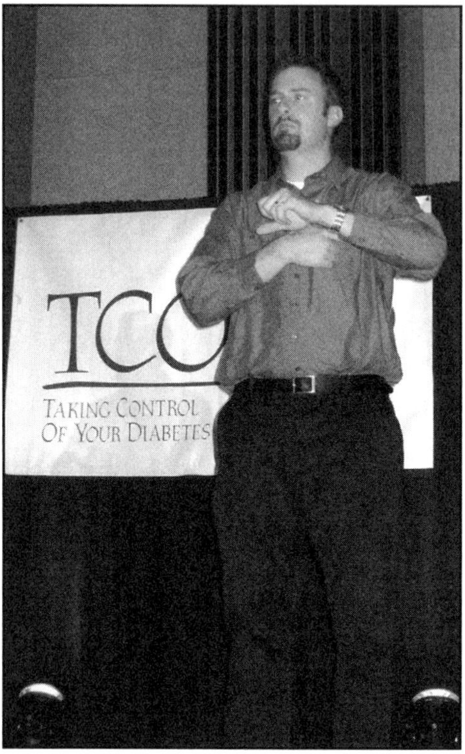

Un voluntario interpretando señales para quienes no pueden oír en una conferencia de TCOYD.

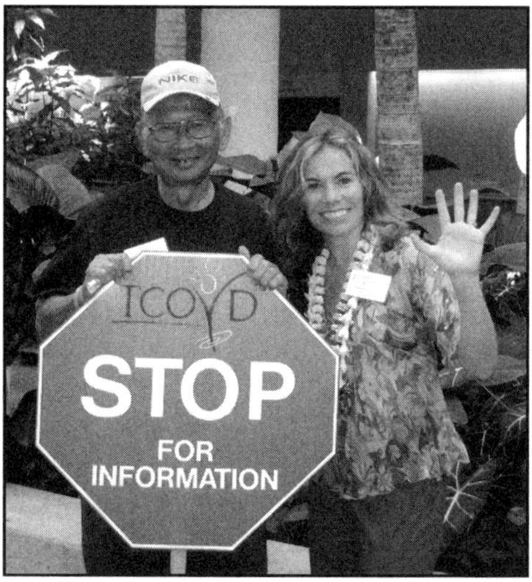

Michelle Day y un voluntario en una conferencia de TCOYD en Hawái.

8

Las Bombas de Insulina de Hoy Con Características Inteligentes

por John Walsh, PA, CDE
y Ruth Roberts, MA

Introducción

El número de personas que utilizan bombas de insulina ha crecido rápidamente desde su introducción hace casi 30 años a más de 400,000 en todo el mundo. Gran parte del crecimiento ha venido de usuarios de bombas que comparten con entusiasmo su experiencia. Cuando se usa bien, una bomba de insulina ayuda al usuario a sentirse mejor, a vivir más libremente, y a tener menos problemas de salud relacionados con la diabetes.

La decisión de usar una bomba es a menudo un momento decisivo en el cuidado de la diabetes. Los que utilizan bombas dicen cosas como, "por primera vez en años, puedo comer cuando quiero" o "ahora realmente puedo controlar mi glucosa, y me siento mejor, también".

¿Por qué Considerar Una Bomba?

Mantener la glucosa lo mas normal posible es el objetivo principal en la diabetes, ya sea utilizando inyecciones o una bomba. Las bombas inteligentes de hoy tienen características útiles (ver sección Características Inteligentes de Bombas y Su Uso dentro de este capítulo) que ofrece la mejor elección para muchas personas para alcanzar este objetivo. Muchos profesionales de medicina que tienen diabetes ellos mismos prefieren bombas porque proporcionan una manera conveniente y efectiva para imitar al páncreas. En 1998, cuando sólo 6% de las personas con diabetes tipo 1 usaban una bomba, 60% de enfermeras educadoras de diabetes y 52% de médicos que tenían diabetes tipo 1 usaban una bomba de insulina.

Las bombas benefician a personas de todas las edades, desde niños hasta personas de 80 y 90. Las bombas han mostrado ayudar a personas que tienen neuropatía periférica o autonómica, enfermedad renal temprana (micro albuminuria), y retinopatía. Las bombas también benefician a quienes tienen fenómeno de alba, control errático, o resistencia de insulina. El control posible con una bomba puede incluso revertir algún daño de salud asociado con las complicaciones.

Cómo Funciona Una Bomba

Las bombas funcionan con baterías comunes AA o AAA, una bomba de insulina utiliza una insulina de actuación rápida la cual es programada para el suministro como elemental y bolos para imitar mejor el suministro normal de insulina. Las tasas elementales reemplazan la liberación de fondo de insulina de un páncreas normal. Estos se pueden programar para que cambien cada 30 minutos en pequeños incrementos de hasta 0.025 o 0.05 unidades por hora para equilibrar la necesidad de más insulina que muchas personas experimentan antes de amanecer o la necesidad de menos insulina durante períodos largos de ejercicio o actividad (**Tabla 8-1**). Las tasas elementales se pueden aumentar temporalmente o pueden ser disminuidas en incrementos de 5% cada 30 minutos por hasta 72 horas en la mayoría de las bombas conforme sea necesario para la enfermedad, ejercicio, o para otras situaciones. Los bolos cubren carbohidratos en comidas o bocadillos, y pueden ser utilizados para bajar glucosa alta que puede ocurrir. Una vez que una bomba es programada con un factor de carbohidratos y un factor de corrección por el médico del usuario y proveedor médico, el usuario simplemente ingresa cuántos carbohidratos va comer y su glucosa actual. Su bomba inteligente puede recomendar un bolo apropiado de carbohidratos o corrección. Ingresar el nivel de glucosa también le permite a la bomba reducir exactamente este bolo para cualquier bolo programado, *bolus on board,* bolo a bordo (BOB) o insulina aun activa de bolos recientes.

Tabla 8-1

Suministro de Insulina Usando una Bomba de Insulina

Basal—un suministro continúo de 24 horas que surte la necesidad de insulina de fondo. La elemental es suministrada como unidades por hora, varía de entre 0.4 y 1.6 unidades por hora para la mayoría de los usuarios de bomba adultos, y generalmente suma cerca de la mitad de la dosis total diaria (TDD) de insulina.

Bolo de carbohidratos—un chorro de insulina suministrada rápidamente para cubrir los carbohidratos en una comida o bocadillo. La mayoría de usuarios de bomba adultos utilizan 1 unidad por 5 a 25 gramos de carbohidratos.

Bolo de Corrección—un chorro de insulina diseñado para bajar una glucosa alta al objetivo. Para la mayoría de los usuarios de bomba adultos, 1 unidad baja la glucosa entre 20 y 120 mg/dl (1 a 6.7 mmol).

Insulina Elemental y Tasas Elementales

El suministro elemental de una bomba imita la naturaleza con un suministro constante de pequeñas cantidades de insulina durante veinticuatro horas. Las tasas elementales se usan para equilibrar los cambios diarios normales en hormonas y actividades contra-regulativas. Muchos adolescentes y adultos requieren una tasa elemental más alta antes del amanecer para contrarrestar un fenómeno de alba que comienza aproximadamente a las 3 AM diario. Este es causado por un aumento natural en la producción de hormona del crecimiento en dicho momento. Si no hay insulina extra, la glucosa subiría y estaría alta cuando la persona despierte. Conforme la persona alcanza la edad media, el fenómeno de alba junto con la necesidad de más insulina a menudo baja o desaparece por completo.

Las tasas elementales exactas mantienen el nivel de glucosa estable durante la noche o cuando se pasan comidas durante el día. Cuando alguien tiene sus tasas elementales correctamente ajustadas, su glucosa subirá o bajará no más de 30 mg/dl (1.7 mmol) durante las 8 horas de sueño o durante cualquier período de 5 horas de ayuno mientras está despierto.

Las tasas elementales suman aproximadamente el 50% de la suma total de la dosis diaria, *total daily dose* (TDD) de insulina. Tomando en cuenta variaciones individuales, las tasas elementales efectivas raramente suman menos del 40% y sólo ocasionalmente suman más del 60% del TDD. Los bolos de carbohidratos suman la mayor parte del resto, con un pequeño porcentaje del TDD, generalmente menos del 8%, que se usa para los bolos de corrección.

Las bombas ofrecen tasas elementales temporales y perfiles elementales alternos. Las tasas temporales se pueden aumentar para el manejo de enfermedades ocasionales o disminuir durante y después de períodos largos de ejercicio o actividad. El usuario también puede alternar perfiles si sus requisitos de insulina varían en fines de semana comparada con días laborables, o durante la menstruación para mujeres. Algunas bombas ahora ofrecen un horario semanal que incluye perfiles elementales únicos y alarmas de bolo a iniciarse automáticamente en diferentes días de la semana. Esto puede ser especialmente útil para quienes cuyas actividades varían día a día.

Bolos

Los bolos son chorros pequeños de insulina suministrada para cubrir carbohidratos o corregir niveles altos de glucosa. A diferencia de tasas elementales, los bolos no son pre programados pero son suministrados cuando son necesarios.

Bolos de Carbohidratos

La cantidad de carbohidratos en un bocadillo o la comida determina el tamaño del bolo de carbohidratos necesario para cubrirlo. Cuanto más carbohidratos, más grande el bolo, por lo tanto el conteo exacto de carbohidratos o una dieta muy consistente son críticos para una dosis de insulina exacta.

Se usa un factor personal de carbohidratos para determinar el tamaño del bolo necesario para cada comida y bocadillo. Un factor de carbohidratos es una proporción de insulina a carbohidratos diseñada por el usuario y su proveedor médico. Es cuántos gramos de carbohidratos cubre 1 unidad de insulina. Igual que las tasas elementales, el factor de carbohidratos puede ajustarse conforme sea necesario para mejorar el control, y factores diferentes de carbohidratos pueden agregarse para diferentes horas del día si es necesario. Una bomba inteligente divide el carbohidrato total en una comida o bocadillo por el factor de carbohidratos para determinar un bolo exacto de carbohidratos para cada comida y bocadillo.

Los bolos de una bomba no son suministrados directamente en la sangre como la insulina de un páncreas. En vez de eso, la bomba infunde insulina en la grasa debajo de la piel, de donde es absorbida gradualmente en la sangre. Esta demora de recepción significa que los bolos de carbohidratos tienen que suministrarse antes que la comida comience a tener su mejor efecto. Aunque un bolo de comida suministrado antes de comer puede proporcionar ocasionalmente control razonable, siempre que sea posible los bolos deben suministrarse por lo menos 15 a 20 minutos antes de comer para lograr el mejor nivel de glucosa posible después de comer, excepto, por supuesto, cuando la glucosa está baja antes de la comida. Cuando los carbohidratos se cuentan bien y son tratados con un bolo antes de la comida usando un factor exacto de carbohidratos, la glucosa subirá no más de 40 a 80 mg/dl (2.2 a 4.4 mmol) y bajará al rango deseado de 4 a 5 horas más tarde.

Bolos de Corrección

El páncreas normal y el sistema contra-regulatorio funcionan tan bien que una persona sana no tiene glucosa alta ni baja, pero los suministros elementales de insulina y los bolos de una bomba no pueden ser tan efectivos. Una glucosa alta puede ocurrir si se suministra poca insulina elemental o bolo, aunque otras causas puedan contribuir. Cuando ocurre una glucosa alta, se suministra un bolo de corrección para bajarla sin peligro. Cuanta más alta la glucosa, mayor bolo de insulina es necesario para bajarla.

El factor de corrección indica cuán distante la glucosa bajará por unidad de insulina. El factor se usa para determinar cuánta insulina de bolo tomar para bajar una glucosa alta al objetivo sin bajarla demasiado. Una vez que el factor de corrección es programado en una bomba, los bolos de corrección son calculados automáticamente, con reducciones conforme sea necesario para algún BOB activo (**Tabla 8-2**).

Tenga en mente revisar su bomba completamente si ocurre una glucosa alta inusual o inexplicada. Cuando ocurren problemas en el sitio de infusión o mecánicos, debe suministrarse una dosis de corrección con una jeringa o pluma de insulina para asegurar el suministro. Tome medidas para bajar la glucosa antes de involucrarse en localizar fallas de la bomba.

Probar y fijar tasas elementales, factor de carbohidratos, y factor de corrección deben ser concretados dentro de 4 a 6 semanas después del comienzo de una bomba. Una vez que la glucosa está bien controlada, ajustes ocasionales serán necesarios conforme el peso, actividad, o las temporadas cambien, o cuando el control de glucosa ya no es óptimo.

Tabla 8-2

Los Bombas Inteligentes de Hoy Se Exceden en Control

- El suministro preciso de insulina permite a la mayoría de usuarios de bomba lograr glucosa dentro de un rango aceptable de objetivo la mayor parte del tiempo. Si usa una bomba inteligente y su glucosa a menudo sube o baja demasiado, sus tasas elementales, factor de carbohidratos, de corrección, o duración de acción de insulina pueden cambiarse para adaptarse mejor a sus necesidades
- Nunca acepte tener un A1C alto o experimentar control irregular si utiliza una bomba inteligente. Una bomba inteligente debe dar excelentes resultados. Si no lo hace, modifique su estilo de vida o ajustes de insulina hasta que lo logre

¿Es una Bomba Mejor Que Múltiples Inyecciones?

Mejor Suministro de Insulina

Las células beta sanas en el páncreas liberan cantidades precisas de insulina para cubrir dos necesidades básicas: un flujo constante para orquestar la liberación y recepción de glucosa y grasa para el combustible y un chorro para los carbohidratos cuando se consumen. Para imitar el páncreas normal, múltiples inyecciones diarias (MDIs) o una bomba proporcionan insulina y bolos de insulina para cubrir los carbohidratos. Además, los bolos de corrección se usan para bajar una glucosa alta, un estado que no ocurre en una persona no diabética.

Una bomba tiene una ventaja comparada con MDI porque utiliza insulina de actuación rápida para proporcionar la infusión elemental que el cuerpo necesita las veinticuatro horas para mantener la glucosa sin subir cuando no se toma alimento. Ajustes de insulina más rápidos y precisos se pueden hacer para ciertas cosas como el fenómeno de alba o un cambio en la actividad. La misma insulina de actuación rápida es suministrada como bolo o liberación rápida de insulina cuando se consumen carbohidratos. Si ocurre una glucosa alta, un bolo de corrección la puede bajar sin necesitar una inyección adicional.

Una bomba le permite al usuario adaptar más fácilmente su insulina a los acontecimientos de la vida, como ejercicio, cambio de horario, o una enfermedad. Debido a que se usa la misma insulina como elemental y bolos, estas dosis se pueden intercambiar cuando más o menos insulina es necesaria. Por ejemplo cuando una bomba se desconecta para deportes acuáticos, un bolo "desconectado" puede suministrarse para reemplazar el suministro elemental que no se dará esta vez. Este reemplazo de bolo por elemental permite que la glucosa se mantenga a nivel por lo menos 3 a 4 horas sin la bomba. Una bomba ya ofrece una estimación de cuánta insulina de bolo es necesaria para cierto tiempo sin la bomba.

Más Conveniencia y Flexibilidad

En la vida, las horas de trabajo varían, las reuniones y acontecimientos ocurren al azar, las comidas pueden ser demoradas o pasadas, y a menudo uno come a la carrera. En fines de semana, puede que madrugue o duerma hasta tarde, y hacer más o menos ejercicio del acostumbrado y a horas diferentes del día. Comer puede cambiar para acomodar comidas familiares más grandes o comidas de días festivos o demoradas para cenar después de una película. Como las comidas, actividad, estrés, y el sueño cambian, así también deben cambiar los niveles de insulina.

Mayor Precisión

Cálculos de dosis con las bombas de hoy son más sencillos y exactos que MDIs o las bombas clásicas. Una vez que un factor apropiado de carbohidratos y un factor de corrección son ingresados en una bomba, esta puede recomendar un bolo exacto en cualquier momento que el usuario ingrese cuántos carbohidratos comerá y su glucosa actual. La bomba toma en cuenta si hay BOB y ajusta bolos de carbohidratos y corrección para prevenir exceso de insulina cuando aun hay insulina activa de bolos recientes.

El suministro preciso de insulina de una bomba puede igualar las demandas de un estilo de vida activo. El flujo elemental de insulina se ajusta para mantener la glucosa en rango normal de noche o cuando las comidas son saltadas. Ajustes elementales que funcionan no cambian hasta que el usuario necesita cambiarlos, como para períodos más largos de ejercicio o actividad. El uso exclusivo de insulina de actuación rápida permite ambas dosis de bolo y tasas elementales diseñarse rápidamente para comida y ejercicio espontáneos.

Las personas que son sensibles a la insulina y aquellos que requieren pequeñas dosis se benefician especialmente de la precisión de una bomba. Los que necesitan menos de 30 a 35 unidades por día les encanta una bomba con la que se pueden suministrar dosis en incrementos tan pequeños como 0.025 (veinticinco milésimos) de una unidad. Si una unidad de insulina baja la glucosa 100 mg/dl (5.6 mmol) o más, aún un pequeño error de cálculo significa un desastre. La precisión de una bomba, junto con dosis cuidadosamente calculadas tomando en cuenta BOB, le puede ahorrar al paciente niveles bajos que a menudo los plagan cuando usan una jeringa.

Acción de Insulina Más Confiable

Con inyecciones, una o más dosis de una insulina de actuación prolongada son necesarias cada día. Por contraste a insulinas más viejas de actuación prolongada, las más nuevas como Lantus (glargine) y Levemir (detemir) muestran menos altas y tienen actividad más consistente. Aun con una insulina más consistente, la variación en la actividad de insulina ocurrirá siempre que la hora de la inyección varíe, como al dormir hasta tarde un fin de semana, o cuando sude en la temporada caliente cuando la absorción de una cantidad grande de insulina puede ocurrir más rápido. Por contraste a la acción variable de una insulina de actuación prolongada, una bomba sólo utiliza insulina de actuación rápida suministrada en pequeñas cantidades durante el día. Esto reduce la variación del suministro de insulina del 25% con inyecciones a sólo 3% con una bomba.

Algunos usuarios pueden encontrar que las nuevas insulinas inyectadas de actuación prolongada alcanzan un máximo en actividad junto con una acción menor de 24 horas comparado con otros usuarios. Muchas clínicas de diabetes encuentran que más de la tercera parte de sus pacientes requieren dos inyecciones por día para compensar el tiempo más corto de acción observado en estos individuos o para acomodar los cambios a la hora de inyección. A menudo el nivel de acción de estas nuevas insulinas de actuación prolongada no es suficiente para la necesidad elemental de insulina de la persona, y, a diferencia de una bomba, las dosis no pueden ser ajustadas rápidamente para acomodar un cambio espontáneo en la actividad.

Comparado con el uso de MDIs con Lantus o Levemir, las bombas proporcionan niveles más fijos de glucosa. El suministro elemental de una bomba puede ser más fácilmente igualado a las necesidades variables de fondo de aquellos que tienen el fenómeno de alba, aquellos cuya hora de despertarse u horas de trabajo varían, y los que se integran a ejercicio arduo en diferentes horas del día. Más del 75% de usuarios de bomba usan más de 2 tasas elementales por día y la mayoría usa 3, 4, o 5 tasas diarias para igualar su necesidad de insulina de fondo. Las tasas elementales en una bomba pueden ser programadas para ajustarse cada 30 minutos para igualar la necesidad del cuerpo en diferentes horas del día.

Más Fácil de Resolver los Problemas

Una bomba permite los efectos de tasas elementales y bolos para ser separados y puestos a prueba. Esto ayuda a clarificar cuál dosis de insulina es probablemente responsable de un problema de control. El suministro elemental es puesto a prueba y ajustado primero porque esto permite que la glucosa permanezca a nivel durante la noche y cuando se pasa una comida. Luego el usuario selecciona un factor de carbohidratos que mantiene la glucosa después de comer sin subir demasiado con un mínimo bajo y alto antes de la próxima comida. Si el conteo de carbohidratos de una comida no es exacto o el factor de carbohidratos es incorrecto, la glucosa mostrará una subida o bajada no deseada 2 horas después. Debido a que la tasa elemental ya ha sido puesta a prueba, es probable que el bolo de cierta comida sea el problema.

Si una glucosa está alta, un bolo de corrección debe bajarla sin peligro a un rango de objetivo deseado. El factor de corrección y el bolo pueden ponerse a prueba si bajan la glucosa al rango de objetivo dentro de 4 horas, cuando 70% a 75% de la actividad del bolo ha ocurrido, y hasta 5 a 6 horas después que la actividad del bolo termina.

Menos Hipoglucemia Con un A1C Más Bajo

Varios estudios de investigación han mostrado niveles de A1C más bajos y menos hipoglucemia con bombas comparado con MDIs, lo cual significa que el paciente pasa menos tiempo en rangos bajos y altos de glucosa. Conforme aumenta la experiencia usando una bomba, glucosa baja es menos frecuente y menos severa. Las bombas inteligentes de hoy y los monitores de glucosa continua son más probables de prevenir hipoglucemia por medio del uso de sus características inteligentes.

La prevención de bajas es posible cuando se ponen recordatorios a prueba después de los bolos, las dosis de bolos se basan en el conteo de carbohidratos de una comida y la glucosa actual, y los ajustes se hacen en base al BOB. Rastrear el BOB le permite a la bomba determinar el bolo de insulina adicional necesario para bajar una glucosa alta o cuántos carbohidratos serán necesarios para prevenir una glucosa baja por ocurrir una vez que se hace una prueba de glucosa.

Menos Hipoglucemia Sin Síntomas

Hipoglucemia sin síntomas sucede cuando el conocimiento de alguien con glucosa baja es reducido. Esto ocurre después de que las reservas personales internas de hormonas de estrés son agotadas después de una serie de bajas frecuentes. Hormonas más bajas de estrés causan que ocurran menos síntomas. Pensar se convierte severamente difícil antes que los síntomas sean advertidos. (Vea el Capítulo 11 para más sobre hipoglucemia).

Una vez que las tasas elementales, factores de carbohidratos y corrección, y la duración de acción de insulina son adecuadamente fijados, el usuario tiene menos bajas, así como más tiempo para reconocer síntomas y corregir una glucosa baja. La mayoría de los episodios largos de hipoglucemia ocurren durante el sueño. Las tasas elementales en una bomba pueden ser programadas precisamente para igualar cambios pequeños en insulina necesarios para prevenir bajas de noche.

Menos Altas por la Mañana

¡"Si me despierto con una alta, mi día entero es un disparo"! es una queja típica de personas con diabetes. Altas en la mañana son difíciles de bajar y a menudo requieren varios bolos de corrección, menos alimento, o más ejercicio durante el día para bajar la glucosa al objetivo. Un aumento precisamente calculado en la tasa elemental de la mañana disminuye la producción de glucosa por el hígado, mejora la recepción de glucosa por las células de músculo, y reduce exceso de liberación de grasa. Esto le permite a una persona con diabetes tipo 1 y un fenómeno fuerte de alba o alguien con diabetes tipo 2 y resistencia a la insulina a despertarse con glucosa normal en ayunas.

Características Inteligentes De La Bomba y Su Uso

Las bombas más nuevas tienen características adicionales que ayudan a mejorar el control de glucosa comparado con las bombas clásicas más viejas. Aparecieron por primera vez a finales del 2002, dichas características inteligentes incluyen cálculos incorporados que proporcionan medidas más exactas de bolo, así como alarmas y recordatorios útiles y memoria completa. Las bombas de hoy simplifican gestiones de interacciones complejas entre niveles de insulina, glucosa, y toma de carbohidratos. Esto permite a los usuarios lograr niveles deseables de glucosa con menos esfuerzo.

Además de los beneficios de exactitud, precisión, y conveniencia, la historia contenida en las bombas puede revelar rápidamente cómo se está usando la insulina e identificar donde pueden surgir problemas de control. Los bolos olvidados o saltados pueden ser identificados rápidamente. Los desequilibrios del bolo/elemental son fáciles de identificar. Las dosis de insulina, glucosas, y toma de carbohidratos pueden ser rastreados para localizar fallas más fácil.

Estas innovaciones requieren que el usuario aprenda y aplique reglas y a juzgar situaciones para mejorar su control. Muchos usuarios de bomba no utilizan todas las nuevas características. Esto disminuye los beneficios derivados de las bombas inteligentes de hoy que simplifican las decisiones de dosis y mejoran la exactitud de dosis, teniendo como resultado mejores niveles A1C, estabilidad de glucosa, y salud general. Mejor entrenamiento a menudo es necesario para beneficiarnos de estas características avanzadas.

El Factor de Carbohidratos

Un factor personal de carbohidratos programado en la bomba hace la cobertura de carbohidratos más fácil y más exacto. Un factor de carbohidratos puede ser programado para todo el día o diferentes para comidas específicas del día. Cuando el número de carbohidratos a ser consumido es ingresado a la bomba, esta calcula el bolo necesario para cubrirlos, al mismo tiempo que compensa por cualquier BOB (vea también Bolus On board, Bolo a bordo). Algunas bombas ofrecen una base de datos de carbohidratos incorporada que simplifica el conteo de carbohidratos. Los usuarios pueden crear su propia lista de alimentos favoritos junto con el conteo exacto de carbohidratos para ellos.

Tipos de Bolo de carbohidratos

Aparte de bolos estándar de carbohidratos, hay dos tipos adicionales de bolo de carbohidratos. Uno es el llamado bolo prolongado o de onda cuadrada, y el otro bolo de combinación u onda doble. Estos son utilizados para igualar carbohidratos con un índice glicémico bajo o alimentos de combinación que se digieren lentamente, para cubrir un tiempo prolongado en bocadillos, o con medicinas como Symlin (pramlintide) o inhibidores GLP-1 como Byetta (exenatide). Estas medicinas hacen más lenta la digestión de alimentos y son muy útiles para bajar los niveles de glucosa después de las comidas para estabilizar el control. Los bolos prolongados y de combinación son también útiles cuando la digestión es más lenta debido a gastroparesia. Por ejemplo, un bolo de combinación puede igualarse mejor a la digestión de alimentos específicos suministrando inmediatamente y el resto en los próximos 90 o 120 minutos.

Factor de Corrección

Un factor personal de corrección (llamado factor de sensibilidad a la insulina o ISF en algunas bombas) programado en la bomba junto con los objetivos de glucosa para diferentes horas del día hacen más fácil de corregir niveles altos. Cuando un nivel alto es ingresado a la bomba, esta determinará el bolo preciso necesario para bajar la glucosa al objetivo.

Objetivo de Glucosa

Un objetivo personal de glucosa o rango del objetivo pueden ser ingresados en la bomba para cada comida y a la hora de acostarse. Este rango no es el mismo que los rangos personales similares que indican objetivos clínicos aceptables. Por contraste, el rango objetivo en una bomba es la glucosa que la bomba procura lograr en una prueba de glucosa futura, generalmente 3 a 5 horas más tarde. La bomba calculará la dosis actual de insulina basada en datos ingresados anteriormente por el usuario para alcanzar este objetivo en un momento posterior. Por ejemplo, si quiere un nivel de 140 mg/dl (7.8 mmol) a la hora de acostarse a las 10 PM, este objetivo debe ser ingresado en la bomba a las 6 PM para permitirle tiempo a la bomba de procurar lograr este objetivo.

Duración de Acción de la Insulina

Un reto imprevisto que enfrentan los usuarios de bombas inteligentes es cómo seleccionar una duración de acción de insulina (DIA o por cuánto tiempo un bolo baja la glucosa) que funcione para ellos y no cause problemas. Un DIA exacto ayuda a prevenir acumulación de insulina cuando los bolos son suministrados muy cerca. La acumulación ocurre porque la insulina de bolos anteriores de carbohidratos y corrección está todavía activa en el cuerpo. La hora para su DIA debe ser exacta para permitir al BOB calcular apropiadamente bolos de carbohidratos y corrección posteriores una vez que el primer bolo del día ha sido suministrado.

Toma un mínimo de 4 a 6 horas para toda la acción de insulina de un bolo reciente de insulina rápida para parar de bajar la glucosa. La insulina tiene poco efecto en la glucosa en los primeros 15 a 20 minutos, alcanza un punto medio de actividad después de 2 horas, y tiene la otra mitad de actividad después de aproximadamente 5 a 6 horas o más después de que el bolo fue suministrado.

Las bombas de hoy permiten una gran variedad de horas a ser seleccionadas para la DIA, de 1.5 a 8 horas. Este rango está diseñado para manejar insulinas más rápidas genéticamente ingeniadas que pueden aparecer en el futuro, así como insulina Regular más vieja. Este rango es mucho más amplio que el tiempo de acción para la insulina actualmente usada. Cada bomba viene con una colocación predefinida para la DIA. Esta colocación predefinida a menudo se puede cambiar a una colocación más efectiva y a veces más segura.

Una colocación apropiada de la DIA para las insulinas de hoy (Novolog [aspart], Apidra [glulisine], y Humalog [lispro]) es entre 4 y 6 horas. Un periodo de la DIA más corto que ocultará la actividad verdadera del bolo de insulina.

Bolo a Bordo (BOB)

Los bolos frecuentes son fáciles de suministrar en una bomba. Esta conveniencia puede beneficiar al usuario bajando el A1C y reduciendo la variabilidad de glucosa, pero bolos frecuentes también pueden conducir a la acumulación de insulina. Cuando un bolo de carbohidratos es suministrado para la cena, otro para un postre imprevisto, y luego un bolo de corrección es necesario para el nivel alto posterior, la acumulación resultante de insulina puede confundir cuando la cantidad del bolo de insulina restante en el cuerpo debe ser determinada. Esto es importante porque le ayuda a decidir si necesita más insulina para cubrir un nivel alto, si debe comer más carbohidratos para elevar su glucosa y evitar una baja inminente, o si debe cubrir carbohidratos adicionales que está a punto de consumir.

Cuando una prueba de glucosa ha sido ingresada en la bomba y un bolo de corrección está por ser suministrado, las bombas inteligentes de hoy toman en cuenta automáticamente el bolo a bordo o BOB, también conocido como insulina a bordo e insulina activa. Esto previene hipoglucemia causada por insulina acumulada. Es especialmente útil para quienes viven solos y los que no tienen síntomas de hipoglucemia o historia de bajas frecuentes. Saber la cantidad de BOB puede prevenir que alguien se suministre demasiada insulina. Por ejemplo, una alta a la hora de acostarse puede no requerir bolo de corrección si queda suficiente insulina residual de bolo para bajar la glucosa, mientras una glucosa ya en objetivo a la hora de acostarse puede ser peligrosa si hay exceso de BOB todavía activo.

Recordatorios y Alertas

Los recordatorios y alertas en bombas inteligentes pueden ser personalizados para la seguridad y mejorar el control. Por ejemplo, se puede poner un recordatorio después de la comida para reexaminar su glucosa 90 minutos o 2 horas después que un bolo ha sido suministrado. Revisar en este periodo permite que el bolo de la comida sea evaluado en caso que se necesiten carbohidratos extras para prevenir una baja o un bolo de corrección porque el bolo de comida fue demasiado pequeño. Esto ayuda a prevenir bajas y apresura la corrección de altas.

Los recordatorios también se pueden poner para asegurar que los bolos son suministrados en horas específicas del día. En algunas bombas se pueden fijar alarmas si el bolo no se suministra a la hora de costumbre, como entre 11:45 AM y 12:30 PM para el almuerzo. Si un bolo se inicia pero no se termina porque el usuario está distraído, una bomba inteligente puede sonar una alarma que el bolo no fue terminado. Se puede poner otro recordatorio para notificar cuando el próximo cambio del sitio de infusión está vencido. Otras automáticamente le recordarán al usuario reexaminar su glucosa 15 o 20 minutos después de una glucosa baja para asegurar que el tratamiento haya corregido la baja, o 90 minutos a 2 horas después de una alta para asegurar que una corrección de bolo está funcionando. Recordatorios útiles como éstos minimizan el error humano y mejoran el control.

Una característica de apago automático puede ser un salvavidas para quienes viajan o viven solos. Cuando el apago automático es activado, la bomba se apaga automáticamente si uno de los botones no ha sido presionado dentro de cierto lapso de tiempo, como 8 o 9 horas por la noche. Esto protege contra el suministro continuo de insulina elemental si el usuario está incapacitado debido a hipoglucemia.

Perfiles Alternos de Insulina Elemental y Horarios Semanales

Las bombas actuales permiten que diferentes perfiles elementales sean ingresados en una bomba, como un perfil del fin de semana para acomodar un aumento o disminución de actividad en este periodo o un perfil para mujeres durante la menstruación. Estos perfiles elementales alternos actualmente sólo se ajustan a tasas elementales, no a los factores de carbohidratos y corrección que los acompañan. Bombas futuras permitirán estos factores a ser ajustados junto con el perfil elemental alterno.

Algunas bombas ahora ofrecen horarios semanales que permiten cambios elementales rutinarios de perfil, como el día laboral al fin de semana, para programarse automáticamente al mismo tiempo cada semana para no olvidarse. Los recordatorios y alertas pueden establecerse para comenzar automáticamente en diferentes días de la semana. Esto puede ser especialmente útil para quienes cuya actividad u horario varía día a día. Cambios de horario pueden ajustarse aún para alertas de bolo de comidas saltadas cuando las horas de comida varían día a día.

Balance de Bolo/Elemental y el Rastreo del Bolo De Corrección

Las dosis elementales y dosis de bolo tienen que estar equilibradas para el control óptimo. El balance del bolo/basal de insulina del usuario de bomba puede ser calculado de las dosis promedio de insulina por día o proporcionado directamente por la bomba. Esto ayuda revisar el uso de insulina encontrar la causa de cualquier problema que puede surgir. Para adultos con diabetes tipo 1, el control de glucosa es generalmente mejor cuando el suministro de insulina elemental está compuesto por 40% a 65% del TDD. Si ocurren problemas de control, la memoria de la bomba puede ser verificada rápidamente para determinar el porcentaje del TDD actualmente utilizado para tasas elementales, bolos de carbohidratos, y bolos de corrección. Muchos clínicos de diabetes verifican el balance del bolo/basal en cada visita porque es útil para mejorar el control.

Muchas bombas inteligentes realizan separadamente rastreos del bolo de corrección para determinar cuánta insulina del bolo de corrección fue utilizada en los últimos 2 a 30 días para bajar altas de glucosa. Normalmente, los bolos de corrección deben componer menos de 8% del TDD. Cuando más de 8% del TDD es utilizado para bajar niveles altos, alguna de esta insulina debe ser cambiada a elemental o dosis de bolo de carbohidratos para reducir el número de niveles altos.

Combinaciones de Bomba y Medidor

Algunas bombas tienen un medidor asociado que envía niveles de glucosa directamente a la bomba para cálculos convenientes. Esto significa que su bomba puede calcular un bolo de corrección exacto para prevenir acumulación de insulina. Ingreso directo de niveles de glucosa asegura ingreso exacto de datos, lo cual reduce error humano, apresura cálculos de bolo, y asegura que cada lectura de glucosa sea utilizada para sugerir bolos apropiados después de tomar en cuenta el BOB. Si su medidor no manda automáticamente niveles a su bomba, asegúrese de hacerlo usted mismo cada vez que revise su glucosa. Solamente ingresando su glucosa a su bomba se puede beneficiar de que su bomba utilice BOB para cálculos de bolo.

Bombas Adhesivas Desechables

Una nueva bomba, la Omnipod (**Figura 8-1**), es la primera bomba usable en el mercado. Es una pequeña bomba desechable en forma de módulo que se conecta directamente a la piel. Esto elimina la necesidad de una línea y conjunto de infusión, que son las partes más probables a fallar de un sistema típico de bomba. La introducción automatizada de una pequeña línea del módulo mismo crea una aplicación fácil y consistente. Cada módulo con baterías, motor, y electrónicos se desecha por completo después de 48 a 72 horas de uso. Un director personal de datos, completamente separado del módulo de la bomba, debe estar disponible siempre para comunicarse con el módulo.

Figura 8-1

OmniPod

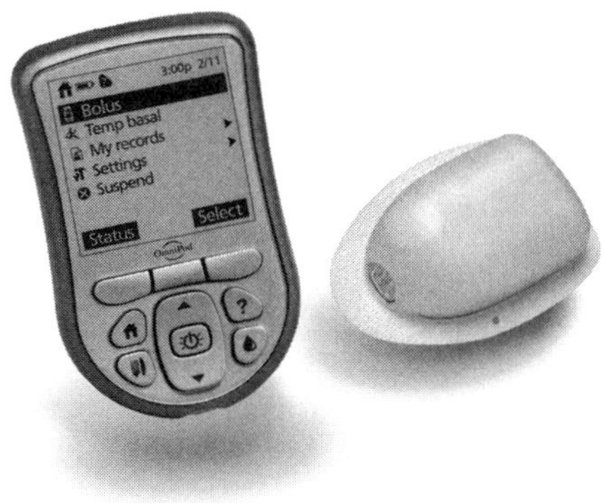

Eligiendo una Bomba y Conjunto de Infusión

Al escoger una bomba, tómese el tiempo necesario para hacer una buena elección. Usted dependerá de esa bomba por 4 a 5 años, así que hable con su médico y su equipo de asistencia médica sobre diferentes bombas y opciones para seleccionar las características más útiles. Pida a los representantes de bombas locales que le muestren sus bombas. Haga muchas preguntas y hable sobre las ventajas de cada bomba y evalúe el apoyo proporcionado. Busque un grupo de apoyo de bombas o vaya a una conferencia sobre diabetes donde usuarios hablan de bombas y representantes de bombas muestran sus productos. Esto puede tomar tiempo, pero estará mejor informado y será capaz de tomar una mejor decisión.

La compañía de la bomba preparará el papeleo para someterse a su compañía de seguro o Medicare para cubrir su parte de la bomba y suministros y le pueden ayudar a tratar con cualquier pregunta de seguro.

Eligiendo Una Bomba de Insulina

Las bombas de insulina varían en sus características y facilidad de uso. Sus necesidades pueden hacer una elección de bomba mejor que otra. Al seleccionar una bomba, considere lo siguiente:

1. ¿Qué le atrae de la bomba? ¿Cómo se mira, siente, el color, las características, los accesorios?
2. ¿Cuán fácil es la bomba de programar y usar?
3. ¿Cuán fáciles de presionar son los botones? Un bolo debe ser fácil de suministrar, pero darse un bolo accidentalmente al meter la mano al bolsillo, o mientras les muestra la bomba a sus amigos curiosos no debe suceder.
4. ¿Qué tipo de recordatorios y alarmas tiene la bomba?
5. ¿Con qué precisión se pueden programar las tasas elementales para niños y adultos sensibles a la insulina que requieren tasas elementales bajas? ¿Con qué frecuencia ocurre el suministro elemental?
6. ¿Cuán fácil es detener un bolo? ¿Si la bomba es para un niño, puede el médico aprender fácilmente a detener la bomba en una emergencia?
7. ¿Puede oír o sentir las alarmas? ¿Sabrá si su suministro de insulina ha parado?
8. ¿Cuánta información es almacenada en la memoria de la bomba? ¿Cuán fácil es conseguir acceso a ella? Esto es importante si se distrae y olvida darse un bolo, o si quiere verificar su BOB actual o insulina activa, o si un padre quiere verificar el suministro de bolos para un niño.
9. Si es necesario, ¿la bomba puede sobrevivir uso bruto? ¿Es la bomba impermeable? ¿Es fácil de desconectar antes de bañarse o nadar?

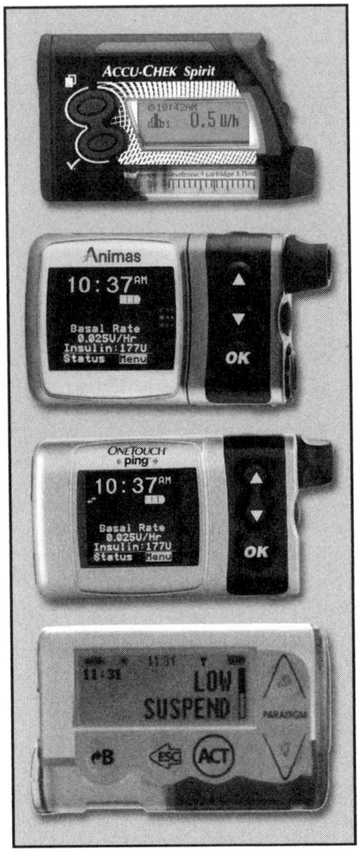

Investigue las características y capacidades disponibles de diferentes bombas de insulina antes de comprar. Aquí se muestran *(de arriba hacia abajo)* la Accu-Chek Spirit (Disetronic), la Animas 2020 (Animas), la Animas OneTouch Ping, y la Paradigm Veo (Medtronic).

10. ¿Qué nivel de servicio de atención al cliente es proporcionado por el fabricante? ¿Apoyo telefónico las 24 horas? ¿Ayuda con cobertura? ¿Garantía? ¿Facilidad de actualizar a una bomba más nueva? ¿Periodo de prueba? ¿Envío de suministros temporales a direcciones diferentes? ¿Cuán rápido llegará un reemplazo si es necesario?

Eligiendo un Conjunto de Infusión

Utilizar un conjunto de infusión que funciona bien es uno de los pasos más importantes para hacer su experiencia con una bomba exitosa. El conjunto de infusión y el sitio son el enlace más débil en el bombeo. Si cierto conjunto causa irritación de piel, se cae al nadar o sudar, o se desubica fácilmente, ocurrirán problemas con su control. Para lograr éxito con una bomba, el conjunto de infusión debe ser seguro y cómodo. Al seleccionar una bomba, considere:

1. ¿Cuanta grasa corporal tiene usted?
2. ¿Qué partes de su cuerpo son mejores para usarse?
3. ¿Su cinturón o ropa limitan sus opciones de usar un conjunto cerca de la cintura?
4. ¿Su nivel de actividad lo limita a ciertos sitios?
5. ¿Qué tipo y tamaño de conjunto de infusión funciona mejor para las partes del cuerpo que usted prefiere?
6. ¿Se puede desconectar fácilmente de su bomba para bañarse, etc.? Algunos conjuntos se desconectan del sitio de infusión, mientras que otros tienen una conexión más separada.
7. ¿Necesitará un dispositivo para ayudarse con la introducción del conjunto de infusión?
8. Los conjuntos metálicos son seguros y más fáciles de insertar, con sólo una mano. Los conjuntos inclinados de Teflón pueden ser más seguros para algunos usuarios que conjuntos de Teflón rectos. Los insertores tienden a funcionar mejor con conjuntos rectos.
9. Tamaños de conjuntos sugeridos: para niños menores de 12 y adultos delgados con un índice de masa corporal (BMI) menor de 24 o 25, pruebe un conjunto de 6 mm recto o de 13 mm inclinado. Para un BMI menor de 27, use un conjunto de 8 mm recto o de 17 mm inclinado. Para un BMI mayor de 27, pruebe un conjunto de 10 mm recto o de 17 mm inclinado. Vea la **Tabla 4-1** para determinar su BMI.

La mayoría de los conjuntos de infusión son seguros y funcionan bien. Sin embargo, los problemas con un conjunto en particular, como la tendencia a despegarse, ondulación del Teflón durante la introducción, o una serie de altas de glucosa inexplicadas causadas por la falla del conjunto no será aparente hasta que el conjunto se use durante cierto tiempo. Cierto conjunto de infusión puede causar irritación de piel mientras que otro no. Una prueba con varios conjuntos puede identificar la mayor parte de estos problemas. Encontrar el conjunto correcto de infusión puede tener un gran impacto en la satisfacción del bombeo, y hay muchas elecciones buenas.

Resumen

Las bombas tienen algunos inconvenientes. Si las técnicas de preparación del sitio son malas, puede ocurrir una infección en el sitio de infusión. Los conjuntos de infusión pueden aflojarse y conducir a cetoacidosis si no se revisa con frecuencia. Conectarse a una bomba puede ser percibido como un inconveniente o ser un verdadero inconveniente que debe ser tratado por quienes nadan o juegan deportes de contacto. Una bomba nunca puede ser mejor que la capacidad y esfuerzo de la persona responsable de su uso.

Cuando una bomba es bien utilizada, el usuario se siente mejor, vive más libremente, y es mucho menos probable a tener problemas de salud relacionados a la diabetes. La confianza sobre el buen manejo de la diabetes le permite al usuario sentirse más en control diariamente. "Mis amigos (familia, colegas) me dicen que me miro más sano y más alerta" es un comentario frecuente. La sensación de bienestar y mejor calidad de vida que vienen de un mejor control motiva a muchas personas a mejor control con el paso del tiempo.

Los usuarios de bomba encuentran que se requiere menos esfuerzo para lograr control y que hay menos impacto de la diabetes en su vida. Aunque la prevención de problemas de largo plazo es siempre el objetivo, la mayoría de las personas encuentran que la conveniencia y flexibilidad diarias de una bomba son los mejores motivadores personales. Les gusta la sensación inmediata de seguridad y mejor calidad de vida, junto con el beneficio adicional de saber que están previniendo futuros problemas de salud por el mejor control. Cuando los pros y contras son analizados cuidadosamente, una bomba ofrece claramente ventajas significativas para las personas que desean una vida sana y agradable.

9

Monitoreo Continuo de Glucosa

Tecnología que Mejorará la Vida de las Personas con Diabetes

por Steven V. Edelman, M.D.
y Timothy S. Bailey, MD, FACP, FACE, CPI

Introducción

En monitoreo de glucosa en casa (HGM) ha sido uno de los avances más importantes en el cuidado de la diabetes, pero tiene limitaciones. Hay 1440 minutos en un día, e incluso cuando las personas revisan su glucosa con frecuencia durante el día, esto sólo representa una toma de lo que está sucediendo. El monitoreo continuo de glucosa, *continuos glucose monitoring* (CGM) ahora puede llenar éstos amplios huecos y potencialmente peligrosos. No carecemos del conocimiento sobre cómo tratar la enfermedad, sino que actualmente no tenemos los instrumentos para hacerlo sin peligro y efectivamente.

Durante los últimos 36 años, como millones de norteamericanos con diabetes, he luchado por controlar mi nivel de glucosa lo mejor que puedo evitando bajas. He evitado personalmente inconsciencia a causa de hipoglucemia, pero a un precio. Tengo retinopatía diabética, disfunción de riñón, y neuropatía. ¡La mejor manera de describir cómo me sentí cuando tuve mi primer CGM fue como si finalmente hubiera recuperado la vista y audiencia después de estar parcialmente ciego y sordo desde junio de 1970!

El reto ahora es que esta tecnología llegue a las manos de las personas que podrían beneficiarse más. Esto tomará un esfuerzo concertado para educar a las personas con diabetes, a la comunidad profesional, y los aseguradores. Este capítulo es un extracto de una guía completa de CGM la cual puede ser descargada del sitio Web de TCOYD y fue patrocinado por una beca educativa sin restricción de Dexcom.

¿Qué es un Monitor Continuo de Glucosa y Quién Debe Usarlo?

Un sistema de CGM es un dispositivo que mide los niveles de glucosa durante el día y la noche. Algunos de estos dispositivos proporcionan medidas cada 5 minutos o hasta 288 niveles cada 24 horas. El dispositivo funciona por un sensor insertado debajo de la piel (que usted puede hacerlo fácilmente en casa). El sensor toma niveles de glucosa en intervalos frecuentes. El cual luego transmite estos niveles radiofónicamente a un dispositivo portátil, del tamaño de un teléfono celular, que le permite ver los niveles de glucosa y tendencias. CGM es principalmente para personas con diabetes tipo 1, diabetes tipo 2 tomando insulina, diabetes de gestación, y aquellos con hipoglucemia sin síntomas.

En el momento actual, CGMs no están supuestos a reemplazar medidores tradicionales de glucosa—funcionan juntos con lecturas de piquetes al dedo para darle una comprensión más completa de lo que está sucediendo a su nivel de glucosa. Siempre debe confirmar sus lecturas de CGM con las del piquete al dedo antes de tomar cualquier acción como tomar una dosis de insulina. La **Figura 9-1** muestra los CGMs disponibles a nivel mundial, dos de los cuales estan disponibles en los Estados Unidos.

Beneficios del Monitoreo Continuo de Glucosa

Las lecturas continuas proporcionadas cada 5 minutos crean una línea de tendencia, la cual puede usar para ayudarse a comprender cómo la insulina, el alimento, el ejercicio, y otras variables afectan sus niveles de glucosa. El piquete al dedo tradicional proporciona un nivel de glucosa en cierto momento, pero no le dice si sus niveles de glucosa están subiendo o bajando, o a qué velocidad suceden estos cambios.

El monitoreo continuo le permite ver estas tendencias en la glucosa y, después de confirmar con un piquete al dedo, para hacer ajustes en su insulina o tomar otra acción apropiada. Los niveles de alerta se pueden fijar individualmente para niveles altos y bajos de glucosa, ayudándole mejor a detectar y manejar híper e hipoglucemia. CGM le puede ayudar a responder más rápidamente a niveles de glucosa que estan cambiando y a tomar control de su manejo de la diabetes utilizando la información proporcionada del monitoreo continuo.

Resumen

Para personas tomando insulina y con hipoglucemia sin síntomas, CGM es uno de los avances más importantes en las últimas décadas. El monitoreo de glucosa en casa sólo capta una imagen de lo que está sucediendo durante el día y la noche, mientras que CGM proporciona mucha más información en tendencias y pautas. CGM les permite a muchas personas con diabetes (incluyéndome a mí) lograr un mejor A1C en una manera segura con menos hipoglucemia. Por favor visite el sitio Web de TCOYD (*www.tcoyd.org*) para mirar el episodio de televisión de TCOYD

Figura 9-1

Sistemas de CGM Actualmente Disponibles y en Desarrollo

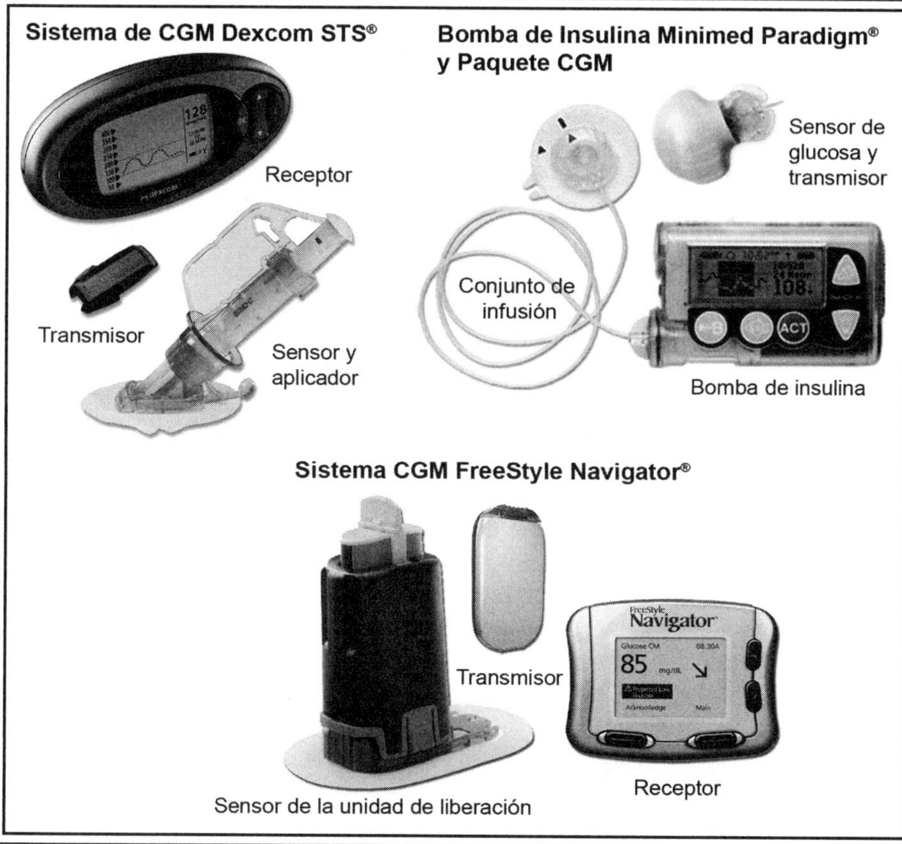

Abreviación: CGM, *Continuos Glucose Monitoring*, Monitoreo Continuo de Glucosa.

El valor de un sistema de CGM comparado con los piquetes al dedo de cierto tiempo es que los niveles de glucosa se determinan de minuto a minuto mientras que el sistema está conectado al cuerpo. Una bomba de insulina suministra insulina a través de un conjunto de infusión insertado en la región abdominal en base a los niveles de glucosa reportados por un transmisor que utiliza frecuencia de radio (RF) tecnología radiofónica. El transmisor es ligado a un sensor conectado al abdomen por un alambre diminuto en la piel que mide los niveles de glucosa en el líquido celular. El Dexcom STS (www.dexcom.com) y MiniMed Paradigm (www.minimed.com) estan actualmente disponibles y el Freestyle Navigator (abbottdiabetescare.com). El MiniMed Guardian (no mostrado) está también disponible. Esencialmente es el mismo sistema que el MiniMed Paradigm pero sin la bomba de insulina, funcionando sólo como un CGM.

Fotografías por cortesía de Dexcom, Medtronic Diabetes, y Abbott Diabetes Care.

sobre el monitoreo continuo de glucosa y para descargar la versión completa de la guía de CGM con más escenarios.

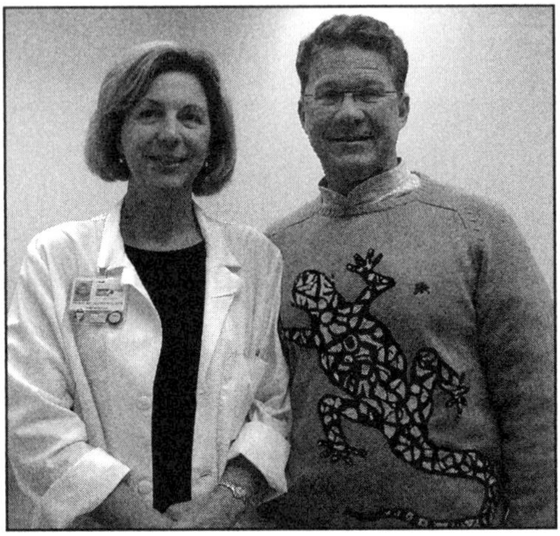

Steve Edelman muestra su Orgullo Monstruo de Gila al usar un sweater creado para él por su suegra. Posa aquí con su esposa, Ingrid.

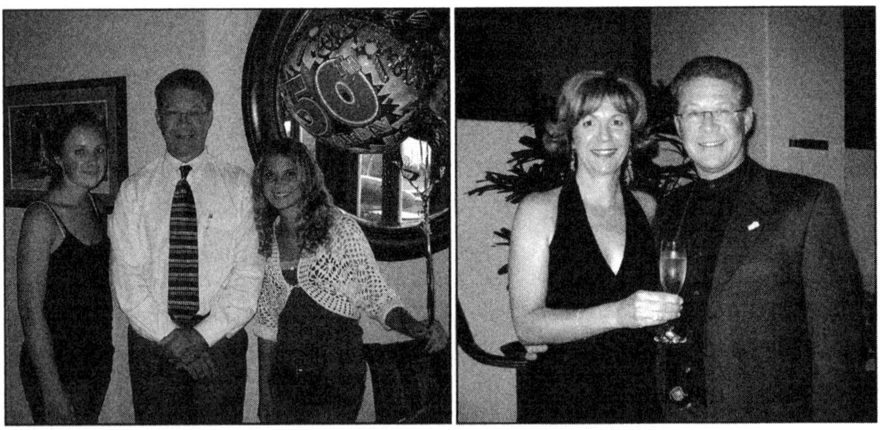

¡Mis hijas, Talia y Carina, intentan animarme en mi cumpleaños número 50 *(izquierda)*! Mi esposa, Ingrid, cumple 50 *(derecha)*.

10

Sepa Sus Números

¡Debe saber sus números porque es su diabetes, su vida, su sangre, y sus resultados! Sepa Sus Números es una parte regular del boletín reconocido de TCOYD. He escogido solo algunos de los muchos guiones que han aparecido en el boletín durante los últimos años para inclusión en este capítulo. Revisar su nivel de glucosa y registrarlo en un diario no es suficiente. Debe saber cuáles son sus objetivos de control, antes y después de comidas, y así interpretar sus propios números. Usted también debe saber qué acciones tomar para lograr sus objetivos si ajusta su propia medicina (si su médico lo aprueba) o reconocer que debe llamar antes de su próxima cita porque tiene un problema consistente. Lea cada historial clínico y examine cada diario con cuidado. Trate de resolver el problema antes de leer la explicación. Sepa Sus Números es un gran ejemplo del concepto de TCOYD: la educación, motivación, y el auto apoyo. Vea por favor el episodio de televisión de TCOYD sobre el monitoreo de glucosa en casa en el sitio Web (www.tcoyd.org). Si usted no es miembro de TCOYD, por favor entre en línea o llame para hacerlo para que pueda recibir nuestro boletín con regularidad.

Diabetes Tipo 1 y Carbohidratos

Caso #1

Diario CS-1 Es de un chico de 15 años de edad que ha tenido diabetes tipo 1 desde la edad de 6. Es tratado con Lantus (glargine) en la noche (insulina basal de 24-horas) de acción rápida Novolog (aspart) antes de comidas. Resuelve cuidadosa y exactamente cuánto Novolog debe tomar antes de cada comida contando los carbohidratos en esa comida. Su proporción es 1 unidad de insulina de acción rápida (Novolog en este caso, pero Humalog [lispro] y Apidra [glulisine] son también insulina de acción rápida) para cada 10 gramos de carbohidratos consumido. Como puede ver, sus números de después del desayuno están por los cielos casi cada día, comúnmente por encima de 300 mg/dl.

Después de un historial dietético a fondo, descubrí que su desayuno típico consistía de jugo de naranja (8 onzas), un tazón de cereal frío (sus favoritos son Trix y Captain Crunch) con leche de 1%, y dos pedazos de pan tostado con jalea de dieta. Este desayuno no sólo contiene una tonelada de carbohidratos, pero son todos carbohidratos sencillos o refinados, lo cual significa que son procesados rápidamente una vez consumidos. Elevan el nivel de glucosa después de comer muy alto, muy rápidamente. No hay forma que alguna cantidad de insulina de acción rápida pueda manejar esta carga de carbohidratos sencillos a la vez.

Hay varias soluciones, incluyendo cambiar el desayuno para que contenga menos carbohidratos y más proteína, comiendo carbohidratos más complejos, y esparciendo las calorías por varias horas. También puede considerar comenzar a tomar Symlin (pramlintide), la nueva hormona recientemente aprobada para personas tomando insulina, para nivelar los niveles de glucosa después de la comida.

Diario CS-1

Meta Usual Antes de Comidas: 70-130 — GLUCOSA EN LA SANGRE — Meta Usual 1-2 Horas Después de Comidas: 70-180

FECHA	INSULINA			DESAYUNO		ALMUERZO		CENA		HORA DE ACOSTARSE	DURANTE LA NOCHE	COMENTARIOS
	TIPO	AM	PM	ANTES	DESPUES	ANTES	DESPUES	ANTES	DESPUES			
S				121	362	186		161	179			Cena a las 6:30 pm Hora de acostarse- 9 pm
D				97	410	159		212	187			
L				116	299	en la escuela		113				
M				159	351	en la escuela		149	–			
Mie				126	320	en la escuela		225	118			
J				84	281	en la escuela		261	145			
V				162	427	en la escuela		144	197			

Pre Diabetes

Caso #2

Pedro es un varón de 56 años de edad con un historial de sobrepeso, al igual que hipertensión y niveles anormales de colesterol. Su madre, hermano, hermana, y dos tíos paternos tienen diabetes tipo 2. Vino a mi oficina para preguntar lo que puede hacer para prevenir la diabetes. Le di un medidor de glucosa y regresó con los resultados en su **Diario C-2**. Como puede ver, sus números de antes del desayuno varían de 86 a 123 mg/dl y sus niveles después de la comida suben hasta 198 mg/dl. Los rangos oficiales para el ayuno (antes del alimento por la mañana) y los niveles de glucosa después de la comida para personas normales, pre diabéticas, o diabéticas son mostrados en la **Figura 1-2**.

Los niveles de Pedro no son normales, pero tampoco están dentro del rango de diabetes. Tiene claramente pre diabetes. Le recomendé una buena dietista y fisióloga de ejercicio para empezar lentamente cambios prácticos de estilo de vida que le ayudarán a evitar la diabetes de lleno.

Después de que veamos cómo está su glucosa con modificaciones de estilo de vida, me aseguraré que Pedro esté enterado de opciones de medicina para ver si quiere ser agresivo en cuanto a procurar prevenir la diabetes. Es importante indicar que la FDA no ha aprobado oficialmente ninguna medicina para la prevención de la diabetes tipo 2. Lo más importante es que cada persona a riesgo debe ser tratada individualmente.

Diario CS-2

Meta Usual Antes de Comidas: 70-130 — GLUCOSA EN LA SANGRE — Meta Usual 1-2 Horas Después de Comidas: 70-180

FECHA	INSULINA			DESAYUNO		ALMUERZO		CENA		HORA DE ACOSTARSE	DURANTE LA NOCHE	COMENTARIOS
	TIPO	AM	PM	ANTES	DESPUES	ANTES	DESPUES	ANTES	DESPUES			
	TIPO	AM	PM	1Ø2					–			
	TIPO	AM	PM	86					–			
	TIPO	AM	PM	98					187			
	TIPO	AM	PM	–					145			
	TIPO	AM	PM	123					198			
	TIPO	AM	PM	–					–			
	TIPO	AM	PM	117					141			

Monitoreo Continuo de Glucosa

Caso #3

Diario CS-3 viene de una mujer de 32 años de edad que ha estado viviendo con diabetes tipo 1 desde que tenía 6 años. Laura usa una bomba de insulina y su factor de corrección es 1 unidad por cada 50 mg/dl arriba de 120 mg/dl—lo cual significa que toma 1 unidad de insulina de acción rápida para bajar su nivel de glucosa 50 mg/dl. Su proporción de insulina a carbohidratos es 1:15—lo cual significa que toma 1 unidad de insulina por cada 15 gramos de carbohidratos. Revisa su glucosa de 6 a 10 veces al día y trata de comer y hacer ejercicio regularmente; sin embargo, ella trabaja tiempo completo, tiene tres niños jóvenes (4, 6, y 10 años de edad) y su marido con frecuencia no está en casa debido a su profesión. Laura tuvo una reacción de hipoglucemia severa una noche mientras su marido estaba de viaje. Su hijo mayor la escuchó y llamó al 9-1-1. Debido a que Laura ha tenido diabetes por más de 26 años, su cuerpo no reacciona a la glucosa baja como solía hacerlo. Anteriormente, siempre se despertaba sintiéndose temblorosa y sudaba si tenía una glucosa baja, pero ella no experimentó esos síntomas—y no se despertó por sí sola. Desde ese episodio, Laura tiene miedo de tener otra reacción severa cuando está sola en casa con sus niños. Ahora deliberadamente mantiene su glucosa alta de noche para evitar una baja pero a costa de dañar sus órganos por híper glucemia. Cuando se despierta con una glucosa alta, debe tomar un bolo de corrección grande de insulina, que a veces conduce a hipoglucemia antes de la comida y crea un tipo de situación de montaña rusa que es difícil de controlar. Un monitor continuo de glucosa (CGM), que puede ser programado con alarmas predeterminadas para altas y bajas, no sólo ayudaría a Laura evitar bajas graves sino que también la ayudaría a bajarse de la montaña rusa. Un dispositivo que proporciona lecturas continuas de glucosa le permitiría a Laura ver las tendencias de sube y baja de glucosa y mejorar mucho su control de glucosa sin peligro.

Diario CS-3

Meta Usual Antes de Comidas: 70-130 — GLUCOSA EN LA SANGRE — Meta Usual 1-2 Horas Después de Comidas: 70-180

FECHA	INSULINA			DESAYUNO		ALMUERZO		CENA		HORA DE ACOSTARSE	DURANTE LA NOCHE	COMENTARIOS
	TIPO	AM	PM	ANTES	DESPUES	ANTES	DESPUES	ANTES	DESPUES			
Lun 5/8				113		152		159		221		
Mar 5/9				178		64		128		192		
Mier 5/10				163		71		162		264		
Jue 5/11				201		52		199		213		
Vier 5/12				121		44		244		186		
Sab 5/13				125		136		257		277		
Dom 5/14				215		39		377		302		

Desconectando la Bomba

Caso #4

Juan es un adolescente de 17 años de edad diagnosticado con diabetes tipo 1 hace 5 años. Juega en el equipo de fútbol de la preparatoria. También ha estado muy feliz usando una bomba Ánimas tomando insulina Novolog desde hace 2 años. Durante la práctica y los juegos, él se quita su bomba hasta por 2 horas a la vez. Como puede ver (**Diario CS-4**), sus números después de la práctica no están demasiado mal pero parecen subir muy altos después de la cena aunque la cantidad y los tipos de alimento sean semejantes a otras noches sin ejercicio. ¿Qué sucede?

Cuando usa una bomba, no hay insulina de acción prolongada a bordo. La bomba sólo suministra insulina de acción rápida. La insulina no sólo entra en el sistema rápidamente, sino que también sale del cuerpo rápidamente. Cuando una bomba es desconectada por 2 horas, los niveles de insulina en el cuerpo bajan demasiado. Aunque su glucosa no está súper elevada después de ejercicio intenso, eventualmente sube en exceso a causa del déficit de insulina. Los usuarios de bomba realmente no deberían desconectarse por más de 45 minutos. Si es necesario, hay formas de tratar la situación, tales como usar insulina de acción prolongada en combinación. Vea *The Untethered Regimen* en el sitio Web de TCOYD en los *Article Archives* bajo *Dr. Edelman's Corner*.

Diario CS-4

Meta Usual Antes de Comidas: 70-130 — GLUCOSA EN LA SANGRE — Meta Usual 1-2 Horas Después de Comidas: 70-180

FECHA	INSULINA TIPO	AM	PM	DESAYUNO ANTES	DESAYUNO DESPUES	ALMUERZO ANTES	ALMUERZO DESPUES	CENA ANTES	CENA DESPUES	HORA DE ACOSTARSE	DURANTE LA NOCHE	COMENTARIOS
L				122		164		175	341	221		Práctica de fútbol (desconectado de la bomba) 3-5:3Ø pm
M				211		153		129	191	175		
Mie				11Ø		146		157	433	297		Práctica de fútbol (desconectado de la bomba) 3-5:3Ø pm
J				234		/		166	2Ø1	174		
V				97		115		134	397	251		Práctica de fútbol (desconectado de la bomba) 5-7ú pm
S				19Ø		/		126	/	191		
D												

Insulina Pre Mezclada

Caso #5

Diario CS-5 es de un veterano de 63 años de edad con sobrepeso y diabetes tipo 2 tomando insulina pre mezclada más vieja 70/30 dos veces al día antes del desayuno y la cena. La principal diferencia entre la más vieja 70/30 y la más nueva Novolog Mix 70/30 (70% suspensión de insulina protamine de aspart y 30% de aspart de insulina [rDNA origin] inyección) es que la insulina Regular es reemplazada por el análogo de insulina más nueva de acción rápida Novolog Mix 70/30. Las dos tendencias bastante obvias son que el nivel de glucosa después de la comida está constantemente por 200 mg/dl y que la glucosa del paciente baja antes de comidas. Estos dos problemas pueden mejorarse sustituyendo la nueva Novolog Mix 70/30 por la formulación más vieja. De hecho, esto es lo que sucedió con este paciente y sus números. Después de comer, su glucosa regularmente no subió por encima de 200 mg/dl y sus números antes de comer subieron a un rango más normal y seguro.

Diario CS-5

Meta Usual Antes de Comidas: 70-130 — GLUCOSA EN LA SANGRE — Meta Usual 1-2 Horas Después de Comidas: 70-180

FECHA	INSULINA			DESAYUNO		ALMUERZO		CENA		HORA DE ACOSTARSE	DURANTE LA NOCHE	COMENTARIOS
	TIPO	AM	PM	ANTES	DESPUES	ANTES	DESPUES	ANTES	DESPUES			
8/3				91	284	72		164	211	69		
8/4				117	222	62		141	-	87		
8/5				112	3Ø2	11Ø		122	322	94		
8/6				87	198	-		97	-	77		
8/7				74	-	124		153	222	98		
8/8				121	-	69		-	298	121		
8/9				132	275	1Ø2		148	194	97		

Glucosa Baja Durante la Noche

Caso #6

Estas lecturas de glucosa son de un chico de 15 años de edad que ha tenido diabetes tipo 1 durante 4 años. Actualmente toma NPH antes de acostarse a las 9 de la noche (además de su insulina del día). Como puede ver (**Diario CS-6**), se acuesta con un nivel bastante bueno, pero su nivel en la mañana está constantemente alto. Su madre me dice que ha estado teniendo pesadillas y su pijama ha estado empapada con sudor en las mañanas. Una vez, se orinó en su cama, lo cual es sumamente raro para él.

Lo que probablemente sucede es que su glucosa baja demasiado durante la media noche y no se despierta para tomar algo dulce. Orinarse, sudar, y las pesadillas son síntomas clásicos de hipoglucemia de noche. El toma insulina NPH a las 9 de la noche, la cual tiene su acción máxima 6 horas más tarde, causando hipoglucemia a las 3 AM.

Cuando la glucosa baja demasiado de noche, muchas otras hormonas anti insulina como adrenalina, glucagon, y la hormona del crecimiento son producidas para contrarrestar la baja, teniendo como resultado comúnmente un número elevado por la mañana. Las dos formas de confirmar si la glucosa de este paciente baja demasiado son revisar su nivel de glucosa a las 3 AM o conectarlo a un CGM de noche. Bajar su dosis de la noche o cambiar su insulina a Lantus también puede ser útil.

Diario CS-6

Meta Usual Antes de Comidas: 70-130

GLUCOSA EN LA SANGRE

Meta Usual 1-2 Horas Después de Comidas: 70-180

FECHA	INSULINA			DESAYUNO		ALMUERZO		CENA		HORA DE ACOSTARSE	DURANTE LA NOCHE	COMENTARIOS
	TIPO	AM	PM	ANTES	DESPUES	ANTES	DESPUES	ANTES	DESPUES			
10/8				211		152		182		146		
10/9				249		/		171		162		
10/10				231		134		/		113		
10/11				197		128		120		142		
10/12				202		167		114		/		
10/13				183		/		139		171		
10/14				189		144		121		141		

Combinación de Terapia

Caso #7

Diario CS-7 viene de un hombre de 59 años de edad con diabetes tipo 2 en combinación de terapia. La combinación de terapia se refiere a un régimen de medicinas orales tomadas durante el día y una insulina de acción intermedia (como NPH [isophane]) o una insulina de acción prolongada (como Lantus) suministrada al acostarse. En su caso, él tomaba Amaryl (glimepiride) y Avandia durante el día y 45 unidades de Lantus al acostarse, que es normalmente a las 10:30 de la noche. En algunas mañanas, su número es excelente. ¿Pero por qué despertó dos veces la semana pasada con una glucosa alta y tiene un número más alto del usual durante el resto del día?

Resulta que, a veces se duerme en el sofá después de la cena y no toma su dosis de Lantus al acostarse. Este problema fue resuelto fácilmente. Debido a que Lantus es una insulina elemental de 24 horas sin un máximo, su médico le dijo que tomara la inyección por la mañana en vez de al acostarse. Lantus funciona bien siempre y cuando sea suministrada aproximadamente a la misma hora cada día, no importa la hora del día que sea.

Diario CS-7

Meta Usual Antes de Comidas: 70-130 — GLUCOSA EN LA SANGRE — Meta Usual 1-2 Horas Después de Comidas: 70-180

FECHA	INSULINA			DESAYUNO		ALMUERZO		CENA		HORA DE ACOSTARSE	DURANTE LA NOCHE	COMENTARIOS
	TIPO	AM	PM	ANTES	DESPUES	ANTES	DESPUES	ANTES	DESPUES			
L				112				137				
M				1Ø1				—				
Mie				197				164				
J				122				146				
V				97				117				
S				213				179				
D				115				136				

Estrés Médico y Control de Glucosa

Caso #8

No se necesita ser un ingeniero astronauta para notar que los niveles de glucosa están bastante bien en el **Diario CS-8**, y de repente van cuesta abajo y permanecen cuesta abajo. Al preguntarle a esta persona con diabetes, no hubo cambios en su dieta, rutina de ejercicios, estrés, ni medicinas. Lorenzo es un varón de 57 años de edad que ha tenido diabetes tipo 2 durante 13 años. También toma medicina para la presión y niveles anormales de colesterol. Revisó su insulina, que no estaba expirada y la ha mantenido en un lugar fresco desde que la recibió. Las únicas cosas diferentes fueron que él se sentía más cansado de lo normal, tenía problemas subiendo las escaleras a su apartamento, y los tobillos estaban un poco inflamados.

Resulta que tuvo un infarto silencioso y, debido a que el músculo del corazón fue dañado permanentemente, no bombeaba suficiente sangre al resto de su cuerpo, haciéndolo sentirse letárgico. Recuerde que cualquier tipo de condición médica grave, como un infarto, puede conducir a niveles elevados de glucosa. De hecho, a veces los niveles inesperados e inexplicados más altos de glucosa van a ser su único indicio. ¡Recuerde esto y dígaselo a su médico!

Diario CS-8

Meta Usual Antes de Comidas: 70-130 — GLUCOSA EN LA SANGRE — Meta Usual 1-2 Horas Después de Comidas: 70-180

FECHA	INSULINA			DESAYUNO		ALMUERZO		CENA		HORA DE ACOSTARSE	DURANTE LA NOCHE	COMENTARIOS
	TIPO	AM	PM	ANTES	DESPUES	ANTES	DESPUES	ANTES	DESPUES			
12/5				88	97	89	111	79	92			
12/6				77	125	79	117	82	135			
12/7				90	131	87	126	96	148			
12/8				76	101	82	180	190	212			
12/9				188	247	191	242	197	256			
12/10				185	210	196	222	187	243			
12/11				192	237	202	241	196	248			

Ajustando Su Factor de Corrección

Caso de Estudio #9

Juana es una mujer de 27 años de edad que ha tenido diabetes durante 4 años. Toma 25 unidades de Levemir (detemir) de noche para su insulina elemental de acción prolongada y Novolog antes de cada comida para su insulina de acción rápida. Calcula sus bolos antes de comidas de Novolog en base a cuántos carbohidratos va comer (una unidad de Novolog para cada 10 gramos de carbohidratos) y su nivel de glucosa en aquella hora de la comida (factor de corrección). Su factor de la corrección es 1:50, lo cual significa que 1 unidad de Novolog bajará su nivel de glucosa 50 puntos. Por ejemplo, si va a comer 60 gramos de carbohidratos (60/10 = 6 unidades) y su nivel de glucosa es 200 mg/dl en aquel momento de la comida (100 mg/dl arriba de su número de objetivo de 100 mg/dl) tomaría 2 unidades extras para "corregir su número". Esto suma un total de 8 unidades de Novolog para su comida. El problema es que este sistema no siempre funciona para ella (**Diario CS-9**).

Para un especialista entrenado de la diabetes que mira diarios de glucosa todo el día, parece que su factor de corrección no funciona para todas las situaciones. Cuando su nivel de glucosa es de 200 o menor antes de una comida, el factor de corrección funciona bien y su nivel de glucosa después de la comida está en el rango de (140 a 180 mg/dl). Sin embargo, si su nivel de glucosa antes de la comida está por encima de 200 mg/dl, la corrección parece subestimar sus necesidades de insulina y acaba con un nivel demasiado alto después de esa comida. Esta situación es bastante común y se relaciona al hecho que el cuerpo es más resistente a la insulina inyectada si el nivel de glucosa está excesivamente alto. Muchos de mis pacientes tienen un factor de corrección diferente dependiendo de su nivel de glucosa, por ejemplo, si es menor de 200 mg/dl, el factor de corrección puede ser 1 unidad por 50 mg/dl; para niveles de glucosa por encima de 200 mg/dl, cambiaría a 1 unidad por 35 mg/dl. Esto es el ajuste en su mejor forma. Si tiene cualquier pregunta, envíeme un correo electrónico. Sé que esto puede ser un poco confuso. Recuerde: ¡Por favor, no cambie su dosis de insulina sin antes hablar con su médico!

Diario CS-9

Meta Usual Antes de Comidas: 70-130 — GLUCOSA EN LA SANGRE — Meta Usual 1-2 Horas Después de Comidas: 70-180

FECHA	INSULINA			DESAYUNO		ALMUERZO		CENA		HORA DE ACOSTARSE	DURANTE LA NOCHE	COMENTARIOS
	TIPO	AM	PM	ANTES	DESPUES	ANTES	DESPUES	ANTES	DESPUES			
				131		111		167		136		
				98		82		71		201		
				175		159		191		154		
				289	→	344	→	275	→	189		
				197		213		162		180		
				114		121		164		213		
				235	→	267	→	194	→	149		

Acostándose Bien, Levantándose Con Una Alta

Caso #10

Si mira los niveles de glucosa del almuerzo, la cena, y la hora de acostarse del **Diario C-10**, no están del todo mal. ¡Esta persona tiene diabetes tipo 1 y el grado de sube y baja no es inusual, aunque nos fastidie como el demonio! El principal problema es que la glucosa al despertar está demasiado alta. Algo está sucediendo de noche que conduce a niveles elevados de glucosa en la mañana.

Hay muchas posibilidades que podrían explicar estos números. El primero es que a lo mejor no hay suficiente insulina de acción prolongada suministrada la noche anterior. Esta persona toma NPH antes de la cena, junto con la insulina Novolog de acción rápida. Ya que los números a la hora de acostarse son buenos, la dosis de Novolog a la cena no necesita ajustarse. Si uno se revisara a las 3 AM, el número debe ser más alto que a la hora de acostarse pero no tan alto como el de mañana. La segunda posibilidad es que esta persona tiene hipoglucemia a media noche sin despertarse y entonces rebota a un nivel alto de glucosa a causa de las hormonas liberadas por el cuerpo para luchar contra los niveles bajos de glucosa. El efecto es llamado el fenómeno de Somogyi, y en esta situación, el nivel de glucosa estará en el lado bajo si se mide a media noche. La tercera posibilidad es que esta persona podría estar experimentando el "fenómeno de alba": una situación que ocurre normalmente en la que, se necesita más insulina a primeras horas de la mañana. En este escenario, los niveles de glucosa están bien hasta aproximadamente las 3 AM y luego suben hasta la mañana.

Hay una buena manera de averiguar lo que sucede… revisarse a media noche. Es un fastidio pero… no molestia, no ganancia. También sugeriría conseguir un dispositivo de CGM (ver Capítulo 9).

Diario CS-10

Meta Usual Antes de Comidas: 70-130 — GLUCOSA EN LA SANGRE — Meta Usual 1-2 Horas Después de Comidas: 70-180

FECHA	INSULINA			DESAYUNO		ALMUERZO		CENA		HORA DE ACOSTARSE	DURANTE LA NOCHE	COMENTARIOS
	TIPO	AM	PM	ANTES	DESPUES	ANTES	DESPUES	ANTES	DESPUES			
25				231		112		132		154		
26				210		96		141		147		
27				197		102		126		167		
28				184		117		104		131		
29				237		86		101		111		
30				224		69		123		120		
1				191		98		134		156		

¡Falsificándolo!

Caso #11

Esta persona de 36 años de edad con diabetes tipo 2 parece estar trabajando mucho para controlar su diabetes y parece que está bajo excelente control (**Diario CS-11**). Se revisa cuatro veces al día sin pasarse y sus números se miran excelentes.

Sin embargo, hay algo definitivamente mal con esta imagen. Los números no varían mucho y hay demasiados números exactamente iguales o terminan en cero o cinco, lo cual matemáticamente no es probable. ¡Esta persona tuvo un A1C de 15%, indicando que su nivel promedio de glucosa es, en realidad, 250 a 350 mg/dl!

Esta persona estaba falsificando estos números porque no se revisó y/o le dio vergüenza decirle a su médico que no se revisaba. Es tan importante darse cuenta de que tener niveles malos de glucosa no significa que es una mala persona. Falsificar sus niveles de glucosa sólo le perjudica a usted. Debemos vencer las barreras emocionales de lidiar con "números malos" y darnos cuenta de que nuestros proveedores de asistencia médica sólo nos pueden dar el mejor cuidado posible si somos honestos con ellos.

Diario CS-11

Meta Usual Antes de Comidas: 70-130 — GLUCOSA EN LA SANGRE — Meta Usual 1-2 Horas Después de Comidas: 70-180

FECHA	INSULINA			DESAYUNO		ALMUERZO		CENA		HORA DE ACOSTARSE	DURANTE LA NOCHE	COMENTARIOS
	TIPO	AM	PM	ANTES	DESPUES	ANTES	DESPUES	ANTES	DESPUES			
7/19				144		115		130		120		
7/20				120		105		125		144		
7/21				134		94		125		124		
7/22				115		124		144		94		
7/23				115		105		130		134		
7/24				124		144		120		140		
7/25				135		125		95		110		

Buen A1C, pero en una Montaña Rusa

Caso #12

En el diario de esta persona muestra que los números varían desde 36 hasta 478 mg/dl diariamente (**Diario CS-12**). Lo que debe ser tan frustrante para esta persona con diabetes es que no hay tendencias constantes, lo cual hace imposible que el médico haga algún ajuste en la dosis de insulina o el agente oral. Por ejemplo, si los niveles de la mañana antes del desayuno estuvieran siempre altos, aumentar la dosis de insulina de acción prolongada o agente oral sería apropiado. Si la tercera parte de los números está baja, otra tercera demasiado alta, y la última tercera parte está bien, entonces cualquier ajuste no sería apropiado y posiblemente peligroso. Lo que es asombrante es que el A1C fue 7.1% indicando gran control pero es importante recordar que el A1C solo es un promedio y no refleja los altibajos diarios. Generalmente, en casos como éste, la persona con diabetes puede necesitar primero mejorar la consistencia de su horario de comida y ejercicio para tratar y reducir las fluctuaciones diarias. Obtener un dispositivo de CGM sería inapreciable para ayudarle a bajarse de la montaña rusa.

Diario CS-12

Meta Usual Antes de Comidas: 70-130 | GLUCOSA EN LA SANGRE | Meta Usual 1-2 Horas Después de Comidas: 70-180

FECHA	INSULINA			DESAYUNO		ALMUERZO		CENA		HORA DE ACOSTARSE	DURANTE LA NOCHE	COMENTARIOS
	TIPO	AM	PM	ANTES	DESPUES	ANTES	DESPUES	ANTES	DESPUES			
				72		234		111		263		
				144		/		94		179		
				356		68		156		105		
				42		115		/		39		
				121		35		279		345		
				225		478		315		119		
				127		/		60		156		

Resumen

¡Sepa sus números!

11

Hipoglucemia

Orígenes, Prevención, y Manejo

por Patrick J. Boyle, MD

Introducción

La hipoglucemia (glucosa baja en la sangre) es indudablemente el factor limitante que previene que muchos pacientes con diabetes motivados logren su objetivo de concentraciones cercano a normales de glucosa. Así, muy correctamente, la hipoglucemia nos previene de prevenir complicaciones a largo plazo. Si fuera más fácil de lograr mejor control de glucosa sin alto riesgo de hipoglucemia, la diabetes sería, en parte, mucho menos dilema nacional del cuidado médico.

Temas Comunes Con Diabetes Tipo 1 y Tipo 2

Primero, necesita un poco de información general sobre la hipoglucemia. El cuerpo tiene una serie de respuestas hormonales redundantes para limitar qué baja glucosa uno puede tener. Estos sistemas también permiten la recuperación de hipoglucemia. La primera línea de defensa debe ser una reducción en la producción de insulina conforme la glucosa baja debajo del rango normal.

La función primordial de la insulina es decirle al hígado que no produzca glucosa. Sin insulina, su cuerpo puede producir cantidades extraordinarias de glucosa (hasta concentraciones en los miles de miligramos por decilitro [mg/dL]). La insulina puede apagar por completo la producción de glucosa del hígado. De hecho, tratamos de aprovecharnos de este hecho al indicarles a los pacientes que tomen su insulina antes de comidas para darle al hígado la señal que no será necesario producir glucosa mientras el alimento es absorbido. La ausencia de células beta productoras de insulina resulta en la pérdida de esta defensa importante contra la glucosa baja en pacientes con diabetes tipo 1. Cuando una persona con diabetes tipo 1 tiene una concentración baja de glucosa por inyección de cantidades relativamente excesivas de insulina, no hay capacidad de regular la concentración total de insulina del cuerpo – ¡una vez que es inyectada debajo de la piel, no hay forma de regresarla!

Los pacientes con diabetes tipo 2 no son sensibles a la insulina que producen. Por lo tanto, si la hipoglucemia comienza a ocurrir, sus células beta productoras de insulina simplemente cierran la producción de insulina y el cuerpo funciona con la que se puso debajo de la piel. Entonces la hipoglucemia en pacientes con diabetes tipo 2 es mucho menos común comparada con los pacientes con diabetes tipo 1.

La próxima línea de defensa es la liberación de glucagon, una hormona producida en células adyacentes a las células beta productoras de insulina en el páncreas. El glucagon va hacia el hígado y le indica que libere la glucosa almacenada y que produzca nueva glucosa. Pero aquí hay un problema, también. Las células alfa que producen glucagon se hacen disfuncionales y dejan de responder a la hipoglucemia mientras más uno vive con diabetes tipo 1 o tipo 2. La razón exacta para esta falla no se sabe, aunque generalmente se cree que las células alfa y beta se comunican entre sí una con otra por medio de señales y nervios químicos para causar la liberación de glucagon cuando lo necesita. Desafortunadamente, cuando las células beta son destruidas, la comunicación se hace unilateral y la liberación apropiada de glucagon se pierde ante concentraciones bajas de glucosa. Respuestas de glucagon anormalmente bajas, pero no ausentes, también se consideran como parte de la imagen de la diabetes tipo 2.

Cuando el glucagon no está disponible para corregir las concentraciones bajas de glucosa, hay otro plan de respaldo. Las glándulas adrenales, situadas encima de los riñones, sueltan la hormona de adrenalina (o epinefrina), que le indican al hígado que procese la glucosa almacenada y produzca nueva glucosa. La adrenalina es como el glucagon en este sentido, pero induce su efecto de pasos bioquímicos completamente independientes.

Durante la hipoglucemia, las concentraciones de adrenalina en aumento también le indican a los músculos que paren de usar glucosa y desvían el combustible al cerebro. Los humanos pueden desarrollar deficiencias en glucagon o adrenalina y pueden aun tener concentraciones perfectamente normales de glucosa. Junto con la diabetes y la necesidad de inyectarse insulina, el defecto en el glucagon pone a la adrenalina en el asiento del conductor como el factor para prevenir hipoglucemia.

La liberación de adrenalina que ocurre durante un evento de glucosa baja tiene otro efecto secundario deseable—hace al paciente nervioso, tembloroso, y hambriento. Estos síntomas de glucosa baja deben conducirlo a comer y directamente ayudarlo a corregir la baja. Pero, lo adivinó, hay una falla técnica más en el sistema, especialmente en pacientes con diabetes tipo 1. La liberación de adrenalina se puede perder en respuesta a la hipoglucemia (entraremos en esto después) y ahora tenemos un paciente que no puede reducir la producción interna de insulina, no libera glucagon debido a la pérdida de comunicación entre las células alfa y beta, y tampoco tiene la hormona de respaldo que causa algunos de los síntomas de hipoglucemia, ¡además maneja bioquímicamente la creación de nueva producción de glucosa del hígado! Con esta falla crítica, ahora está muy vulnerable a la hipoglucemia, y no puede decir cuando tiene una glucosa baja debido a la pérdida de las señales de advertencia.

Un par de hormonas finales pueden ayudar hasta cierto punto. Cortisol de las glándulas adrenales y la hormona del crecimiento de la glándula pituitaria en el cerebro son liberadas durante la hipoglucemia pero no son importantes en una respuesta inmediata. En vez de eso, contribuyen a la resolución de la glucosa baja si persiste durante horas (como durante el curso de una noche). Entonces aunque usted no pueda estar creciendo en altura, usted todavía produce la hormona del crecimiento y tiene la función adicional de ayudarle durante un periodo prolongado de glucosa baja.

El cerebro está encargado de la respuesta total de su cuerpo a una concentración baja de glucosa. El cerebro funciona con glucosa, pero puede aprender a quemar productos de grasa durante periodos de ayuno. Sin glucosa, el cerebro para de funcionar, y usted se desmaya. Camino a la inconsciencia, la actividad eléctrica puede llegar a ser caótica en el cerebro, conduciendo a ataques. Dada esta casi dependencia absoluta de glucosa para el combustible, el cerebro dirige el conjunto redundante de sistemas de respaldo descritos arriba. Pero hay una última artimaña para preservar el flujo de glucosa al cerebro. Ante niveles bajos repetidos de glucosa, el cerebro recibe la señal para aumentar su eficiencia en extraer glucosa de la circulación. Pequeños canales en el cerebro permiten el movimiento de glucosa dentro del cerebro. Estos canales aumentan en número si un paciente está en repetidas veces debajo de la concentración normal de glucosa. Al “regular el aumento” el número de estos canales, el cerebro puede extraer más glucosa de la circulación en niveles más bajos de glucosa, así preservando su propia función.

He aquí el lado oscuro del manejo intensivo de la diabetes: Si forza su terapia bastante al grado que experimenta con frecuencia niveles de glucosa por debajo de lo normal, puede terminar con un gran A1C, pero el cerebro cambiará su metabolismo para que pueda mantener una “concentración de glucosa del cerebro” normal durante una hipoglucemia posterior. Esto puede sonar como una gran idea excepto que ahora, ante lo que debería ser un nivel de glucosa que provoca todos los mecanismos de defensa, el cerebro está satisfecho que tiene suficiente energía, y no responde a la concentración baja de glucosa en el cuerpo. De por sí, esto en sí no sería un gran problema, pero la capacidad de hacer esta artimaña no es infinita. Por lo que hay una concentración de glucosa en la que su cerebro no puede compensar, y finalmente tendrá que cerrar la operación. El margen de seguridad del punto en que usted está consiente del nivel bajo de glucosa en el cerebro y cuando se desmaya es muy estrecho. Después de que una persona con este problema come algo para tratar la reacción, todavía tomará minutos para que la absorción ocurra y puede no haber suficiente tiempo de cuando finalmente reciben la señal para comer y cuando pierden el conocimiento. Esto es conocido como hipoglucemia sin síntomas. En su mayor parte vemos esto en pacientes con diabetes tipo 1, así que trataremos con la prevención y el tratamiento del problema en la sección de abajo.

Las complicaciones de la diabetes, especialmente en los pequeños vasos sanguíneos, están directamente ligadas al A1C en ambos pacientes con diabetes tipo 1 y tipo 2. Durante el *Diabetes Control and complications Trial* Ensayo de Control y Complicaciones de la Diabetes (DCCT), demostramos que mejores niveles generales de glucosa prevendrían enfermedad del ojo y renal, así como la enfermedad del sistema nervioso. Recientemente, una historia de buen control de glucosa encontró reducir el riesgo de infartos 15 años después del fin del ensayo. ¡Entonces uno estaría en apuros para encontrar una razón para no lograr control de glucosa cercano a normal—excepto esos niveles bajos molestos de glucosa! ¡Aunque su cerebro probablemente esté sumergido en la revisión de los hechos anteriores, esté agradecido que el sistema se diseñó con tanto respaldo incluido, de otro modo el público en general, aún sin medicinas de diabetes, estaría experimentando hipoglucemia todo el tiempo!

Diabetes Tipo 1

Existen algunas limitaciones en su respuesta a una glucosa baja. Conozcamos el reto de frente. Ante todo, en ensayos de manejo intensivo de la diabetes, como el DCCT, 60% de los episodios severos de hipoglucemia (ataques/comas/episodios en los que se requiere la ayuda de otra persona) ocurrió entre las horas de la medianoche y 4 AM. Medir su nivel de glucosa inmediatamente antes de dormirse cada noche es una manera clave de predecir cuales noches está más vulnerable. Si su nivel es menor de 100 mg/dl, sabe que esta será una noche que usted necesitará más de un bocadillo, o incluso alguna glucosa líquida más un bocadillo.

Dado el hecho que muchos pacientes que logran niveles de A1C cercano a normales se acostumbran a niveles de glucosa de 75 mg/dl a 90 mg/dl, usted no puede depender del factor "me siento bien". ¿Haría algo completamente diferente con una glucosa de 75 mg/dl que con una de 175 mg/dl, correcto? Quizás incluso se salte el bocadillo para una de 175 mg/dl. Les digo a mis pacientes que si su glucosa es menor de 80 mg/dl a la hora de acostarse, deben tomar 6 oz de jugo o leche, más su bocadillo habitual.

Los bocadillos pueden ser innecesarios para los pacientes que se manejan con la bomba de insulina, ya que la programación puede fijarse en la cantidad mínima para lograr un nivel normal de ayuno y reducir el riesgo de bajas durante el sueño. Si toma una insulina de actuación prolongada, como Lantus (glargine) y Levemir (detemir), atravesará un período durante la noche cuando tendrá demasiada insulina en su sistema para satisfacer sus necesidades. Para cubrirse para este hecho, deberá tomar un pequeño bocadillo, alrededor de 25 gramos de almidón (la mitad de un sándwich de crema de cacahuate, un yogur pequeño, o la mitad de una taza de requesón).

Digamos, en vez de eso, que está a 250 mg/dl a la hora de acostarse. ¿Cuánto tiempo ha pasado desde su cena? Si cena tarde (2 horas antes de acostarse), resista la urgencia de tomar más insulina — la insulina de la cena todavía está funcionando y es probable que su glucosa baje en las próximas horas. Si han pasado 4 horas desde que tomó insulina para su cena, entonces quizá deberá hacer un "retoque". Dese cuenta que, no va estar despierto para presentir el comienzo de una baja excesiva en la glucosa y no puede ser tan agresivo.

Muchos pacientes utilizan factores de corrección de 1 unidad de insulina para cada 50 a 75 mg/dl para un objetivo de 150 mg/dl. Entonces para una glucosa de 250 mg/dl a la hora de acostarse, quizás tome 2 unidades de insulina de actuación rápida para corregirse antes de la mañana (recuerde que no puede mezclar cualquier otro tipo de insulina en la misma jeringa con Lantus si esa es la que ha sido recetada para usted). Mi consejo es de no tratar de corregirse a 100 mg/dl. Aspirar a este grado de control estrecho es pedir problemas durante la noche. El reemplazo de insulina no es una ciencia perfecta y si trata de convertirlo en eso, finalmente pagará por ello en la forma de una glucosa baja mayor durante la noche. Una glucosa ocasional de ayuno de 150 mg/dl no arruinará su A1C.

Esto trae otro tema que vale la pena mencionarlo. La insulina tiene el poder de prevenir complicaciones. El poder es adictivo. He visto muchas personas que llegan a la conclusión que si pueden tolerar una concentración de glucosa de 65 mg/dl y no tener ningún síntoma, entonces deben estar a salvo. Concluyen que más bajo es mejor. Uno de mis grandes maestros solía decir una frase que todavía es verdad: "la hipoglucemia engendra hipoglucemia". Entre más bajas tenga más bajas va a tener. Recuerde que pierde los síntomas de concentraciones bajas de glucosa entre más bajas experimente.

Entre más nos esforzamos por ayudar pacientes a reducir el número de niveles altos, también tenemos que trabajar igualmente para minimizar el número de bajas. El A1C es sólo el nivel promedio de glucosa, y usted puede lograr un "gran número" con muchas bajas balanceadas contra muchas altas. Cuando interactúa con su equipo de la diabetes, no olvide que usted es más que un número cada 3 meses—tiene que considerar su control día a día, ambas altas y bajas.

No Estoy Borracho, Tengo Diabetes

El alcohol merece mención especial en esta sección, especialmente para el paciente con diabetes tipo 1. El alcohol previene que el hígado produzca glucosa. La insulina hace lo mismo de manera diferente, y los dos sumados pueden ser dobles problemas. Tomar forma parte del crecimiento y en mis pacientes jóvenes, entiendo que van a experimentar—especialmente cuando se van a la universidad. Todo en moderación es un lema bueno para el licor y la diabetes. Porque el juicio es dañado durante la hipoglucemia y también con embriaguez de alcohol, puede imaginarse el efecto de ellos juntos. Acostumbraba darles tarjetas a los pacientes que decían "no estoy borracho, tengo diabetes," ya que la hipoglucemia puede equivocarse por conducta de embriaguez. Me he hecho lo suficiente realista para entender que los humanos experimentarán en conductas riesgosas aún después de que les informamos del peligro— ¡y ya no reparto esas tarjetas! Si va a tomar, tome precauciones para tener algo cerca de usted para tratar una reacción durante la noche. Si puede hacerlo, levántese en la noche y revise su glucosa. Por lo menos tome un pequeño bocadillo adicional antes de dormirse—la hipoglucemia asociada con el alcohol generalmente ocurre horas después de su período de sueño.

El Sexo Es Ejercicio

Ya que hablamos de hipoglucemia en la recámara, hablemos también del riesgo de hipoglucemia después del sexo. El sexo es ejercicio. Se usan músculos para esta actividad tanto como si hubiera ido al gimnasio o a nadar. Cuanta más larga la duración de la actividad sexual, mayor el uso de glucosa para abastecer de combustible los músculos en las piernas y brazos.

El ejercicio implica músculos utilizando glucosa. Cada vez que hace ejercicio, debe saber su nivel de glucosa al entrar al episodio. Algunos de mis pacientes prefieren un bocadillo antes del ejercicio o sexo para prevenir hipoglucemia. Entre más largo el período del ejercicio, mayor el monitoreo que debe hacerse y más calorías que usted necesita para ingerir. Un paseo largo en bicicleta el sábado podría requerir tomar bocadillos frecuentes para una baja severa.

El Tratamiento de Hipoglucemia

El tratamiento de hipoglucemia es una tarea sencilla, siempre y cuando esté alerta. En las primeras veces que esto suceda, sentirá el gran impulso de abrir la puerta del refrigerador e inhalar todo en frente de usted. ¡Comer o tomar más de lo que necesita para corregir la glucosa baja no le hará normalizarse más rápido! Su mejor apuesta es tomar 6 a 8 oz de su jugo preferido. El objetivo es tratar que su glucosa retroceda a un nivel normal, no elevarlo a la estratosfera.

Tomará por lo menos 10 minutos para que su glucosa comience a recuperarse. Para asegurarse que ha permanecido igual o que ha comenzado a normalizarse, reexamine su glucosa a menudo por varios periodos cuando experimente una baja.

El azúcar líquido siempre será mejor que un sólido, y así que sugiero que los pacientes compren y lleven consigo pequeñas cajas de jugo. No requieren refrigeración y tienen aproximadamente 12 a 18 gramos de azúcar—la cantidad correcta para una reacción. Así parcialmente se quita de las manos la tentación de exagerar el tratamiento. Alternativamente, quizás escoja tener tabletas de glucosa con usted ya que también son convenientes y no se echan a perder. Pero recuerde que tendrá que tomar 3 a 5 tabletas para tomar la cantidad correcta de azúcar para tratar la reacción. Las tabletas naturales Glucolift son excelentes para tratar la hipoglucemia y vienen en deliciosos sabores (http://www.glucolift.com).

La leche es uno de los mejores tratamientos para una glucosa baja, pero tiene que estar cerca de un refrigerador, así que no es práctica cuando está lejos de casa. Aproximadamente 6 oz de leche son suficiente, y a causa de la proteína y la grasa en ella, la absorción de carbohidratos es más lenta de manera que el regreso a normal es más lento pero más sostenido.

Las sustancias sólidas, aparte de las tabletas de glucosa, siempre van a ser más para reparar la glucosa baja porque tienen que ser procesadas de su forma sólida. No aconsejo las barras de dulce y helado para el tratamiento de reacciones de insulina ya que obtendrá muchas calorías junto con el azúcar. A largo plazo, todos los pacientes tendrán que luchar contra el aumento de peso, incluso pacientes con diabetes tipo 1 que eran delgados al momento del diagnóstico.

Glucagon

En una emergencia, no hay nada como una inyección de glucagon para salvar el día. Aunque su cuerpo no libere glucagon apropiadamente durante un período de glucosa baja, una inyección de 1 mg, recetada por su médico, es muy poderosa. La inyección puede ser dada en el músculo o grasa.

Generalmente, el padre del paciente, ser querido, o una persona designada serán quienes deben administrarla, porque el tiempo de utilizarla es cuando usted no puede tomar bocado. Si el cerebro no tiene suficiente glucosa, no puede coordinar los músculos de la garganta para hacer la acción de tomar bocado. Darle azúcar por la boca a alguien a ese punto causará que parte del tratamiento entre a los pulmones. Si la persona con usted decide que usted no es capaz de tomar bocado, entonces deben sacar el glucagon.

Algunas formulaciones de glucagon requieren que el líquido sea mezclado con el sólido antes de inyectarlo. Dele a la persona más probable de administrar el glucagon la oportunidad de familiarizarse con el tipo de glucagon prescrito. Tomará 15 a 20 minutos para que su glucosa se recupere de este tratamiento, pero eso es más rápido que la mayoría de los paramédicos. Probablemente es preferible para la mayoría de las personas despertarse al lado de una cara conocida en lugar de una extraña merodeando por encima de ellos.

Perdiendo el Conocimiento

Si ha tenido tal glucosa baja que la actividad eléctrica de su cerebro no funciona bien, puede tener un ataque o convulsión. Afortunadamente, no recordará la mayor parte de lo que sucede, pero puede ser espantoso para la persona que le ayuda mirar como sus brazos y piernas giran bruscamente sin control. Dígale a su posible ayudante que lo ponga de lado para que si babea, salga de su boca y no baje a sus pulmones. Aparte de no darle azúcar por la boca, también dígale a él/ella que no ponga nada en su boca. (En los viejos tiempos, las personas pensaron que debían prevenir que los pacientes se mordieran la lengua en una baja. ¡Meter un dedo en la boca de alguien experimentando un ataque es una gran manera de perder el control)! Hablar sobre este procedimiento antes de una ocurrencia con la persona más probable de ayudarle prevendrá mucho caos durante un episodio.

Los períodos breves de esta clase de baja severa no son probables de conducir a lesión cerebral. Si se administra el glucagon, el efecto de restaurar la glucosa a normal puede ser efímero, y cuando puede hacerlo, debe comer algo. Sin embargo, a muchas personas les dan náuseas después de que reciben glucagon, así que recomiendo galletas y agua para hacerlo sencillo. Estos parecen ser menos probable de aumentar la náusea.

Hipoglucemia Sin Síntomas

Considerando todas las herramientas dirigidas al paciente que hemos discutido para protegerse contra la hipoglucemia y las redundancias en respuestas hormonales con que hemos sido equipados todos, eventos malos aun suceden. La vigilancia en monitorear sus concentraciones de glucosa es indudablemente la clave para saber dónde va estar en las próximas horas. Tan incómodo le parezca revisarse con frecuencia, todavía representa el método clave para prevenir niveles bajos de glucosa.

Después de tomar en cuenta el ejercicio poco común, bocadillos pasados, y el consumo de alcohol, 90% de los episodios severos de hipoglucemia en el DCCT permaneció inexplicado. Muchos de los investigadores creyeron que fue el desarrollo de hipoglucemia sin síntomas el que explicó mucho del exceso de riesgo.

Los pacientes que desarrollan hipoglucemia sin síntomas, que evitaron muy cuidadosamente concentraciones posteriores bajas de glucosa aún por períodos cortos recobran sus síntomas de hipoglucemia. Si desarrolla pérdida de síntomas, trate de retroceder cuán estrechamente maneja sus niveles de glucosa. Fije su objetivo un poco más alto. No comprometerá su control de A1C demasiado, pero recobrará su capacidad de saber cuando está bajo y aumenta la seguridad para usted mismo y para todos a su alrededor ¡Manejar un coche con una glucosa baja es obviamente peligroso y se puede reducir substancialmente monitoreando su glucosa y luego haciendo algo respecto a ello!

Caso #1: Diabetes Tipo 1

Recapitulemos toda esta información revisando el caso de una paciente que cuidé quien murió trágicamente después de tener diabetes durante 26 años. Esta paciente tenía gastroparesia diabética bastante severa, lo que significa que el alimento ingerido se procesaba demasiado lentamente del estómago al intestino delgado donde la absorción debe ocurrir. Esto es una forma de neuropatía bastante común en ambos diabetes tipo 2 y tipo 1. Cuando esto sucede, la gastroparesia hace particularmente a pacientes con diabetes tipo 1 más vulnerables a niveles bajos de glucosa, ya que la insulina inyectada antes de la comida entra en la circulación más rápidamente que la glucosa del alimento puede ser absorbida. Aún más, la recuperación de la hipoglucemia puede ser lenta ya que la tasa de absorción de azúcar de un tratamiento líquido es lenta.

La paciente en esta historia era una enfermera que trabajaba los turnos de la mañana. Vivía sola, y una mañana no llegó a tiempo al trabajo. Había experimentado sesiones repetidas de niveles bajos de glucosa que había tratado de prevenir y tratado apropiadamente pero debido a que había desarrollado hipoglucemia sin síntomas, a menudo no sabía que estaba muy baja. Siempre medía su concentración de glucosa a la hora de acostarse, y a veces tomaba algunas unidades extras de insulina de actuación rápida a la hora de acostarse si su glucosa estaba demasiado alta (utilizaba 1 unidad para cada 60 puntos arriba de 150 mg/dl).

Debido a la absorción irregular de la glucosa de su dieta, predecir su nivel de glucosa a cierta hora del día o la noche era difícil. Había consumido una cena típica la noche anterior de este episodio mayor de hipoglucemia y había tomado 4 unidades de insulina de actuación rápida, infundidas por su bomba durante 2 horas empezando al momento de la comida. (una forma de manejar el asunto de suministrar demasiada insulina en el sistema antes que el alimento tenga una oportunidad de ser absorbido en tales pacientes es de tomar la dosis durante o después de la comida, o, si uno utiliza una bomba de infusión de insulina, recomendamos esparcir la dosis durante varias horas). A la hora de acostarse, 2 horas y media después de la comida, miró que estaba demasiado alta y tomó 4 unidades extras de insulina de actuación rápida. (Esta paciente mantenía registros excelentes y lo había escrito en su diario). Su insulina del fondo era liberada por una bomba de insulina. Su A1C mas reciente era 7.0%.

Cuando faltó al trabajo, sus colegas la llamaron a su casa, y uno de ellos finalmente fue para ver que estaba bien. A las 10 AM, fue encontrada recostada en su cama dando respiros cortos y superficiales de vez en cuando. No la pudieron despertar. Después de tratar su glucosa con glucosa intravenosa de emergencia por los paramédicos, su glucosa estaba más de 200 mg/dl. Tres meses después, aun no había regresado de su coma, había desarrollado pulmonía, y después de un curso difícil, murió.

Este caso representa un riesgo raro pero real del manejar la diabetes tipo 1 intensivamente. Es verdad que tenía una condición (gastroparesia) que la predispuso aún más a bajas, pero cometió un error crítico: tomó una dosis grande de insulina a la hora de acostarse. Entonces cuando se dirigía a la hora más vulnerable del día con una capacidad ya dañada para detectar hipoglucemia, y tenía mucha insulina en su organismo.

Cuatro unidades pueden no parecer mucho para algunos pacientes que tienen diabetes tipo 2 y que pueden tomar más de 100 unidades de insulina por día, pero la dosis de insulina usual promedio en una mujer de 110 libra (peso real de esta mujer) es sólo aproximadamente 40 unidades. 4 unidades extras representan un aumento de 10% suministrado cuando ella no estaba comiendo nada. (resulta que hizo las matemáticas mal con el factor de corrección y tomó 1.5 unidades más de la que debió).

Otra lección importante se nos enseña de este triste caso: repetir o suplementar dosis de insulina dentro de 4 horas de la inyección de una dosis anterior de insulina de actuación rápida puede conducir a problemas. El efecto final de la primera dosis no se sabe antes que la próxima dosis sea suministrada. Caminamos una línea estrecha en la que suficiente es suficientemente bueno y un poco más es peligroso.

Diabetes Tipo 2

Recuerde que todas las líneas anteriormente mencionadas de la protección hormonal están disponibles para los pacientes con diabetes tipo 2, más tienen la capacidad de detener la producción de insulina de su propio cuerpo ante la fase en la que la concentración de glucosa está bajando. Por lo tanto, es mucho más difícil causar hipoglucemia severa en estos pacientes.

Algunas de las medicinas orales para el control de la diabetes tipo 2 puede causar hipoglucemia, especialmente las sulfonilureas (SFU) como el (Glucotrol [glipizide], Glibenclamide [glyburide], y Micronase [glyburide] son ejemplos) causando las células beta a bombear su insulina aún ante una glucosa normal o baja.

La población en mayor riesgo son generalmente las personas mayores. Debido a que muchas personas mayores tienden a comer una comida más grande durante el medio día y una comida más ligera en la noche, pueden quedarse sin combustible durante la noche. Las SFUs funcionan las 24 horas y por lo tanto aumentan el riesgo de hipoglucemia durante el sueño.

La otra clase principal de medicinas, metformina y el tiazolidinediones (TZDs), no conducen el cuerpo a producir más insulina y por lo tanto tienen capacidad muy limitada, si la tienen, de causar niveles bajos de glucosa. Pero cuando es combinada con una SFU, la hipoglucemia puede ocurrir con metformina y/o un TZD. El riesgo de hipoglucemia con estas combinaciones es probablemente una función de la línea de fondo de la hemoglobina A1C que está mucho más cerca a normal antes que la segunda medicina sea agregada.

Generalmente, cuando la hipoglucemia ocurre en alguien con diabetes tipo 2, no está asociada con la pérdida del conocimiento. El evento necesita ser tratado, pero los episodios más severos vistos en pacientes con diabetes tipo 1 son gratamente bastante raros. La clase más nueva de medicamentos a estar disponible para tratar pacientes con diabetes tipo 2, los agonistas del GLP-1 (Byetta [exenatide]), no tiene la capacidad de causar hipoglucemia por sí solo. Suministrado con metformina o medicinas TZD, exenatide no causa mayor riesgo de hipoglucemia. Pero cuando una SFU está presente, la adición de exenatide aumenta substancialmente el riesgo de hipoglucemia no severa durante los primeros meses del tratamiento. Si toma una SFU cuando añade exanatide a su tratamiento, la dosis de SFU debe ser reducida.

Caso #2: Diabetes Tipo 2

La hipoglucemia severa puede y ocurre cuando el tratamiento de insulina es añadido a cualquiera de las terapias anteriores. Para demostrar este punto, permita que le cuente la historia de una mujer con diabetes tipo 2 que tomaba metformina y SFUs. No estaba en su objetivo de A1C, por lo que decidió agregar insulina a su régimen de tratamiento. Media su glucosa cada mañana y tomaba su insulina antes de manejar al hogar de ancianos donde trabajaba. Su rutina era tomar desayuno después que llegaba al trabajo.

Una mañana tenía una concentración de glucosa de 64 mg/dl en casa, tomó su insulina, y aproximadamente 40 minutos después estuvo involucrada en un accidente directo con un camión de 18 ruedas. El conductor del camión la vio desplomada sobre el timón cuando se desvió en la línea media en frente de su camión.

Su concentración de glucosa en el sitio del accidente era baja, y al llegar a la sala de urgencias permaneció baja. Ahora vive en un estado mentalmente comprometido en una institución de cuidado a largo plazo. Ocurrió una desconexión en su educación sobre el uso de insulina, comer, y manejar.

La insulina es una adición importante al tratamiento de muchos pacientes con diabetes tipo 2, y este caso es una historia razonablemente rara, pero sin embargo, la hipoglucemia severa también puede ser asociada con el uso de insulina en ambas formas de la diabetes.

Resumen

Mientras la hipoglucemia puede ser una barrera para lograr el mejor control de su glucosa, la mayoría de las veces es una molestia en su día que toma tiempo para estar al máximo. La prevención es la mejor estrategia para manejar la hipoglucemia. Si no puede ser prevenida, entonces trate de no sobre tratarla porque establecerá un circulo vicioso de altas y bajas. Por último, especialmente si tiene diabetes tipo 1, intente tener a alguien de confianza cerca de usted que pueda notar que su glucosa está baja, incluso si usted está relativamente inconsciente de ello.

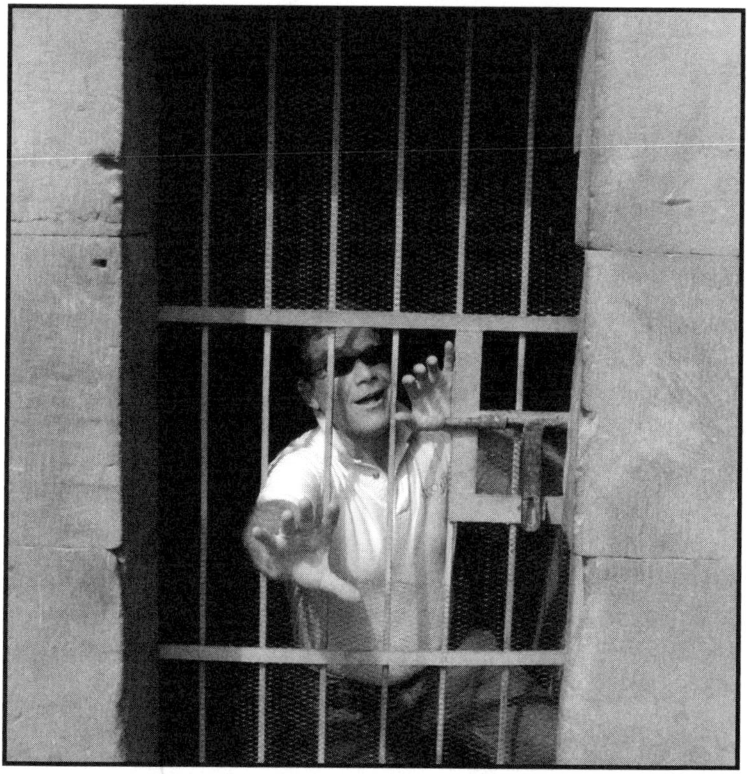

¡Encarcelado debido a un mal nivel de A1C!

12

¡Créame! No Quiere Que Le De Un Ataque Al Corazón o Derrame Cerebral

Introducción

Perdí a mi mejor amigo, Ken Facter, por un infarto repentino e inesperado a la joven edad de 41. La mayoría de las personas con diabetes no se dan cuenta de que la enfermedad cardiaca o aterosclerosis es una de las complicaciones más serias y comunes en personas con diabetes así como en el público en general. Aterosclerosis es el proceso del aumento de depósitos de grasa en las arterias o vasos sanguíneos, dificultando que la sangre pase por ellos. El resultado es la oclusión total, conduciendo al daño de los tejidos del corazón y el cerebro. Las complicaciones clásicas micro vasculares de los ojos, riñón, y de la enfermedad de nervio generalmente son discutidas y más a menudo enfatizadas en la literatura de diabetes. El infarto, derrame cerebral, y bloqueo de los vasos sanguíneos de las piernas son clasificados como complicaciones macro vascular porque implican las arterias grandes (macro) o vasos sanguíneos del cuerpo. Ahora sabemos que prevenir y tratar agresivamente los factores de riesgo de la enfermedad macro vascular son igualmente importantes.

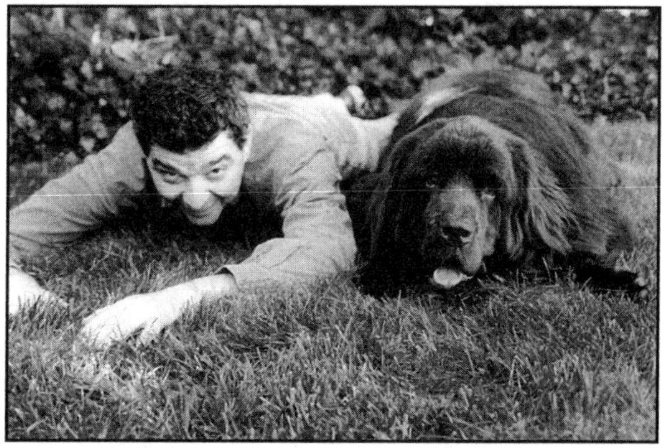

Mi mejor amigo, Ken Facter, y su fiel acompañante, Chief.

Puede encontrar sorprendente que hasta 80% de las personas con diabetes tipo 2 “se baja del autobús” a causa de infartos y derrames cerebrales, y no de las complicaciones clásicas micro vasculares. Odio ser tan morboso como para utilizar palabras como mortalidad o la muerte; quiero utilizar la frase “se baja del autobús” en su lugar. Espero que este término más gentil no lo aleje de la seriedad del problema. La enfermedad cardiaca y el derrame cerebral son los principales asesinos de norteamericanos, sea diabético o no. La **Figura 12-1** demuestra cuán dramática es realmente la situación. Esta figura muestra la mortalidad (tasa de muerte) debido a la enfermedad coronaria de arteria en hombres y mujeres con diabetes tipo 2 comparado con personas sin diabetes con el paso del tiempo. La tasa de mortalidad es registrada como el número de muertes por 1000 personas. El tiempo cero indica el tiempo del diagnóstico de la diabetes en estas personas, quienes tienen alrededor de 40 a 50 años de edad. Puede ver que en pocos años después del tiempo del diagnóstico, la mortalidad debido a la enfermedad cardiaca en personas con diabetes comienza a acelerar significativamente y a separarse del no diabético. Por favor note que en individuos no diabéticos, las mujeres tienen menos problemas cardiacos comparado con los hombres. Este hecho es conocido como una "ventaja cardiovascular" que mujeres no diabéticas generalmente disfrutan comparado con hombres no diabéticos. Sin embargo, ahora mire la mortalidad debido a la enfermedad cardiaca en las mujeres diabéticas comparada con los hombres diabéticos. Es la misma, y la ventaja cardiovascular se pierde. La explicación para este fenómeno no está clara, pero una cosa es cierta: Las mujeres con diabetes tipo 2 están en riesgo extremo de enfermedad cardiaca prematura, especialmente después que alcanzan la menopausia.

Figura 12-1

Muerte Debido a la Enfermedad Cardiaca en Personas Con Diabetes Tipo 2

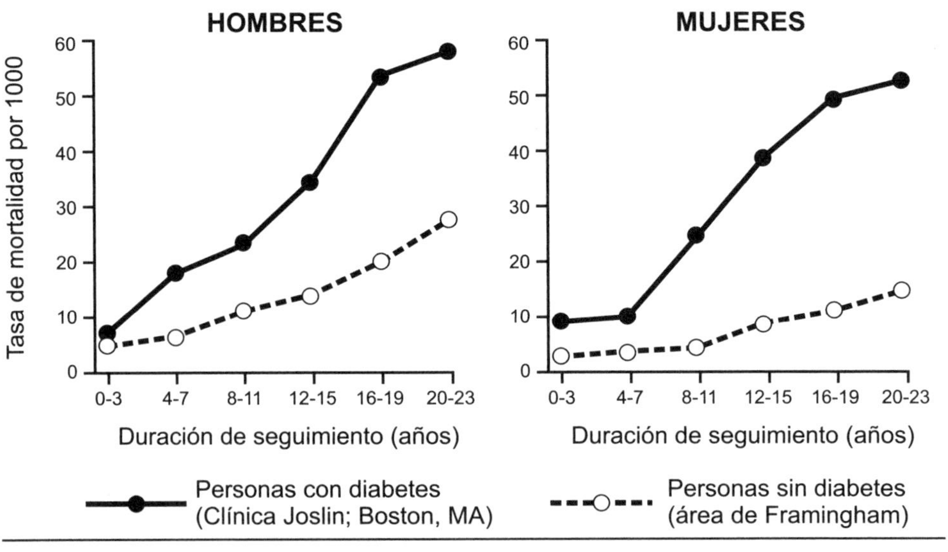

Krolewski AS, et al. *Am J Med.* 1991;90(suppl 2A):56S-61S.

Otro problema mayor es que las personas con diabetes pueden tener aminorada sensación de las señales de alerta de la enfermedad cardiaca (por ejemplo, dolor de pecho). Esto puede conducir a una situación peligrosa debido a que el tratamiento puede ser instituido temprano si una persona va a la sala de urgencias o la clínica con dolor de pecho en lugar de sentarse en casa, sin síntomas de enfermedad cardiaca presente (el término médico para esta condición es isquemia silenciosa). La razón de esta falta de conocimiento de síntomas cardiacos es desconocida, pero puede estar relacionada con fibras de dolor dañadas por la diabetes así como ocurre con neuropatía en los pies. De manera semejante a la retinopatía y la enfermedad renal diabética, la enfermedad cardiaca grave y avanzada puede estar presente sin ningún síntoma. Desafortunadamente, cuando finalmente el primer síntoma ocurre (como dolor de pecho), puede ser demasiado tarde para intervenir. La clave está en el conocimiento de estos problemas potenciales por usted y su médico.

Las personas con diabetes tipo 2 son normalmente diagnosticadas a edad avanzada, y por lo tanto son más probables de tener enfermedad cardiaca sólo a causa de su edad avanzada además de los efectos adicionales de la diabetes mal controlada en los vasos sanguíneos grandes. La hipertensión y los niveles altos de colesterol también contribuyen al riesgo adicional de la enfermedad cardiaca. Las personas con diabetes tipo 1 no desarrollan enfermedad cardiaca hasta más tarde en su vida porque generalmente son diagnosticados con diabetes a una edad más joven, aunque la incidencia es todavía mucho más alta que en personas de la misma edad sin diabetes tipo 1.

Debe estar consciente de los factores de riesgo de la enfermedad cardiaca y derrame cerebral para que pueda hacer todo a su alcance para prevenir, detectar, y tratarlos agresivamente. Este capítulo se enfocará en la información importante que usted debe saber para tomar control de la situación. Créame—usted no quiere ser un lisiado cardiaco ni una víctima paralizada por derrame cerebral.

Factores de Riesgo para Enfermedad Cardiaca y Derrame Cerebral

Usted y su médico pueden modificar varios de los factores de riesgo que contribuyen a la enfermedad cardiaca. Desafortunadamente, usted no puede cambiar su edad, género, antecedentes familiares, ni el hecho que es diabético. Sin embargo, es importante que mire cada uno de estos factores de riesgo con cuidado y decida si puede mejorar su propia situación. Entre más factores de riesgo tenga, más agresivo debe ser en modificar los que puede cambiar. Los factores de riesgo son listados en la **Tabla 12-1** y discutidos abajo.

Tabla 12-1

Factores de Riesgo para Enfermedad Cardiaca y Derrame Cerebral

- Enfermedad cardiaca existente (aterosclerosis)
- Historia familiar de enfermedad cardiaca (aterosclerosis)
- Mayor de >45 años en hombres y >55 años en mujeres
- Diabetes
- Fumar tabaco
- Problema severo de peso
- Alta presión sanguínea
- Niveles anormales de colesterol

Enfermedad Cardiaca Existente o Aterosclerosis

Si usted ya ha tenido un infarto o derrame cerebral, entonces sus posibilidades de tener problemas adicionales son mucho mayores. Ahora es tiempo de ser más agresivo en modificar sus factores de riesgo. Tengo pacientes que han vivido vidas largas y sanas después de su primer infarto porque tomaron la situación con seriedad.

Antecedentes Familiares de Aterosclerosis

La enfermedad cardiaca es una condición hereditaria. Si alguien en su familia inmediata ha tenido problemas cardiacos, puede estar a riesgo mayor. Su familia inmediata incluye sus hermanos, padres, tíos, tías, y abuelos. Perdón, pero su cónyuge sano no le ayudará aquí. Tener una historia familiar de enfermedad cardiaca es un factor muy importante de riesgo, y aunque no podamos cambiar nuestra historia familiar, podemos ser agresivos con nuestro plan de tratamiento.

Edad y Género

La edad y el género juegan papeles importantes en el estatus de riesgo determinante. Si es un hombre mayor de 45 años o una mujer mayor de 55 años, su riesgo de enfermedad cardiaca aumenta significativamente. Estos números fueron determinados de un gran estudio de observación epidemiológica en individuos no diabéticos. Muchos expertos dicen que los límites de edad deben ser 10 años menos para personas con diabetes. Si es mujer, por favor note lo que dije antes acerca de tener diabetes y el riesgo de la enfermedad cardiaca.

Diabetes Existente

Obviamente, usted no puede cambiar el hecho que tiene diabetes, pero puede luchar para mejorar el control de su diabetes. Se ha demostrado que puede reducir la enfermedad cardiaca mejorando su control de glucosa. Los efectos del control agresivo de la presión y colesterol muy probablemente tienen mayor influencia sobre la tasa de infartos y derrames cerebrales pero el control de glucosa también juega un papel. Los niveles excesivos de glucosa en la sangre acaban por pegarse y dañar los vasos sanguíneos de su cuerpo. Las arterias que llevan oxígeno al corazón, cerebro, y extremidades bajas parecen ser especialmente vulnerables. No sólo los ojos, riñones, y nervios son afectados adversamente por el mal control de glucosa.

Fumar Cigarrillos

Sé que fumar cigarrillos es un hábito difícil de romper, pero realmente es un asesino en términos de causar infarto y derrame cerebral, especialmente en personas con diabetes. Es definitivamente uno de los peores hábitos a tener como diabético y uno de los más difíciles de parar (aparte de comer esos helados con frutas y nueces calientes de dulce de chocolate). Se ha demostrado que hay un efecto sinérgico, negativo y poderoso entre el fumar y la diabetes. Incluso si reduce fumar por 50%, se habrá hecho un gran favor. No voy a poner énfasis en este punto, porque sé que todos a su alrededor se lo dicen si actualmente fuma. Haga todo lo que pueda, use cualquier técnica, para dejar o reducir su consumo de cigarrillo. Créame—no quiere necesitar un trasplante de corazón o pulmón.

Problemas Severos de Peso

Si está 20% a 30% arriba de su peso ideal, entonces ciertamente no necesita que le diga que la adiposidad excesiva (grasa) pone un esfuerzo tremendo sobre su corazón. Las personas con problemas severos de peso necesitan un equipo de apoyo de asistencia médica, incluyendo un psicólogo clínico, para ayudarlos a vencer barreras emocionales e integrarse a un programa de pérdida y manejo de peso. No es fácil, y actualmente no hay una pastilla mágica para la pérdida de peso. Tenemos nuevas medicinas que pueden ser muy útiles para personas con diabetes para adelgazar, como Byetta (exenatide) y Symlin (pramlintide); Acomplia (rimonabant) que actualmente está bajo desarrollo.

Alta Presión Sanguínea

La hipertensión es un factor de riesgo importante modificable. Mantener su presión en el rango normal le ayudará a prevenir la enfermedad macro vascular (infarto y derrame cerebral), así como la enfermedad micro vascular (enfermedad de insuficiencia renal y ojo). Controlar su presión es discutida en el Capítulo 14 y será discutida aún más en este capítulo.

Niveles Anormales de Colesterol

Los niveles anormales de colesterol son comunes en personas con diabetes y son uno de los principales contribuyentes a acelerar el proceso de aterosclerosis. Las anormalidades de colesterol vistas en personas con diabetes son complicadas y merecen una discusión detallada después en este capítulo.

Controlando la Alta Presión Sanguínea

El control agresivo de la presión es probablemente una de las intervenciones más poderosas para reducir la incidencia de infarto y derrame cerebral. Como se mencionó antes, creo que es importante que cada persona con hipertensión tenga un dispositivo para monitorear la presión en casa, así como cada persona con diabetes debe tener un dispositivo para monitorear la glucosa. También debe tomar varias lecturas por semana a horas diferentes y registrarlas para analizarlas y discutirlas con su médico. Puede encontrar un dispositivo para la presión en su farmacia local o tienda de rebajas. Escoja uno cómodo de usar y que tenga una buena póliza para regresarlo. También es importante que traiga su dispositivo de la presión con usted en sus visitas al médico para que el personal lo revise y verifique que funciona.

Es imperativo que sepa cómo se define la presión normal. La Asociación Americana de la Diabetes actualmente recomienda tratamiento para bajar la presión a por lo menos menor de 130/80 mm Hg, y si tiene evidencia de proteína en su orina (micro albuminuria), su presión debe ser menor de 120/80 mm Hg.

En general, hay algunas estrategias básicas de tratamiento que sigo que le pueden ayudar al trabajar con su médico para ajustar su programa para lograr efectivamente sus objetivos de presión. Estas estrategias generales de tratamiento son listadas en la **Tabla 12-2** y discutidas a continuación.

Tabla 12-2

Estrategias Generales de Tratamiento para Tratar la Hipertensión en Personas Con Diabetes

- No retrase la terapia agresiva
- Sepa sus niveles y objetivos de la presión
- Sepa los efectos secundarios de las medicinas que toma
- Diseñe un régimen simple y fácil de seguir día a día
- Combinar medicamentos puede ser necesario
- Evite medicinas que alteren su diabetes y otras condiciones asociadas

No Retrase la Terapia Agresiva

Una vez que la hipertensión es detectada, no debe haber demora en instituir terapia agresiva. Muchos médicos y pacientes esperan demasiado antes de emprender medidas antihipertensivas. La hipertensión normalmente no causa ningún dolor ni molestia, y a causa de esto, la terapia con demasiada frecuencia es demorada. Créalo o no, para algunos pacientes, toma varios años antes de implementar el régimen apropiado de tratamiento. No permita estar sin tratamiento.

Sepa Sus Objetivos y Niveles de Presión Sanguínea

Debe saber cual es su presión promedio durante sus actividades diarias. Su presión en su visita al doctor no puede ser indicio de sus niveles verdaderos. De ahí que debe conseguir un dispositivo de monitoreo de presión y utilizarlo en casa y otros lugares como el trabajo. Esto le permitirá determinar si sus niveles de presión están dentro del rango de objetivo gran parte del tiempo. Recuerde que los niveles de presión fluctúan durante el día, por lo que es importante revisarse en repetidas ocasiones para obtener un repaso general adecuado de su presión.

Sepa Sobre los Efectos Secundarios de las Medicinas

Es su responsabilidad de saber los efectos secundarios de las medicinas con que se trata. Lea y haga preguntas sobre los efectos secundarios. Usted podrá vivir con algunos de los efectos secundarios (especialmente porque sabía de ellos con anticipación) y otros limitarán el uso de una medicina particular. Afortunadamente, tenemos muchas elecciones.

Diseñe un Régimen Que Es Simple y Fácil de Seguir

Diseñe un régimen que es sencillo y fácil de seguir día a día. La mayoría de las personas pueden tomar medicinas dos veces al día con regularidad sin olvidarse. Es más difícil tomar medicinas tres veces al día y casi imposible para la mayoría de las personas tomar medicinas cuatro veces al día en un periodo de tiempo prolongado. Muy probable, tomará medicina para la hipertensión indefinidamente. Muchos de mis pacientes, incluyéndome yo mismo, toman varias medicinas para la presión por la mañana y a la hora de acostarse. Utilizo dos tazas pequeñas en las que pongo mis pastillas de la presión. Preparo las dos tazas al acostarme para que al despertarme y me cepille los dientes, la segunda taza de la mañana esté lista para tomarlas. También mantengo un pequeño suministro de pastillas en el trabajo por si acaso me olvido de tomarlas en casa. Les pido a mi esposa e hijas que me llamen si miran que la taza de pastillas está llena después que salgo al trabajo. Los hábitos y horarios de todos son diferentes, y usted debe diseñar un horario que funciona fácilmente para usted. Incluso si tiene el médico más inteligente del mundo y acceso a las mejores medicinas, de nada sirve si su horario para la medicina es demasiado complicado que se olvida tomar las medicinas regularmente.

Combinando Medicamentos

La hipertensión de la diabetes es una condición difícil de tratar, y es la regla, en lugar de la excepción, que usted pueda necesitar más de un tipo de medicina para la presión. Tomo tres medicinas diferentes que funcionan de maneras diferentes para controlar mi presión. Además, por lo menos 60% de mis pacientes con diabetes e hipertensión necesitan más de una medicina para controlar su presión. Recuerde que no importa cuántas pastillas toma, sino que cuán controlada está su presión. La mayoría de las medicinas antihipertensivas pueden ser utilizadas juntas sin peligro con pocos o no efectos secundarios. Algunas de las combinaciones comunes serán discutidas después.

Opciones de Tratamiento

Hay muchos tipos diferentes de medicinas disponibles para bajar su presión. Debe familiarizarse con ellos para que pueda mantener una conversación inteligente con su médico y jugar un papel activo en su plan de tratamiento. **Tabla 12-3** lista las categorías de medicinas para la presión con algunos ejemplos de cada tipo.

Realmente no es posible ni necesario discutir en detalle la terapia farmacológica para la hipertensión. Hay libros médicos de texto escritos sobre este tema. Opuestamente, siento que es importante discutir algunas de las estrategias terapéuticas para la monoterapia (utilizando sólo una medicina) y terapia de combinación comúnmente recetadas para personas con hipertensión y diabetes. El objetivo principal es de bajar la presión a por lo menos 130/80 mm Hg y menos de 120/80 mm Hg si hay evidencia de proteína en la orina que es indicio de daño del riñón. Si los objetivos de presión no se logran con solo una medicina, entonces un segundo agente es añadido al primero (terapia de combinación). No es raro que personas con diabetes necesiten tres y cuatro medicinas diferentes para controlar su presión. Es mejor tener presión normal y tomar cuatro tipos diferentes de medicina que tener presión elevada y tomar sólo una medicina. A veces es difícil superar ese bloque psicológico sobre "tomar todas esas malditas pastillas".

Tabla 12-3

Medicamentos para la Presión Sanguínea*

Inhibidores de Enzimas Convertidores de Angiotensina (ACE)
- Benazepril (Lotensin)
- Captopril (Capoten)
- Enalapril (Vasotec)
- Fosinopril (Monopril)
- Lisinopril (Prinivil, Zestril)
- Moexipril (Univasc)
- Perindopril (Aceon)
- Quinapril (Accupril)
- Ramipril (Altace)
- Trandolapril (Mavik)

Bloqueadores Receptores de Angiotensina (ARBs)
- Candesartan (Atacand)
- Eprosartan (Teveten)
- Irbesartan (Avapro)
- Losartan (Cozaar)
- Olmesartan (Benicar)
- Telmisartan (Micardis)
- Valsartan (Diovan)

Inhibidor Directo de Renin
- Aliskiren (Tekturna)

Bloqueadores del Canal de Calcio
- Amlodipine (Norvasc)
- Diltiazem (Cardizem, Cartia XT, Dilacor, Diltia XT, Tiazac)
- Felodipine (Plendil)
- Isradipine (DynaCirc)
- Nicardipine (Cardene)
- Nifedipine (Adalat)
- Nifedipine GITS (Procardia XL)
- Nimodipine (Nimotop)
- Nisoldipine (Sular)
- Verapamil LA (Calan SR, Covera-HS, Isoptin SR, Verelan)

Bloqueadores Alfa
- Doxazosin (Cardura)
- Prazosin (Minipress)
- Terazosin (Hytrin)

Agentes Actores Centrales
- Clonidine (Catapres, Catapres-TTS)
- Guanabenz (Wytensin)
- Guanfacine (Tenex)
- Methyldopa (Aldomet)

Diurético Indoline
- Indapamide (Lozol)

Diuréticos Thiazide
- Chlorothiazide (Diuril)
- Hydrochlorothiazide (Esidrix)
- Methyclothiazide (Enduron)

Bloqueadores Beta
- Atenolol (Tenormin)
- Betaxolol (Kerlone)
- Bisoprolol (Zebeta)
- Carvedilol (Coreg)
- Metoprolol (Lopressor, Toprol-XL)
- Nadolol (Corgard)
- Propranolol (Inderal, Inderal LA)

Combinaciones
- ACE inhibidores y diuréticos (Lotensin, Captozide, Vaseretic, Monopril HCT, Prinzide, Zestoretic, Uniretic, Accuretic)
- ARBs y diuréticos (Atacand HCT, Teveten HCT, Avalide, Hyzaar, Benicar HCT, Micardis HCT, Diovan HCT)
- Bloqueadores adrenérgicos beta y diuréticos (Tenoretic, Ziac, Lopressor HCT, Corzide, Inderide LA, Timolide)
- Bloqueadores del Canal de Calcio e inhibidores ACE (Lotrel, Lexxel, Tarka)
- Otras combinaciones (Moduretic, Clorpres, Aldoril, Minizide, Diupres, Hydropres, Aldactazide, Dyazide, Maxzide)

Combinación para Tratar la Hipertensión y Niveles Anormales de Colesterol
- Caduet (amlodipine/atorvastatin)*

* No todas las medicinas en cada categoría están listadas.

Inhibidores ACE y ARBs

Un inhibidor ACE o un ARB es generalmente la medicina de elección al iniciar la terapia antihipertensiva; esto también es discutido en el Capítulo 14. Los inhibidores ACE han demostrado ser efectivos en prevenir y detener la progresión de aterosclerosis, además de proteger los riñones.

Los inhibidores de la enzima convertidores de angiotensina y ARBs tienen pocos efectos secundarios y son bien tolerados. Los inhibidores ACE y ARBs pueden tomarse un par de veces al día y pueden ser combinados sin peligro con otras medicinas para reducir la presión al objetivo deseado. Hay dos situaciones en las que los inhibidores ACE deben utilizarse con cuidado: La primera es en personas que tienden a tener niveles altos de potasio en la sangre. La segunda es una condición llamada estenosis renal de la arteria. Los inhibidores ACE también pueden causar una tos persistente, seca en un pequeño porcentaje de personas.

Inhibidor Directo de la Renina

Tekturna (aliskiren) es un nuevo tipo de agente bajante de presión llamado inhibidor directo de la renina. Tekturna reduce el efecto de renin (una hormona en el riñón que en niveles altos causa hipertensión) y el proceso perjudicial es que encoge los vasos sanguíneos. Tekturna ayuda los vasos sanguíneos a relajarse y amplía los vasos sanguíneos así bajando la presión. Puede ser añadido a todos los otros agentes bajantes de la presión y tiene un perfil muy bajo de efectos secundarios. No debe ser tomado por mujeres embarazadas o que planean embarazarse.

Calcio Antagonistas

Los calcio antagonistas también representan una clase comúnmente utilizada de medicinas antihipertensivas para personas con diabetes. En general, son bien tolerados con pocos efectos secundarios y pueden tomarse un par de veces al día. Cada calcio antagonista es ligeramente diferente del otro, y es importante preguntarle a su médico o leer acerca del que le fue recetado. Tienen un mecanismo diferente de acción que las otras clases de medicinas, así que pueden tener efectos sinérgicos beneficiosos en su presión cuando son combinados con otras medicinas, especialmente con los inhibidores ACE o ARBs. La combinación de un bloqueador del canal de calcio y un inhibidor ACE es probablemente una de las combinaciones más comúnmente recetadas. Las mujeres que están embarazadas o tratando de embarazarse no deben tomar inhibidores ACE o ARBs ya que han demostrado causar problemas para el feto.

Alfa Bloqueantes

Los bloqueadores alfa representan otra clase de agentes de presión que parecen ser especialmente adecuados para personas con diabetes. Una vez más, las medicinas más nuevas listadas en la **Tabla 12-3** tienen pocos efectos secundarios y pueden ser tomadas un par de veces al día como máximo. Los bloqueadores alfa pueden ser agregados sin peligro a otras medicinas como inhibidores ACE y bloqueadores del canal de calcio. Los bloqueadores alfa también pueden afectar favorablemente sus niveles de colesterol. Es importante tomar bloqueadores alfa exactamente como sean recetados, especialmente cuando inicia la terapia, porque pueden causar mareo al pararse (ortostasis). La mayor de las veces, los bloqueadores alfa se inician a la hora de acostarse para evitar este problema, que se disipa en unos días.

Agentes Actores Centrales

Los agentes actores centrales, como clonidine, representan una clase más vieja de medicinas. Sin embargo, pueden ser efectivos para mantener su presión bajo control. Generalmente no son utilizados como terapia de primera o segunda línea porque a veces causan boca seca y cansancio. Un parche de clonidine para la piel está disponible, el cual puede ser mejor tolerado que las pastillas, y sólo tiene que cambiar el parche cada 7 días.

Diurético Indoline

Indapamide es una medicina aditiva excelente para controlar la presión. Es una medicina tomada una vez al día sin efectos secundarios. Normalmente no es un agente de primera línea porque no es tan poderosa para bajar la presión y por lo tanto muchos médicos no están familiarizados con esta medicina. Frecuentemente receto indapamide como agente de tercera línea, después de los inhibidores ACE y bloqueadores del canal de calcio.

Diuréticos Thiazide y Beta Bloqueantes

Los diuréticos Thiazide y bloqueadores beta pueden empeorar ligeramente su control de la diabetes y condiciones asociadas como niveles altos de colesterol. Fueron los caballos de carga de los 70s, 80s, y parte de los 90s; sin embargo, no deben ser utilizados como terapia de primera línea, sino como medicinas adicionales a las medicinas más nuevas, como los inhibidores ACE, ARBs, y los bloqueadores del canal de calcio, que no tienen estos efectos secundarios adversos. No se asuste si toma un diurético thiazide o bloqueador beta ya que es posible que haya una razón muy buena por qué su médico haya decidido utilizar esta medicina. Por ejemplo, algunos pacientes se les recetan una dosis baja de un diurético thiazide si hay un problema de riñón o retención líquida. Receto dosis bajas de diuréticos thiazide ocasionalmente si las medicinas más estándar de elección son ineficaces en bajar la presión a rangos de objetivo. Además, algunos de los bloqueadores beta más nuevos han sido formulados o diseñados para ser más diabético amistosos (carvedilol o Coreg es uno de los bloqueadores beta diabético amistoso más nuevos). En general, los diuréticos thiazide y bloqueadores beta son efectivos para bajar la presión. ¡Recuerde que el objetivo principal es de bajar la presión, no importa como lo haga!

Controlando los Niveles de Colesterol

Los niveles anormales de colesterol son otro gran contribuyente a la aterosclerosis, conduciendo a infarto y derrame cerebral. Desafortunadamente, las personas con diabetes son propensas a problemas de colesterol y sufren de obstrucción de las arterias que llevan sangre al corazón, cerebro, y las piernas. Una vez más, como muchas otras complicaciones de la diabetes, los niveles anormales de colesterol no son dolorosos y no causan síntomas. Esto puede ser una situación peligrosa.

Es importante clarificar qué tipos de lípidos o colesterol existen y los objetivos de terapia (**Tabla 12-4**). Hay tres tipos diferentes de colesterol o lipoproteínas que normalmente son medidos en su sangre en un panel lípido. El LDL (lipoproteína de baja densidad o colesterol malo), HDL (lipoproteína de alta densidad o colesterol bueno), y los triglicéridos son todas las formas de colesterol, pero varían en el tamaño, forma, densidad, y tienen funciones diferentes. Debe hacerse un panel lípido

Tabla 12-4

Objetivos de Terapia para Niveles de Colesterol en Personas Con Diabetes

	Total*	HDL	LDL	TG
Enfermedad cardiaca presente†	<200	>40 (hombres) >50 (mujeres)	<70 (debajo de 100)	<150
No enfermedad cardiaca	<200	>40 (hombres) >50 (mujeres)	<100	<200

Abreviaciones: HDL, alta-densidad de lipoproteína (colesterol); LDL, baja-densidad lipoproteína (colesterol); TG, triglicéridos.

* El colesterol total puede ser engañoso para determinar su riesgo de enfermedad cardiaca. Vea el texto. Todos los niveles están en miligramos por decilitros (mg/dL).

† Ataques al corazón, falla congestiva del corazón, derrames cerebrales, etc.

que mide los diferentes tipos de colesterol una vez al año o con más frecuencia si inicia o ajusta medicinas de colesterol.

La mayoría de los especialistas de diabetes recomiendan que todas las personas con diabetes tengan su nivel de LDL debajo de 100 mg/dl si no han tenido problemas con el corazón y debajo de 70 mg/dl si han tenido un infarto en el pasado. Uno debe ayunar para obtener un nivel exacto de triglicéridos en ayunas (nada de comer pasada la medianoche con una muestra de sangre tomada por la mañana antes de comer), que se usa para calcular el colesterol LDL. En realidad, no tiene que ayunar para el colesterol total y HDL, pero generalmente se miden todos juntos al mismo tiempo.

Utilizo la palabra "anormal" al discutir los problemas de colesterol o lípidos en personas con diabetes porque no es simplemente que los niveles de LDL están demasiado altos o los niveles de HDL están demasiado bajos. Hay otras características de los diferentes tipos de colesterol o lipoproteína que aumentan el riesgo de aterosclerosis. Por ejemplo, los colesteroles LDL y HDL se hacen "oxidados" y "glicosilados" (moléculas de glucosa se pegan a ellos), haciéndolos más peligrosos en términos de causar enfermedad cardiaca. Es por eso que los antioxidantes y mejor control de glucosa pueden ayudar a reducir su riesgo de un infarto o derrame cerebral además de normalizar los niveles absolutos (**Tabla 12-5**).

Tabla 12-5

Anormalidades de Lípidos Vistas en Personas Con Diabetes Tipo 2

- Niveles elevados de triglicéridos
- Niveles bajos de lipoproteína de alta densidad (HDL) (colesterol bueno)
- Cambios "Anormales" en las estructuras de las lipoproteínas de baja densidad (LDL) (malo) y HDL (buen) colesterol:
  - Oxidados
  - Glicosilados

Hágase un Panel Lípido

Un panel lípido consistirá en cuatro niveles diferentes (colesterol total, LDL, triglicéridos, y el HDL). El nivel total del colesterol puede ser un número engañoso para determinar su riesgo de enfermedad cardiaca. El colesterol total está compuesto de los niveles del colesterol LDL y HDL. Debido a que los niveles de colesterol HDL o colesterol bueno normalmente están bajos en personas con diabetes, el nivel total de colesterol es más bajo que en personas con niveles altos de este colesterol protector HDL o colesterol bueno. No caiga en un sentido falso de seguridad si su nivel total de colesterol es menos de 200. Aun así puede tener niveles bajos de HDL y niveles anormales de LDL, poniéndolo en riesgo extremo para la enfermedad cardiaca. Es por esto que debe hacerse un panel lípido que incluye los niveles de LDL, HDL, y triglicéridos y no únicamente un nivel de colesterol total. ¿Qué significan todas éstas distintas y complicadas anormalidades de lípido para personas con diabetes? Básicamente, en los términos más simples, que debemos estar conscientes de cuales son nuestros niveles de colesterol y trabajar con nuestros proveedores para lograr nuestros objetivos de terapia. Desafortunadamente, hay millones de norteamericanos, con y sin diabetes, que tienen niveles anormales de colesterol sin tratamiento en el rango de alto riesgo. Las razones para esto son muchas, aunque la ignorancia del paciente y del médico y la apatía juegan una gran parte. ¡Además, no hay síntomas de niveles altos de colesterol!

Opciones de Tratamiento

Planear la comida y un programa de ejercicio son dos de las formas más poderosas no farmacológicas para mejorar sus niveles de colesterol y son discutidas con todo detalle en capítulos posteriores. Sin embargo, es importante enfatizar que las personas con diabetes a veces tienen niveles de colesterol difíciles de tratar, así como tienen hipertensión difícil de tratar. La dieta y el ejercicio raramente bajan los niveles anormales de colesterol al rango normal. Aunque medicinas orales puedan ser necesarias para lograr sus objetivos de colesterol, debe mantener algún tipo de programa de dieta y ejercicio. No le estoy pidiendo que baje 30 libras, que coma lechuga todo el día, y corra maratones. Sé que los cambios de estilo de vida deben venir gradualmente, en pequeños pasos de incremento. Además, puede mejorar sus niveles de colesterol, especialmente sus niveles de triglicéridos, con solo bajar sus niveles de glucosa a un rango más normal.

Clasifico los niveles anormales de colesterol en tres categorías básicas cuando considero la terapia farmacológica:

1. Colesterol LDL elevado
2. Niveles elevados de triglicérido/bajo HDL
3. Elevaciones en tanto los niveles de colesterol LDL y triglicérido y nivel bajo de HDL.

Esta relación inversa de niveles altos de triglicérido asociada con niveles bajos de HDL es una anormalidad común en personas con diabetes tipo 2. Aunque los niveles bajos de HDL son de preocupar, no hay medicina diseñada específicamente para elevar los niveles HDL. Sin embargo, un beneficio secundario de las otras medicinas utilizadas para tratar los niveles altos de LDL y triglicérido es de elevar moderadamente los niveles HDL. Las medicinas comúnmente usadas para tratar los niveles altos de LDL y/o triglicérido están listadas en la **Tabla 12-6**.

Tabla 12-6

Medicinas para Tratar Niveles Anormales de Colesterol

Medicinas para tratar Niveles Altos de Colesterol LDL

- Las "estatinas:"
  - Rosuvastatin (Crestor)
  - Fluvastatin (Lescol, Lescol XL)
  - Atorvastatin (Lipitor)
  - Pravastatin (Pravachol)
  - Lovastatin (Mevacor, Altocor)
  - Simvastatin (Zocor)
- Acido Niatico o nicotínico:
  - Muchas preparaciones sin receta (vitaminas sin receta)
  - Niacin de liberación extendida (Niaspan) es una formulación más nueva de niacin mejor tolerada
- Secuestradores de ácido bílico:
  - Colestid (colestipol)
  - Questran (cholestyramine)
  - WelChol (colesevelam)

Inhibidores de Absorción del Colesterol

- Zetia (ezetimibe)

Combinación de medicinas

- Lovastatin/niacin ER (Advicor)
- Vytorin (ezetimibe/simvastatin)

Medicinas para Tratar Niveles Altos de Triglicéridos

- Lopid (gemfibrozil)
- Tricor, Lofibra, Triglide, Antara (fenofibrate)
- Niacin liberación extendida (Niaspan) es una formulación mas nueva de niacin que es mejor tolerada
- Omacor (ácidos ethyl esters de omega-3)

Combinación de Medicinas para Tratar la hipertensión y Niveles Anormales de Colesterol

- Amlodipine/atorvastatin (Caduet)

Abreviación: LDL, low-density lipoprotein, lipoproteína de densidad baja (colesterol).

La mayoría de los expertos de la diabetes están de acuerdo en que la clase de medicinas llamadas estatinas es la manera más eficiente, segura y efectiva de bajar los niveles LDL. Las estatinas funcionan bloqueando el paso clave en la producción de colesterol en el hígado. Hay pocos efectos secundarios y pueden tomarse una vez al día, generalmente a la hora de acostarse. Las estatinas también pueden elevar el nivel de HDL 5% a 10%. Estas medicinas han sido utilizadas en millones de personas mundialmente y son súper seguras y efectivas. Las estatinas son responsables de prevenir que muchas personas se bajen del autobús debido a la enfermedad cardiaca y el derrame cerebral.

Una medicina que baja el LDL llamada Zetia (ezetimibe), que funciona bloqueando la absorción de colesterol que viene del alimento está ahora disponible. Tiene muy pocos efectos secundarios y funciona bien con estatinas para ayudar que personas logren sus niveles de objetivo de LDL. Una pastilla de combinación llamada Vytorin (exetimibe/simvastatin) está ahora disponible. Vea por favor la sección siguiente sobre medicinas de combinación.

Niacin puede elevar los niveles de glucosa y causar dolores de cabeza y evacuaciones. Niaspan es una preparación de Niacin de liberación lenta mejor tolerada que las preparaciones sin receta de Niacin. Los secuestradores de ácido de bilis como Questran y Colestid comúnmente causan malestar estomacal y estreñimiento, y pueden interferir en la absorción y eficacia de otras medicinas o medicinas que toma en el mismo periodo de tiempo. Niacin y Questran han sido recetadas con menos frecuencia ya que las nuevas estatinas son más efectivas y fáciles de tomar.

Los niveles altos de triglicérido son mejor tratados con Lopid (gemfibrozil) o Tricor (fenofibrate). Estas dos medicinas tienen pocos efectos secundarios y deben tomarse dos veces al día. Cuando los triglicéridos están inicialmente altos (> 400 mg/dl) uno puede ver una baja dramática en los niveles de triglicérido de hasta 40% y un 10% a 25% de aumento en los niveles de HDL (cuando los niveles de triglicérido bajan, los niveles de HDL generalmente suben y viceversa). Quiero enfatizar que si su control de glucosa es malo, será difícil normalizar los niveles de triglicérido. Niacin también reduce los niveles de triglicérido y eleva los de HDL.

Si uno de mis pacientes tiene elevaciones de ambos LDL y triglicérido, decido cuál anormalidad es de mayor magnitud. Normalmente receto una estatina cuando el LDL es la anormalidad predominante y Lopid o Tricor si el problema de triglicérido se mira más fuera de rango (> 400 mg/dl). No es raro que recete Lopid o Tricor además de una estatina, o una estatina además de Lopid o Tricor, dependiendo de cuál tome primero. Algunas estatinas, como Lipitor (atorvastatin), Zocor (simvastatin), y Crestor (rosuvastatin), pueden tener un impacto significativo en los triglicéridos también cuando se usan en dosis más altas, y puede no haber la necesidad de una segunda medicina. Tricor es una medicina relativamente nueva en el mercado que funciona de manera semejante a Lopid para bajar los triglicéridos, también baja los niveles LDL (aunque no tanto como las estatinas), y puede ser útil en personas con elevaciones en ambos LDL y triglicérido. También puede elevar significativamente los niveles de HDL, lo cuál por supuesto es una cosa buena. Es importante hablar con su médico de los posibles efectos secundarios de medicamentos para reducir el colesterol, especialmente si usa diferentes en combinación.

Combinación de Medicamentos para la Presión Sanguínea y el Colesterol

Una pastilla de combinación que contiene dos medicinas diferentes para la presión o el colesterol es cada vez más popular, y hay varios beneficios. Ante todo, no tiene que tomar múltiples pastillas y recibe la acción doble de dos tipos diferentes de medicinas para la presión y el colesterol que se ha demostrado que funcionan bien juntas. Por último, sólo tendrá un co pago y todo ahorro ayuda, especialmente si tiene ingresos bajos. Incluso hay una pastilla de combinación que tiene una excelente medicina para la presión combinada con una estatina. **Tabla 12-3** y **Tabla 12-6** listan los productos de presión/colesterol de combinación actualmente disponibles.

¿Que Tal La Terapia de Aspirina?

No hay duda que todos aquellos en peligro de enfermedad cardiaca deben tomar una aspirina por día con raras excepciones. La evidencia en literatura médica es inmensamente positiva en apoyo a la terapia de aspirina para prevenir un infarto y derrame cerebral en personas con y sin diabetes. La aspirina es una medicina vieja y económica sin receta que a menudo se deja pasar y es poco utilizada. La dosis exacta que uno necesita no ha sido determinada y varía de 75 a 325 mg/día. Recomiendo una aspirina de bebé que contiene 81 mg para varones mayores de 50 años de edad o para mujeres mayores de 60 años de edad con por lo menos un factor de riesgo adicional tal como un ataque al corazón o derrame cerebral previo. Compro mi aspirina entérico-cubierta (mejor para el estómago) en tiendas grandes de rebajas en cantidades grandes. ¡Una aspirina al día le ayuda a mantener el infarto alejado!

¿Que Tal Los Antioxidantes?

Los antioxidantes como vitaminas E y C no son terapias comprobadas para prevenir o tratar aterosclerosis. Sin embargo, hay muchos datos positivos y muy pocos negativos que señalan los efectos beneficiosos de antioxidantes para reducir el riesgo de aterosclerosis. Las razones exactas por qué los antioxidantes son beneficiosos no se saben; sin embargo, ayudan a transformar el colesterol LDL o "malo" a una forma menos peligrosa. Los antioxidantes nunca deben ser usados en vez de terapias comprobadas, como las estatinas para reducir la enfermedad cardiaca. Los antioxidantes sólo deben ser utilizados como suplementos.

Presentación de Caso

Steve Edelman (sí, realmente esta es mi historia) es un hombre blanco de 55 años de edad con 40 años con diabetes tipo 1, diagnosticado a los 15 años. Mi grado actual de control es bueno, con una hemoglobina glicosilada generalmente entre 6.7% y 7.4% (rango normal no diabético 4% a 6%). Se me encontró proteína en mi orina en 1987 y comencé a tomar un inhibidor ACE. Durante los próximos años, un calcio antagonista e indapamide fueron agregados para controlar mi presión a menos de 120/80 mm Hg documentada por mi dispositivo de monitoreo de la presión en casa que uso en la muñeca. Tomo tres medicamentos diferentes sólo para mantener mi presión normal, pero esto reduce mis posibilidades de tener un infarto, derrame cerebral, o insuficiencia renal.

Niveles altos de colesterol fueron diagnosticados por primera vez en 1992. Mis abuelos de ambos lados de mi familia tuvieron infartos a una edad joven (antes de 60). No fumo cigarrillos (sólo ocasionalmente un buen puro y no inhalo) y no he experimentado ningún problema con el corazón (¡toque madera!). Mi panel lípido antes del tratamiento era así: colesterol total 260, LDL 171, HDL 76, y triglicéridos 65. Factores actuales de riesgo para la aterosclerosis incluyen la diabetes, historia familiar de enfermedad cardiaca, hipertensión, y niveles altos de colesterol LDL. Tengo cuatro factores mayores de riesgo para el desarrollo de aterosclerosis; sin embargo, tengo un nivel alto del protector HDL, que contrarresta algunos de los otros factores de riesgo. ¡Por lo menos no estoy posmenopáusico!

Mi médico me recetó una estatina con el objetivo de reducir mi LDL por lo menos debajo de 100. Los triglicéridos están normales y el nivel de HDL está en un nivel beneficioso. También comencé a tomar una aspirina entérico cubierta por día (81 mg) y vitaminas E (1200 IU/día) y C (2000 mg/día). Ahora tomo una dosis baja de estatina (Lipitor 20 mg), mi LDL bajó a 99, mis triglicéridos permanecieron casi igual en 70; sin embargo, mi HDL subió a los 90s. Mi colesterol total también bajó a 238 (recuerde que cuando el colesterol bueno HDL sube el colesterol total tiende a subir también). Si mi HDL protector no hubiera subido, entonces mi colesterol total habría estado más bajo. Por consiguiente el colesterol total puede ser un número engañoso al analizar los cambios en la terapia de colesterol como se discutió antes.

También se me aconsejó hacerme una prueba cardiaca de estrés antes de comenzar un programa arduo de ejercicio para asegurarme de que no tengo enfermedad cardiaca asintomática fundamental. No es raro para personas con diabetes a no sentir el dolor de pecho clásico que generalmente precede un infarto como ha sido discutido antes. También me hago una prueba cardiaca de estrés una vez al año para estar en el lado seguro.

Resumen

El infarto y derrame cerebral desafortunadamente representan una cantidad tremenda de muerte y sufrimiento humano en personas con diabetes. Aterosclerosis es también una de las mayores y más poderosas razones por qué los norteamericanos "se bajan del autobús". Uno de los principales problemas para diagnosticar y tratar las personas con diabetes de manera oportuna es el hecho que tanto la hipertensión como los niveles anormales de colesterol no causan ningún síntoma mayor a menos que sea el evento final, como un infarto o derrame cerebral (dolor de pecho y parálisis). Es por eso que tanto la hipertensión como los niveles anormales de colesterol, dos de los mayores y más modificables factores de riesgo para la enfermedad cardiaca, han sido llamados los asesinos silenciosos.

Lo más importante es que muchos de los mayores factores de riesgo para la aterosclerosis discutidos en este capítulo pueden ser modificados para reducir las posibilidades de un derrame cerebral o infarto. Debe estar informado, no sólo acerca de las modificaciones de estilo de vida práctica y realista, sino que también acerca de las medicinas más efectivas y bien toleradas para bajar sus niveles de presión y colesterol. Además, con simplemente tomar una aspirina por día, puede reducir significativamente sus posibilidades de tener un infarto o derrame cerebral. Estos son los tipos de asuntos importantes que debe platicar con su médico. Asegúrese de que sabe sus objetivos de terapia y que logra y mantiene esos objetivos a largo plazo. Puede ser una lucha lograr niveles aceptables de presión y colesterol; sin embargo, el mantenimiento de estos niveles será relativamente sencillo. ¡Créame, no quiere tener un infarto o derrame cerebral!

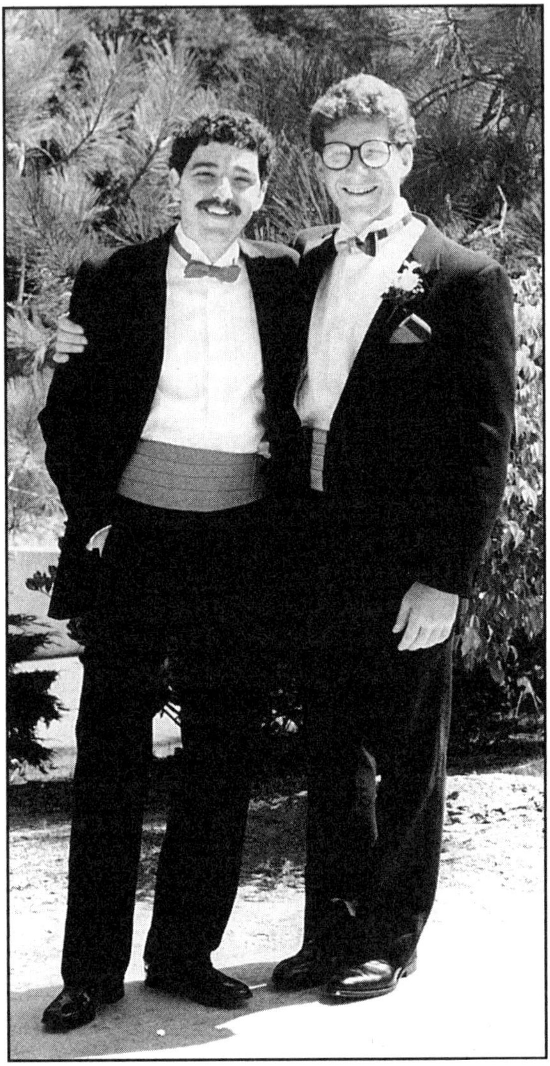

Yo y Ken Facter en mi matrimonio en San Diego, Agosto 16, 1987.

13

Séale Dulce a Sus Pies

por Ingrid Kruse, DPM

Introducción

Los problemas de los pies, incluyendo las úlceras en los pies, son la mayor causa de incapacidad en personas con diabetes. Incluso ahora, la diabetes es la primera causa de amputación del pie y la pierna en el mundo. Las técnicas para prevenir amputaciones varían de la sencilla, pero a menudo descuidada, inspección del pie a la complicada cirugía reconstructiva vascular.

Para tomar un papel activo para prevenir problemas del pie, primero debe entender por qué los problemas del pie ocurren tan frecuentemente en las personas con diabetes. La razón principal es daño del nervio (neuropatía) pero problemas del flujo sanguíneo (enfermedad vascular) y la diabetes mal controlada también contribuyen al problema. Por suerte, todos éstos son problemas tratables y lo que es más importante, evitables.

Neuropatía

La neuropatía, o daño del nervio, afectará aproximadamente al 50% de personas que ha tenido diabetes durante más de 25 años. Los niveles altos de glucosa en la sangre durante periodos prolongados están sumamente correlacionados al desarrollo y la progresión de neuropatía; el control estrecho de glucosa ha demostrado reducir la incidencia de neuropatía. El Diabetes Control and Complications Trial (DCCT), Ensayo del Control y Complicaciones de la Diabetes demostró que la neuropatía podría ser prevenida en casi 70% de los casos donde los pacientes tuvieron excelente control de glucemia.

La neuropatía típicamente comienza en los dedos de los pies con algún sentido de hormigueo y entumecimiento pero puede progresar hacia arriba de la pierna al punto que las personas están entumecidas completamente hasta sus rodillas. También puede afectar los dedos y las manos pero esto es menos común. La capacidad de sentir dolor es uno de los principales sistemas de advertencia de nuestro cuerpo. Le informa al cerebro que algo está mal en algún lugar... ignorar el dolor nunca es bueno. Alguien que se ha esforzado a seguir haciendo ejercicio a pesar de estar lastimado o ha ignorado un dolor de muelas sabe que las cosas típicamente empeoran cuando se hace ese tipo de cosas.

Cuando pierde la capacidad de sentir dolor, la alarma no sonará y puede estar predispuesto a lastimarse sin darse cuenta por bastante tiempo. Aquí está un escenario típico que he visto muchas veces: Digamos que ha desarrollado algún entumecimiento en los pies debido a la diabetes. Está afuera caminando o de compras, y sin advertirlo pisa un clavo. Sus nervios no sentirán la herida y no le pueden advertir dándole señales de dolor. Cuando llegue a casa, tendrá una herida en el pie y probablemente sangre en el calcetín. Si se da cuenta de la sangre cuando se quita los zapatos, descubrirá la herida y puede tomar pasos para prevenir la infección limpiándola y aplicando un ungüento a la herida. Sin embargo, si no vio la sangre, o peor aun, si continúa usando el zapato con el clavo encajado y alcanzando su pie, pronto puede tener una úlcera infectada en el pie. ¡Exactamente por eso la inspección diaria del pie (discutido en detalle posteriormente en el capítulo) es tan importante y una de sus mejores medidas preventivas, especialmente cuando ya tiene algún daño de nervio!

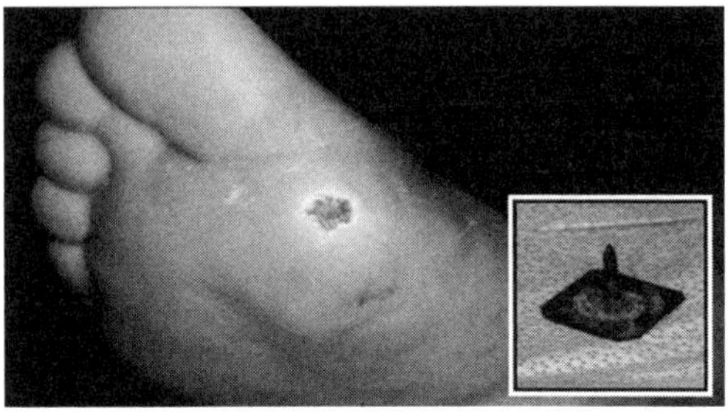

Herida sostenida al pisar un clavo o tachuela.

Los nervios que son típicamente afectados en la neuropatía diabética son los más pequeños: de dolor, temperatura, toque ligero, y nervios de presión. No es raro que personas se quemen y no se den cuenta. Algo tan sencillo como sentarse cerca de una chimenea abierta con los pies descansados hacia arriba y leyendo un libro, o caminar descalzo afuera en el pavimento caliente, o utilizar botellas calientes en los pies todos pueden tener consecuencias desastrosas.

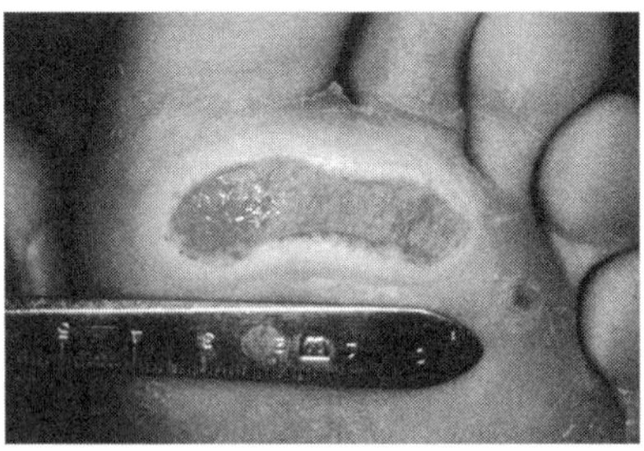

Herida de ampollas como resultado de la insensibilidad a la temperatura.

Cuando los pies están entumecidos, también puede fracturarse (quebrarse) un hueso sin saberlo. Su pie, tobillo, y pierna se inflamarán y calentarán; esto se llama la coyuntura de Charcot. Puede tomarle mucho tiempo a su médico para averiguar lo que pasa ya que hay muchas razones para la hinchazón en los pies y piernas. La gran distinción aquí está en que hablamos de sólo un pie y pierna hinchada, no ambos. Es importante ver a su médico o podólogo inmediatamente si esto sucede y debe asegurarse de tomarse una radiografía para verificar si hay fracturas. El tratamiento de la coyuntura de Charcot incluye tomar medidas para reducir la hinchazón tremenda y luego mantener la coyuntura protegida para permitir que sane. Esto significa evitar cualquier clase de peso en ella y generalmente implica el uso de yeso o un refuerzo protector. Proteger el pie de soportar peso es de suprema importancia incluso si usted no siente dolor al caminar; ¡estas fracturas deben sanar! A veces se usa un estimulador de hueso y medicina para facilitar sanar las fracturas. Si sigue caminando con una coyuntura de Charcot aguda, el pie se torcerá y deformará con el tiempo, haciéndolo imposible de quedar en zapatos regulares.

Las coyunturas de Charcot agudas a menudo son pasadas por los doctores ya que no son tan comunes, así que es importante que sepa de ellas y de su presentación.

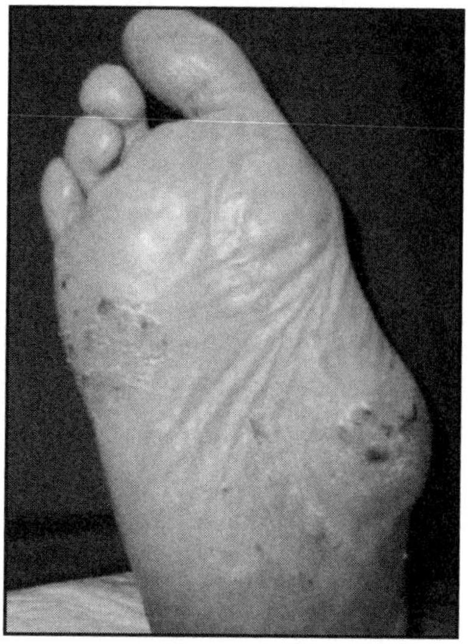

La coyuntura de Charcot tiene como resultado deformación del pie con el tiempo.

Diagnóstico

¿Cómo puede saber si tiene neuropatía y cuánto daño hay? Una manera sencilla, sin dolor y rápida de averiguar es que su médico revise sus pies con el mono filamento Semmes Weinstein o mono filamento de 10 gramos (**Figura 13-1**). Dependiendo si puede sentir la presión de esos filamentos pequeños de nylon en sus pies le permite averiguar si tiene la llamada "sensación protectora"; eso es, suficiente sentido en los pies para saber cuando ocurre alguna herida. El doctor también puede hacer una prueba de vibración con un tenedor de sintonía (que tiende a aparecer antes que otras señales), revisar los reflejos, sensación de temperatura, y sensación de piquete.

Otras causas de neuropatía, tales como la deficiencia de vitamina B12, también deben ser excluidas antes de hacer el diagnóstico de neuropatía diabética.

Neuropatía Diabética Dolorosa

En algunos pacientes con neuropatía, el síntoma predominante de su neuropatía no es el entumecimiento sino el dolor. Esto se llama neuropatía diabética dolorosa (PDN). En esta situación, los nervios no están dañados al punto que no pueden sentir nada sino que están irritados e hiperactivos, activados todo el tiempo y dándole mensajes de dolor al cerebro sin motivo alguno. Este tipo de dolor es típicamente peor de noche y los síntomas más comunes incluyen dolores abrasadores, dolores agudos, dolor punzante, dolor de descarga eléctrica, sensación de hormigueo, dolor de calambre, sensaciones calientes o frías, sentir presión en las coyunturas de dedo o tobillos, e hiper sensibilidad incluso para el toque ligero, como las sabanas de cama o calcetines.

Estos síntomas pueden ser explicados por los nervios predominantes afectados por la neuropatía, como se mencionó antes: dolor, temperatura, toque ligero, y nervios de presión.

Figura 13-1

Mono Filamento Semmes Weinstein

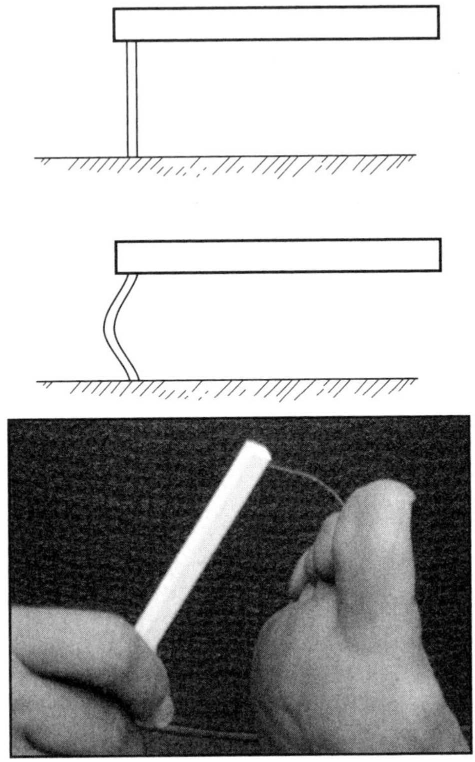

Aplicar un filamento de nylon montado en un poseedor perpendicularmente a la superficie de la piel (parte superior) con fuerza suficiente (10 gramos) para causar que el filamento se doble (abajo) por una duración de aproximadamente 1.5 segundos determinarán la existencia de neuropatía. La investigación ha mostrado que una persona que puede sentir la fuerza del filamento no desarrollará úlceras asociadas con neuropatía.

Tratamiento y Prevención

Este dolor neuropático es difícil de tratar y los pacientes raramente tienen resolución completa de su dolor. Generalmente es considerado exitoso si una medicina puede disminuir el dolor por 50%. También, las medicinas típicas que se utilizan para tratar la neuropatía toman 4 a 6 semanas para tener efecto ya que las dosis deben ser aumentadas muy lentamente para prevenir efectos secundarios. Siempre consulte a su médico antes de tomar cualquier tipo de medicina.

La mayoría de las medicinas utilizadas para tratar la PDN caen dentro de dos categorías: medicinas antidepresivas y antiataques. Las medicinas comúnmente utilizadas incluyen amitriptylina, imipramina, y desipramina, que son antidepresivos tricíclicos (TCAs) y Neurontin (gabapentina), que es una medicina de antiataques. Ahora hay dos medicinas en el mercado aprobadas por la FDA específicamente para el tratamiento de la PDN. Una de ellas es Lyrica (pregabalina), una segunda generación de gabapentin más poderosa y causa menos sedación (somnolencia) que gabapentina. Sin embargo, los pacientes tomando pregabalin deben ser cuidadosamente monitoreados para posibles efectos secundarios y eventos adversos. La dosis típica es de 300 mg a 600 mg por día, suministrada en dosis divididas de 2 o 3 veces diariamente. La otra medicina específicamente aprobada para el dolor neuropático es Cymbalta (duloxetina), un antidepresivo. La dosis típica es de 60 mg a 120 mg por día. Los efectos secundarios incluyen náusea, mareo, y la somnolencia (sintiéndose como un autómata). Los pacientes que toman Cymbalta deben monitorear las enzimas de su hígado.

En Europa, el ácido alfa lipoico (un antioxidante) ha sido utilizado bastante exitosamente suministrándolo como una infusión intravenosa, que mostró no sólo mejorar los síntomas sino que también la función del nervio. El antioxidante también está disponible en tableta como un suplemento nutricional en los Estados Unidos.

También hay agentes tópicos (aplicados directamente a la piel) disponibles para tratar la PDN. Uno de ellos es crema de capsaicina, un extracto picante de chile que debe ser frotado en el área dolorosa 4 veces al día; uno debe utilizar guantes al aplicarlo para evitar quemarse las manos. Esto puede ser logísticamente difícil para algunas personas. El otro es el parche de 5% de lidocaine aprobado por la FDA para el tratamiento de la PDN. Tiene la ventaja de no tener efectos secundarios, por lo tanto, es seguro de usar y ha mostrado mejoras en el dolor al igual que la calidad de vida en pacientes con la PDN. El parche es sencillo de aplicar: descubra la porción pegajosa y aplíquela al área que duele.

En resumen, la PDN es una complicación difícil de tratar. Requiere muchas discusiones entre médico y paciente para encontrar el mejor enfoque de medicina. Las personas diagnosticadas con PDN necesitan recordar que típicamente toma 4 a 6 semanas para que estos agentes empiecen a funcionar, y por eso, anticipamos en promedio un 50% de mejora en el dolor. Tener expectativas falsamente altas sólo conducirá a la frustración.

Nuestra mejor estrategia para combatir la neuropatía es el control estricto de la glucemia. ¡Como se mencionó antes, no sólo se previene el comienzo de la neuropatía, también se ha mostrado que detiene la progresión de neuropatía por casi 60%! Si sólo tiene un poco de entumecimiento en los dedos y optimiza sus niveles de glucosa, puede parar la neuropatía en esta etapa temprana y prevenir cualquiera de los problemas que acompañan al daño del nervio.

¡Tomar control de su diabetes realmente prevendrá las complicaciones!

Enfermedad Vascular

Los problemas del flujo sanguíneo, o enfermedad vascular, es la segunda razón mas importante por qué personas con diabetes tienen úlceras de pie que no sanan y resultan en amputaciones. Las arterias son los vasos sanguíneos que llevan sangre del corazón a varias partes del cuerpo (incluyendo los pies) en comparación con las venas, que devuelven la sangre al corazón.

Las arterias son estructuras generalmente suaves y flexibles pero en los diabéticos pueden ser rígidas y tiesas debido a exceso de depósitos de calcio, lo cuál dificulta empujar la sangre. Además, las obstrucciones pueden desarrollarse en la arteria misma (llamadas placas ateroscleroticas), finalmente cerrando la circulación por ese vaso y así comprometiendo la circulación al pie. Esto es en esencia cómo los problemas de flujo sanguíneo se desarrollan. Una vez que tiene una situación en la que el flujo de sangre es dañado, esto también significa que el oxígeno, nutrientes, e incluso medicinas (como los antibióticos no llegan a donde deben ir). En un pie en el que una úlcera y quizás una infección está presente, será casi imposible para que sane la herida.

Afortunadamente, hemos hecho gran progreso para restaurar la circulación a los pies de pacientes con enfermedad vascular. La operación de by-pass puede realizarse de un área arriba de la obstrucción hasta abajo al pie con gran éxito. Más recientemente, los cirujanos han comenzado a colocar stents en las arterias para pasarlas, lo cual es una cirugía mucho menos invasiva y es tolerada más fácilmente por el paciente. Los procedimientos antes mencionados han salvado muchos miembros en personas con diabetes.

La evaluación de su circulación es una parte importante del examen de pie. Esto simplemente puede requerir verificar los pulsos, pero si están ausentes, puede ser necesario hacer más pruebas en el laboratorio vascular utilizando un dispositivo Doppler y otras técnicas. Estas son pruebas sin dolor que proporcionan a su médico mucha más información sobre el estatus de su circulación.

¿Cuáles son los factores de riesgo para desarrollar problemas de flujo sanguíneo y hay algo que puede hacer para prevenir la enfermedad vascular? La incidencia de la enfermedad vascular aumenta con el número de años que usted ha tenido diabetes, así como sucede con la neuropatía. También aumenta con la edad en general, y desafortunadamente, no podemos hacer nada acerca de esos factores. Otros factores de riesgo, como el fumar, niveles altos de colesterol, e hipertensión, pueden ser abordados y tratados. ¡Esto entonces contribuirá a mantener su sangre fluyendo!

Inmunidad

Me gustaría mencionar un poco acerca de su sistema inmunológico. Juega un papel crucial en la lucha contra la infección y puede ser adversamente afectado por el mal control de la glucosa. Si su glucosa frecuentemente sobrepasa 250 mg/dl, las células inmunes (glóbulos blancos) que viajan por la sangre a los pies para luchar contra la infección se hacen lentas y no se mueven bien en una dirección delantera. También, su capacidad de sumergir y consumir las bacterias que invaden es dañada, y la infección empieza a esparcirse fuera de control. Aún en una persona con diabetes bien controlada, la glucosa comúnmente sube cuando una infección está presente. Por lo tanto, puede necesitar tomar temporalmente insulina extra o una dosis más alta de medicinas orales para bajarla. Es importante revisar su glucosa frecuentemente siempre que esté enfermo. Asegúrese de hablar con su médico sobre cómo hacer ajustes en sus medicinas cuando tenga una infección.

La Inspección del Pie Diariamente

¡La inspección diaria del pie es probablemente la única prueba de herramienta más importante para prevenir problemas graves de pie en diabéticos! Es mejor hacerlo poco antes de acostarse, ya que la mayoría de las heridas ocurren no al dormir sino durante el día:

1. Lave sus pies diariamente con jabón y séquelos con cuidado, especialmente entre los dedos, para prevenir las infecciones del pie de atleta.
2. La infección del pie de atleta entre los dedos se parece a una grieta en la piel o piel blancosa y humedecida. También puede parecerse a pequeñas ampollas o callos en el área de arco o piel seca, escarapelada en la planta del pie. Puede o no puede dar comezón. Trate al pie de atleta con cremas como Lamisil, Clotrimazole, o Tinactin, y recuerde de utilizar la crema por la mañana y a la hora de acostarse.
3. Inspeccione por si hay ampollas, cortadas, rasguños, o magulladuras. Revise si hay grietas en la piel, comúnmente en los talones. Utilice cremas hidratantes después de bañarse.

4. Si tiene problemas para alcanzar los dedos, utilice un espejo de mano o pida asistencia de un miembro de la familia o amigo.
5. Revise sus zapatos para objetos extranjeros, costuras rotas, o cosas pegadas al fondo antes de meter sus pies en ellos.
6. Siempre use calcetines, pero evite calcetines con hoyos o arreglos.
7. Los zapatos deben quedarle a los pies tanto en longitud como anchura, no suba medio tamaño de largo cuando el zapato es demasiado estrecho. Quite la plantilla de su zapato (los zapatos atléticos buenos tienen plantillas movibles) y coloque el pie encima de ella para ver si está suficiente ancha o haga un trazo del pie en un papel y coloque el zapato encima de él. Nunca trate de amoldar zapatos; deben quedarle perfectamente en el momento de la compra. Escoja una piel suave superior o trate zapatos atléticos y cómprelos al fin del día cuando los pies tienden a estar más hinchados que por la mañana. La primera vez que use nuevos zapatos, úselos por sólo 1 hora y sólo en la casa. Luego inspeccione el pie por ampollas o áreas rojas y aumente lentamente el tiempo de uso. Medicare pagará por zapatos y plantillas protectoras si está en peligro para desarrollar una úlcera de pie. Vea a su podólogo para una receta.
8. Recorte sus uñas parejas con una orilla ligeramente redondeada. ¡Si tiene neuropatía, problemas de la vista, o dificultad para que las recorte usted mismo (por ejemplo, si tiene uñas gruesas de hongo), vea un podólogo! ¡Evite por favor todo tipo de "cirugía en el baño," como tratar de arreglar una uña enterrada usted mismo—los resultados pueden ser desastrosos!
9. No camine descalzo, aún en casa, a causa del peligro de pisar alfileres, agujas, tachuelas, vidrio, u otros artículos en el piso.
10. Haga la inspección diaria del pie una parte regular de su rutina diaria, como cepillarse los dientes.

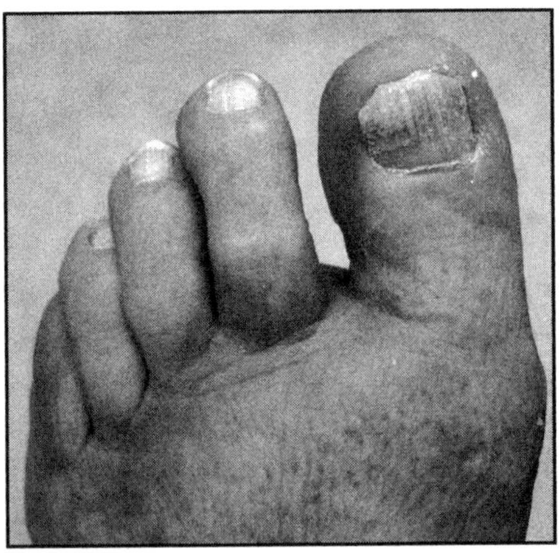

Recorte las uñas de los dedos parejas con esquinas ligeramente redondeadas. ¡Uñas gruesas de hongos deben ser atendidas por un podólogo!

Diagnosticando

¿Qué debe hacer cuándo encuentra una ampolla o cortada en el pie al momento de la inspección diaria del pie? Limpie el área con un antiséptico; agua oxigenada es un antiséptico barato y efectivo que puede comprar en cualquier farmacia. Inspeccione la herida para objetos extranjeros, que deben retirarse. También asegúrese de revisar sus zapatos, el culpable podría estar adentro.

Aplique un ungüento antibiótico (como Neosporina) y cúbrala con gasa y cinta, no sólo un curita. Si hay cualquier rojez alrededor de la herida o si hay olor o pus en la herida, tiene una infección y necesita ser vista por su médico para culturas de sangre, antibióticos, y posiblemente radiografías. No ignore una infección del pie; empeorará. Si tiene fiebre, escalofríos, náusea, vómito, o su glucosa está excepcionalmente alta, siempre revise sus pies—éstas pueden ser sus únicas señales de advertencia cuando una infección está presente en el pie.

Resumen

La neuropatía y la enfermedad vascular son complicaciones comunes de la diabetes pero no tienen que conducir a amputaciones. El diagnóstico a tiempo, detener la progresión de neuropatía por control estricto de glucosa, y verificar los pies diariamente para heridas lo ayudarán a minimizar problemas y tratarlos efectivamente. Abordar factores como el colesterol alto, la presión sanguínea, y fumar para su circulación le mantendrá de desarrollar enfermedad vascular seria. Esto no puede ser enfatizado lo suficiente—controlar su diabetes es de suprema importancia, no sólo para prevenir estas complicaciones sino que también para asegurar que su sistema inmunológico funciona en su nivel óptimo y está listo para protegerle de infección y ayudarle a sanar.

14

Cómo Preservar la Vida de Sus Riñones Diabéticos

Prevención, Detección de Tiempo, y Manejo Agresivo—Evitando la Diálisis y el Trasplante

Introducción

La enfermedad renal diabética es una cosa espantosa. Pensar estar en diálisis o necesitar el trasplante de un cadáver o donante vivo es deprimente. Desafortunadamente, la enfermedad renal diabética causa una cantidad tremenda de dolor y miseria para personas con diabetes y sus seres queridos. La diabetes es una de las causas principales de insuficiencia renal en el mundo.

Recuerdo bastante bien cuando estudié fisiología durante la facultad de medicina en 1978. El profesor citaba estadísticas de libros de texto viejos acerca de la mortalidad alta en personas con diabetes. Indicó que 50% de las personas con diabetes se muere de enfermedad renal diabética dentro de 20 años después del diagnóstico inicial de la diabetes. En aquel momento tenía 23 años y 8 años con diabetes. Me dije que por lo menos haría todo en mi poder para prevenir el desarrollo y la progresión de la enfermedad renal.

En 1982, descubrí que mi presión arterial estaba elevada por primera vez y no quería tomar medicinas. Para mí, era una señal de debilidad y vulnerabilidad. La única medicina que tomaba regularmente en aquel momento era insulina. Este período de mi vida con diabetes fue emocionalmente significativo porque marcó la primera vez en que necesité medicina para una complicación de la diabetes. Aunque ya tenía retinopatía, no necesitaba medicinas diario después de recibir tratamientos

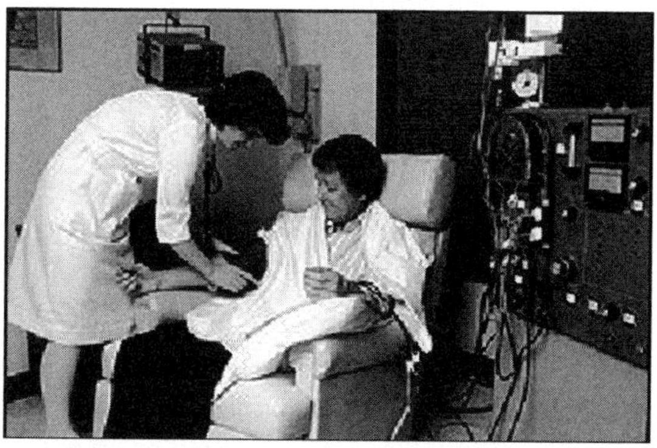

La enfermedad renal diabética es prevenible y tratable. Evite la enfermedad renal de etapa final y la diálisis tomando control de su diabetes.

láser. Finalmente entre en razón y dije, ¿"a quien estás engañando y qué logras evitando una modalidad terapéutica importante para preservar la vida de tus riñones"?

El mensaje que tengo para usted en este capítulo es: *La enfermedad renal diabética se puede prevenir y es tratable una vez presente.* Por medio de años de investigación clínica, ahora sabemos de varias técnicas para prevenir el comienzo y demorar la progresión de la enfermedad renal diabética. Además de tratar agresivamente la enfermedad renal, métodos de pruebas para el diagnóstico a tiempo de este problema han sido desarrollados. Esta información es vital para todas las personas con diabetes para evitar la enfermedad renal de etapa final (requiriendo diálisis o trasplante).

Definición

¿Qué es la enfermedad renal diabética, y por qué los diabéticos desarrollan la enfermedad renal? En términos simples, la enfermedad renal diabética es la falla de los riñones de funcionar apropiadamente debido a glucosa mal controlada en la sangre y presión elevada durante un periodo de tiempo prolongado. La enfermedad renal diabética también se conoce como nefropatía diabética en la literatura médica. Los riñones son órganos importantes y vitales responsables de filtrar y limpiar nuestra sangre. Los riñones son también responsables de mantener el equilibrio del electrolito (sodio, potasio, cloro, bióxido de carbono, etc.) y los niveles normales de líquido en nuestro cuerpo. Años de glucosa crónicamente elevada dañan las estructuras vitales filtrantes de los riñones. La nefropatía diabética se llama a una complicación micro vascular, porque implica vasos sanguíneos muy pequeños que alimentan de oxígeno y otros nutrientes a los riñones así como a los ojos y nervios. Por eso el término complicaciones micro-vasculares se refieren a los riñones (nefropatía), los ojos (retinopatía), y los nervios (neuropatía).

La presión mal controlada, la cual puede ser una manifestación temprana o presente de enfermedad renal porque corre en su familia, también es muy dañina a los riñones. Sino es tratada, la hipertensión acelerará mucho el descenso de la función del riñón. Resulta que la hipertensión también contribuye a la aceleración de la enfermedad diabética del ojo o retinopatía.

La prueba inadecuada para las señales tempranas de la enfermedad renal diabética, así demorando el tratamiento apropiado, también es un problema serio. Recuerde, la hipertensión y enfermedad renal temprana ocurren sin síntomas notables, lo cual hace las pruebas sumamente importantes. Ahora hay pruebas sensibles disponibles que pueden detectar la enfermedad renal en una etapa temprana cuando el daño puede ser reversible con tratamiento agresivo. La información y consejos en este capítulo son sencillos, honestos, y relativamente fáciles de seguir. Es vitalmente importante que preserve la vida de sus riñones diabéticos.

Prevención

La prevención de la enfermedad renal diabética manteniendo control estrecho de la glucosa ha demostrado de forma convincente por el *Diabetes Control and Complications Trial*, Ensayo de Control y Complicaciones de la Diabetes (DCCT) así como por otros grandes estudios acreditados en personas con diabetes tipo 1 y tipo 2.

El DCCT demuestra conclusamente la importancia del control de glucosa para prevenir el comienzo y demorar la progresión de las complicaciones clásicas micro vasculares de la diabetes (ojo, riñón, y enfermedad del nervio) en pacientes con diabetes tipo 1. La importancia del control de glucosa en pacientes con diabetes tipo 2 ahora es ampliamente aceptada por médicos como lo es en pacientes con diabetes tipo 1. La mayoría de especialistas de diabetes y otros cuidadores interesados en la diabetes sienten que la duración y severidad de hiper glucemia dictará la tasa y extensión de complicaciones micro vasculares, como el ojo, riñón, y enfermedad del nervio, en todos los pacientes con diabetes no importa que tipo de enfermedad esté presente.

¡Si tiene hipertensión por cualquier causa, puede prevenir el comienzo de la enfermedad renal diabética con simplemente tratar agresivamente la presión para mantenerla en rangos normales o más bajos! Además, puede que dos tipos de medicina para la presión llamadas un inhibidor de enzima convertidora de angiotensina (ACE) y un bloqueador del receptor de angiotensina (ARB) (discutido posteriormente en este capítulo) puedan prevenir el comienzo de la enfermedad renal si se inician suficientemente temprano. Sabemos que previenen la progresión de la enfermedad renal una vez que la tiene, pero su papel en la prevención no se sabe con seguridad. Las indicaciones para comenzar cualquiera de estas dos medicinas son discutidas después en este capítulo.

Detección Temprana

La enfermedad renal diabética tiene una historia natural semejante a la diabetes tipo 2 en que toma años para desarrollarse y deteriorar a una situación de etapa final. El gran problema es que en las etapas tempranas cuando la terapia agresiva puede prevenir la progresión de la enfermedad renal diabética, no hay síntomas reconocidos. Si usted y/o su médico no saben de los métodos de pruebas para detectar problemas iniciales, a la etapa en que se siente mal a causa de las etapas avanzadas de la enfermedad renal, ha perdido una oportunidad dorada para prevenir la progresión de esta complicación potencialmente devastadora.

Micro Albuminuria

La primera anormalidad cuantiable del laboratorio en el curso de la enfermedad renal diabética es la presencia de albúmina en la orina en pequeñas cantidades, conocida como la micro albuminuria. La albúmina es una proteína que normalmente no se encuentra en la orina. El prefijo micro se refiere a la cantidad (pequeña) de albúmina en la orina. Las personas con micro albuminuria tienen una probabilidad alta de experimentar disminución de función del riñón si se deja sin tratarse por un período de años.

Lo importante por recordar es que una vez que la micro albuminuria está presente, hay maniobras terapéuticas para retardar la progresión de la enfermedad renal diabética. Recuerde que no hay síntomas de la enfermedad renal en las etapas tempranas. Por eso que es muy importante hacerse pruebas—para que el manejo agresivo se empiece de manera oportuna. ¡Esta es la clave para prevenir la necesidad del trasplante o la diálisis!

Usted es responsable de hacerse pruebas para la presencia de micro albuminuria y de obtener terapia agresiva si es necesario. La prueba para la micro albuminuria ahora está fácilmente disponible, pero no siempre ha sido el caso. Siempre recordaré el día en que recibí una llamada de un representante de una compañía de seguros de la que procuraba conseguir seguro de vida. Dijo, "Dr. Edelman, siento informarle que su aplicación para seguro de vida fue negada porque la muestra de orina que recibimos tiene varios miles de miligramos de albúmina". Estaba en choque, porque sabía que era una indicación de enfermedad renal bastante avanzada—muy por delante de la etapa de micro albuminuria. Esta fue otra gran señal de alarma para mí.

Si tiene diabetes tipo 1, debe hacerse pruebas para la micro albuminuria una vez al año empezando 5 años después de su diagnóstico de diabetes tipo 1. Las personas con diabetes tipo 2 deben hacerse pruebas todos los años después del diagnóstico. Hay varias pruebas diferentes para la micro albuminuria, que generalmente implican una muestra de orina para la albúmina (12 o 24 horas). Su médico también puede medir una proporción de albúmina en la orina a la creatinina (otra sustancia que acompaña la enfermedad renal) en la sangre (**Tabla 14-1**). El propósito de mostrar la **Tabla 14-1** no es para que entienda o memorice completamente toda la jerga médica sino que para que esté consciente de las diferentes maneras de evaluar la función de su riñón. La proporción de albúmina a creatinina se ha convertido en la prueba más popular, ya que no debe hacer la tediosa colección de orina por 24 horas, y es bastante exacta. Si realiza una colección de orina por 24 horas, la gran jarra de colección de orina debe ser mantenida en el refrigerador. ¡(Recuerde marcarla con cuidado)!

Tabla 14-1

Definiciones de Tasas de Excreción de Albúmina Urinaria

	AER Urinaria		
	(mg/día)	(mcg/minuto)	**Albúmina Urinaria** (mg) **a Proporción de Creatinina**
Normo albuminuria	<30	<20	<30
Micro albuminuria	30-300	20-200	30-300
Macro albuminuria	>300	>200	>300

Abreviación: AER, albumin excretion rate, tasa de excreción de albúmina.

Varios nuevos paquetes de prueba en casa para la micro albuminuria han sido desarrollados ahora. Este avance fantástico realmente mejorará el conocimiento y acceso a pruebas a tiempo y ojala a la terapia apropiada (busque en Google *home microalbuminuria test kits* para conseguir más información). Uno también puede hacerse un chequeo con una prueba sencilla y rápida mojando una tira con orina para medir la micro albuminuria en la orina (prueba de tira Micral). Estas tiras para pruebas son muy diferentes de las tiras viejas. Las tiras viejas sólo captaban proteína o macro albuminuria brutas, no micro albuminuria. Este método más viejo es demasiado insensible para recoger pequeñas cantidades de albúmina o proteína de manera oportuna. Si la prueba Micral resulta negativa, puede hacérsela otra vez en 1 año. Sin embargo, si la prueba resulta positiva o marginalmente positiva, recomiendo hacer una proporción de albúmina a creatinina o colección de 24 horas para mejor cuantificación del derrame de proteína. En ciertas situaciones, como ejercicio arduo, pueden hacer que su prueba de micro albuminuria resulte positiva aunque no tenga enfermedad renal diabética. Por eso se sugiere confirmar la presencia de micro albuminuria con por lo menos una prueba adicional, especialmente antes de comenzar una terapia agresiva.

También siento que es importante repetir la prueba de micro albuminuria anualmente, incluso si es tratado agresivamente. Si el nivel de micro albúmina continúa aumentando a pesar de la terapia agresiva, eso merecerá una mirada más de cerca por su médico para factores adicionales que pueden acelerar el deterioro de sus riñones. Algunos de estos factores incluyen asegurarse de que su control de presión por un periodo de 24 horas sea adecuado, utilizando un dispositivo especial de monitoreo computarizado y examinar cualesquiera otras medicinas que está tomando que puedan dañar los riñones. Además, si su control de glucosa no es ideal, esto debe ser una área importante de enfoque.

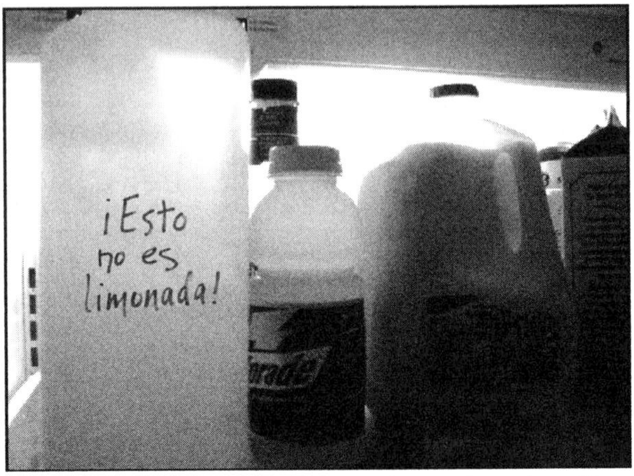

¡Tenga cuidado de marcar su jarra de colección de orina!

Si su médico ya le ha informado de evidencia de proteína excesiva en su orina (otra manera de decir macro albuminuria o mucho más que poca proteína en su orina), está por delante de la etapa de micro albuminuria. Necesita hacerse pruebas regulares de orina para medir cuánta proteína o albúmina está en su orina e instituir terapia muy agresiva para retardar la progresión.

También es muy importante darse cuenta de que la presencia de micro albuminuria o proteína en la orina puede ser una indicación de anormalidades adicionales aparte del desarrollo de la enfermedad renal de etapa final. La micro albuminuria también está asociada con la presencia de la enfermedad de retinopatía diabética o del ojo, niveles altos de colesterol, y la enfermedad cardiaca.

Chequeo de la presión Sanguínea

El chequeo apropiado de la presión es también una herramienta importante para detectar las señales de enfermedad renal temprana. Si tiene o está en peligro para el desarrollo de la enfermedad renal, obtenga un buen dispositivo de monitoreo de presión en casa para que pueda hacerse chequeos con regularidad. Es importante medir su presión en casa durante sus actividades cotidianas y no sólo en su visita al doctor. El monitoreo de la presión en casa permite una indicación exacta de sus niveles promedio de la presión. Los dispositivos para la presión son económicos y puede encontrarlos en la mayoría de las farmacias, tiendas de departamento, o tiendas de suplementos médicos. Seleccione uno cómodo y que tenga una garantía. Mi monitor de la presión me queda rápida y fácilmente en la muñeca y parece ser muy exacto. Es importante llevar su dispositivo de la presión en su visita al doctor una o un par de veces al año para que el personal pueda comparar las lecturas en su máquina con el método estándar de inflar manualmente el esfigmomanómetro y escuchar el pulso en su brazo con un estetoscopio. Si los valores no están dentro de 10% de uno al otro, su máquina debe ser calibrada. Si va al supermercado o farmacia para un chequeo de su presión, sepa que no son siempre exactos. Cualquier persona con alta presión o hipertensión debe tener su propia máquina en casa, así como cada persona con la diabetes debe tener su propio dispositivo de monitoreo de glucosa en casa.

Manejo Agresivo

La enfermedad renal diabética es tratable. Usted realmente puede marcar una gran diferencia en su riesgo a desarrollar enfermedad renal de etapa final que requiere diálisis o trasplante. Cuatro estrategias terapéuticas han demostrado prevenir la progresión de la enfermedad renal diabética. Otras dos estrategias no lo han demostrado (reducción de colesterol y el uso de antioxidantes); sin embargo, estas pueden ser de beneficio terapéutico y serán discutidas (**Tabla 14-2**).

Tabla 14-2

Estrategias Terapéuticas para Prevenir o Retardar la Progresión de Enfermedad del Riñón Diabético

Intervenciones Terapéuticas Comprobadas

- Control de glucosa
- Control de la presión sanguínea
- Uso de inhibidores de enzimas convertidoras de angiotensina (ACE) o un bloqueador del receptor de angiotensina (ARB)
- Plan de comida bajo en proteína

Intervenciones Terapéuticas no Comprobadas

- Reducción del colesterol (especialmente el colesterol de lipo proteína de baja densidad [LDL])
- Antioxidantes

Control de Glucosa

Como se discutió previamente, el DCCT demostró que el control intensivo de la glucosa puede retardar la progresión de la enfermedad renal diabética ya presente en personas con diabetes. No importa si tiene diabetes tipo 1 o tipo 2; el control de la glucosa es vital. Siga las recomendaciones de este libro, con la ayuda de su médico, para lograr el mejor control posible. Baje su nivel de hemoglobina glicosilada (A1C) a un rango cercano a normal deseable.

Control de la presión Sanguínea

El control agresivo de la presión, junto con el control de la glucosa, es probablemente una de las intervenciones más poderosas para reducir la progresión de enfermedad renal diabética. Por favor no tome esta última declaración levemente. ¡Es súper importante!

El tratamiento de la hipertensión diabética podría ser el tema de un libro entero, pero merece unos comentarios aquí y es discutido aún más en el Capítulo 12. Ante todo, es importante que la "presión sanguínea normal" sea definida correctamente. Los objetivos de la presión han sido definidos de forma distinta y han sido cambiados recientemente por varias organizaciones (la Organización Mundial de la Salud, Asociación Americana del Corazón, Asociación Americana de la Diabetes, etc.). La Asociación Americana de la Diabetes actualmente recomienda tratamiento a por lo menos menor de 130/80 mm Hg. Muchos expertos del riñón dicen

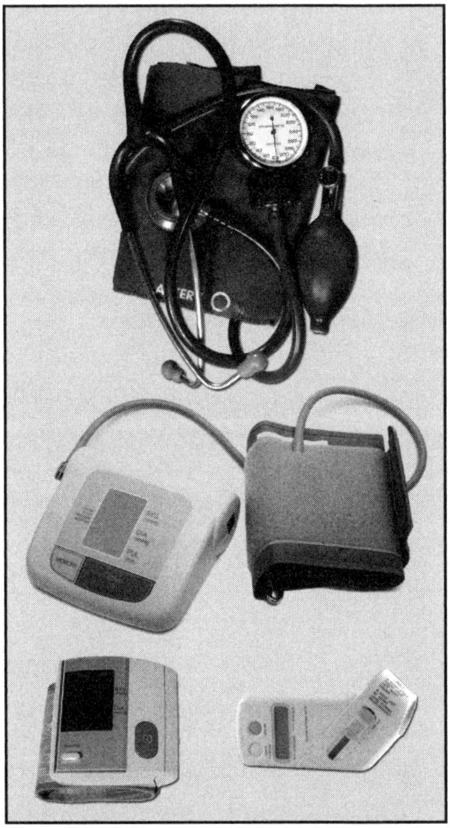

Las lecturas de la presión sanguínea se pueden obtener usando algunos dispositivos de monitoreo. El "estándar de oro" es un estetoscopio y esfigmomanómetro *(arriba)* típicamente usado en su visita al doctor. Dispositivos de monitoreo en casa pueden ser una tira al antebrazo *(centro)*, tira para la muñeca *(abajo, izquierda)*, o una tira al dedo *(abajo, derecha)*.

que si tiene evidencia de proteína o albúmina en su orina, su presión promedio debe ser menor de 120/80 mm Hg (**Tabla 14-3**).

Tabla 14-3

Objetivos para el Control de la Presión Sanguínea

No Evidencia de Proteína o Albúmina en la Orina

- Presión sistólica menor que o igual a 130 mm Hg
- Presión diastólita menor que o igual a 80 mm Hg

Jerga médica: ≤130/80 mm Hg

Proteína o Albúmina Persistente en la Orina

- Presión sistólica menor que o igual a 120 mm Hg
- Presión diastólita menor que o igual a 80 mm Hg

Jerga *médica:* ≤120/80 mm Hg

El número alto en una toma de presión se refiere a la presión sistólica y representa la presión cuando el corazón trabaja al máximo para bombear sangre al resto de los órganos vitales del cuerpo. (De particular interés es que de los muchos órganos en el cuerpo, los riñones reciben 25% de la "salida cardiaca," lo cual demuestra cuán importantes son los riñones). El número inferior se refiere a la presión diastólica y representa la presión cuando el corazón está descansando, llenándose con sangre antes del próximo latido sistólico. La abreviación *mm Hg* se refiere a milímetros de mercurio, la unidad universal para medir la presión. Cuando su presión está demasiado alta, pone un esfuerzo muy grande no sólo en su corazón y vasos sanguíneos sino que también en sus riñones, cerebro, y ojos. La presión elevada con el paso de los años conduce a infartos, derrames, y enfermedad de la vista y renal aceleradas. He escuchado muchos expertos decir que

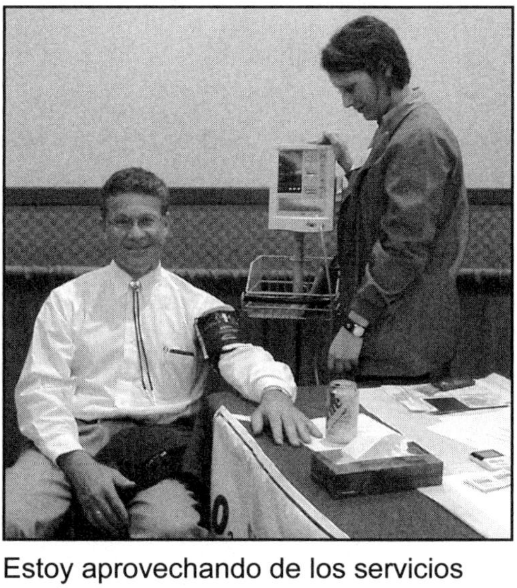

Estoy aprovechando de los servicios gratuitos de tomarme la presión como se provee en una conferencia de TCOYD en Amarillo, Texas.

controlar la presión es tan importante como controlar los niveles de glucosa, y hay mucha evidencia clínica de investigación para apoyarlos. ¿En vez de debatir cuál es más importante, qué tal si nos esforzamos para controlar ambas?

Uso de Inhibidores de la Enzima Convertidora de la Angiotensina

Los inhibidores de la enzima convertidora de angiotensina (AS) representan una clase de medicinas para bajar la presión. Los inhibidores ACE han demostrado ser efectivos en prevenir y retrasar la progresión de la enfermedad renal diabética en función de reducir derrames de albúmina (proteína) en la orina y bajar la presión. Los inhibidores ACE también han demostrado beneficiar los riñones de ambos diabéticos tipo 1 y tipo 2 que tienen micro albuminuria, aún cuando la presión está normal. En este caso, los inhibidores ACE son suministrados en dosis bajas para que la presión no baje tanto (esto es un problema raro en personas con diabetes). En resumen, los inhibidores ACE protegen a los riñones de mayor descenso en su función. Necesita saber si es un candidato para tomar un inhibidor ACE. La **Tabla 14-4** lista algunos inhibidores ACE comúnmente usados.

Tabla 14-4

Inhibidores ACE Comúnmente Utilizados

- Benazepril (Lotensin)
- Captopril (Capoten)
- Enalapril (Vasotec)
- Fosinopril (Monopril)
- Lisinopril (Zestril, Prinivil)
- Moexipril (Univasc)
- Perindopril (Aceon)
- Quinapril (Accupril)
- Ramipril (Altace)
- Trandolapril (Mavik)

Abreviación: *ACE, angiotensin-converting enzyme*, enzima convertidora de angiotensina.

Un inhibidor ACE es generalmente considerado la primera medicina de elección para el tratamiento de hipertensión de la diabetes pero debe ser utilizado con cuidado en dos tipos de pacientes:

- Personas que tienden a tener niveles altos de potasio en la sangre—Esto usualmente ocurre en personas que han tenido diabetes durante mucho tiempo y ya tienen algún daño a los riñones.
- Pacientes con una condición llamada estenosis renal arterial—estenosis renal arterial básicamente significa bloqueo (estenosis) de las arterias que llevan sangre a los riñones (renal significa que pertenecen a los riñones)

- Mujeres que están embarazadas o tratan de embarazarse no deben tomar inhibidores ACE o ARBs ya que han demostrado causar problemas para el feto.

¿Cómo sabe si tiene una de estas dos condiciones? Es fácil de averiguar si tiene tendencia a niveles altos de potasio en su sangre. Los niveles de potasio comúnmente se miden en la mayoría de las pruebas de sangre de laboratorio, y debe tener tales medidas en su gráfica médica. Si no, puede hacerse un análisis sencillo de sangre para el potasio que no requiere ayuno. El símbolo para el potasio (que puede estar en su reporte del laboratorio) es K+. La estenosis renal de arteria es más difícil de detectar, aunque no es muy común. Generalmente, si tiene estenosis o bloqueo de sus arterias renales o del riñón, muy probable también tendrá problemas con otras arterias en su cuerpo, como sus arterias coronarias (corazón), cerebral (cerebro), y arterias de los periféricos. Si tiene cualquier preocupación o preguntas, simplemente pregunte a su médico acerca de estos asuntos. Por último, algunas personas pueden desarrollar una tos persistente, seca al tomar inhibidores ACE. Esta tos seca ocurre en aproximadamente 5% de las personas que toman inhibidores ACE. El problema se va cuando el inhibidor ACE se deja de tomar, y un ARB es sustituido normalmente.

Uso de Bloqueadores del Receptor de Angiotensina

Los bloqueadores del receptor de Angiotensina (ARBs) funcionan de manera semejante a los inhibidores ACE, y han mostrado proteger el riñón diabético también. Si por alguna razón no puede tomar un inhibidor ACE, sustituirlo por un ARB es una gran alternativa. Muchos médicos utilizan ARBs como terapia de primera línea para personas con diabetes e hipertensión, lo cual es perfectamente apropiado. **Tabla 14-5** lista los ARBs comúnmente utilizados.

Lo mas importante es que todos los diabéticos, con pocas excepciones, deben estar tomando un inhibidor ACE o un ARB si hay albúmina o proteína en la orina y/o si la presión está alta. Incluso si su presión está normal y tiene

Tabla 14-5

ARBs Comúnmente Utilizados

- Candesartan (Atacand)
- Eprosartan (Teveten)
- Irbesartan (Avapro)
- Losartan (Cozaar)
- Olmesartan (Benicar)
- Telmisartan (Micardis)
- Valsartan (Diovan)

Abreviación: *ARB, angiotensin receptor blocker*, bloqueador del receptor de angiotensina micro albuminuria, debe estar tomando un inhibidor ACE o un ARB. Si su presión está totalmente normal y no tiene evidencia absoluta de proteína o albúmina en su orina, entonces no necesita un ACE o ARB. Al decir esto, sé de médicos que ponen a todos sus pacientes con diabetes en un ACE o ARB sin importar. Yo no estoy en esa etapa en mis recomendaciones todavía, pero siendo que son seguros con pocos efectos secundarios, no tengo ningún gran inconveniente.

Plan de Comida Bajo en Proteína

Las dietas altas en proteína han demostrado inducir y acelerar la enfermedad renal en estudios de animales y humanos. Basado en los resultados de varios ensayos clínicos, se recomienda que las personas con enfermedad renal diabética restrinjan su toma de proteína a 0.8 gramos por kilogramo de peso por día o aproximadamente 10% de su suma de calorías diarias. Les digo a mis pacientes que esto es el equivalente a una cantidad pequeña o mediana de proteína sólo una vez al día. También hay evidencia adicional que la proteína vegetal, como los frijoles y el tofú, pueden ser mejores que la proteína animal, y que la carne blanca puede ser mejor que la carne roja. Esto puede relacionarse al hecho que la carne roja tiene más grasa que otras fuentes de proteína.

Si es el tipo que come "filete y papas", debe pensar en reducir la cantidad de carne en su dieta mucho antes de que cualquier evidencia de enfermedad renal diabética esté presente. Los cambios grandes en el estilo de vida deben venir lentamente. Crecí comiendo carne por lo menos 2 veces al día. Mi familia siempre tenía algún tipo de carne roja o pollo para cenar. Mis almuerzos generalmente consistían en un sándwich de crema de cacahuate y gelatina de dieta o un sándwich de jamón. Además, a menudo comía huevos para el desayuno. Este tipo de dieta es por lo menos 1.2 gramos por kilogramo de peso por día o aproximadamente 20% de mis calorías diarias. Ahora lentamente me he adaptado a una dieta baja en proteína que disfruto. Generalmente tomo un pan tostado de desayuno o un bagel, un sándwich vegetariano o de carne blanca (pollo o atún) para almorzar, y un platillo de pasta para cenar. Cuando tomo un almuerzo vegetariano, tomo alguna proteína con la cena. Cuando salgo a comer, satisfago mi antojo de carne ordenando generalmente el bistec o filete de 10 oz. (a la inglesa, por supuesto). Ocasionalmente, hay días cuando consumo mucha proteína, y otros días, nada. Créame—no rechazo al trozo inmenso de rosbif con salsa blanca, cremosa de rábano picante en una cena de banquete. La clave está en practicar la moderación en la dieta, permitiéndose disfrutar lo que come para que apegarse a su dieta se de naturalmente, y no sea una batalla emocional diaria o un proceso cargado de culpabilidad. Refiérase por favor al Capítulo 4 para discusión adicional en comidas.

Reducción de Colesterol

Aunque no se ha comprobado tanto como con las estrategias terapéuticas arriba mencionadas para tratar agresivamente la enfermedad renal diabética, existe evidencia que al bajar los niveles de colesterol, especialmente el LDL (o colesterol malo), la progresión de la enfermedad renal se reduce. Las "estatinas" son la clase más efectiva de medicinas para reducir su nivel de colesterol LDL. Son fáciles de tomar (una vez al día, generalmente al acostarse) y tienen pocos o no efectos secundarios (**Tabla 14-6**).

La reducción del colesterol LDL ha demostrado firmemente reducir la enfermedad cardiaca en personas con diabetes y sólo puede ser beneficioso. Si resulta que bajando los niveles de colesterol también se puede reducir el descenso de la función del riñón, entonces habré hecho un servicio extra a ambos mis pacientes y a mi mismo. No recomiendo tomar medicina para bajar el colesterol si su nivel de colesterol LDL está en el objetivo deseado. Los niveles normales de colesterol y terapia de estatinas son discutidos en el Capítulo 12.

Tabla 14-6

"Estatinas" Medicamentos Disponibles para Bajar el Colesterol*

- Atorvastatin (Lipitor)
- Fluvastatin (Lescol)
- Lovastatin (Mevacor, Altocor)
- Pravastatin (Pravachol)
- Rosuvastatin (Crestor)
- Simvastatin (Zocor)

* Discutido en detalle en el Capitulo 12.

Antioxidantes

El papel de los antioxidantes en el tratamiento de la enfermedad renal diabética y otras complicaciones micro vasculares todavía no está definido. Muchos de los estudios que han mostrado beneficios de los antioxidantes son de estudios de probeta y animal y sólo recientemente de estudios en personas con diabetes. También hay un cuerpo de literatura indicando que los antioxidantes pueden tener beneficios contra la enfermedad cardiaca mejorando el carácter de partículas de colesterol para que no causen enfermedad cardiaca tan agresivamente. Al mismo tiempo, estudios recientes también han demostrado que no ayudan, y algunos sugieren que puede haber asociaciones negativas con otras condiciones en personas que toman antioxidantes. Es literatura difícil de descifrar y comprender.

Yo no empujo las vitaminas en mis pacientes, aunque si me piden permiso para tomar antioxidantes o mi consejo con respecto a las vitaminas, generalmente sugiero vitaminas C y E. No sé de efectos adversos de tomar 400 a 800 unidades internacionales (IU) de vitamina E y/o 1000 mg de vitamina C por día. Cuando se compran en tiendas de rebajas en cantidades más grandes, las vitaminas C y E pueden ser bastante económicas.

¡Los antioxidantes no han demostrado retardar la enfermedad renal!

Presentación de Caso

María es una mujer de 24 años de edad diagnosticada con diabetes tipo 1 a la edad de 12 años. Actualmente toma un análogo de insulina de actuación prolongada (Lantus [glargine]) una vez al día al acostarse y un análogo de insulina de actuación rápida (Apidra [glulisine]) antes de comidas. Revisa su glucosa esporádicamente cuando "siente" que está alta, con la mayoría de los niveles de glucosa en la mañana más de 180 mg/dl, y tuvo un A1C reciente de 8.6%. Su último examen dilatado de la vista fue hace 2 meses y mostró principios de enfermedad de retinopatía diabética y de la vista. Reporta que ambos pies están un poco entumecidos y le hormiguean de noche. Continúa haciendo ejercicio regularmente, corre 5 a 10 millas a la semana, y está en su peso ideal. Sigue una dieta rica en proteínas sobre la que leyó en una revista de deporte hace varios años. Ella no fuma.

En el curso del año pasado, su presión ha subido de una línea de fondo de 110/70 mm Hg a 135/80 mm Hg. Una proporción de orina de la albúmina a creatinina medida hace 4 meses fue de 50 mg/g (rango normal <30, vea **Tabla 14-1**). Ella no toma otra medicina más que insulina.

Discusión del Caso

Esta mujer es una diabética tipo 1 mal controlada en alto riesgo para el desarrollo de complicaciones diabéticas de etapa final. Tiene micro albuminuria, que es la primer señal clínica de la enfermedad renal diabética, y su presión está elevada comparada con su línea de fondo usual. Muchos médicos considerarían 135/80 mm Hg como normal, pero comparado con su presión usual de 110/70 mm Hg, está definitivamente alta. Además, su control de glucosa no es adecuado, y también tiene evidencia de la enfermedad de la vista y nervio de niveles de glucosa mal controlados. María tiene evidencia de todas las tres complicaciones mayores micro vasculares, y esto debe ser un aviso inmenso para ella y su médico.

El tratamiento de la enfermedad renal diabética temprana de este paciente requiere un enfoque multifacético, incluyendo mejor control de glucosa, cambios dietéticos (como toma reducida de proteína diaria), y tratamiento agresivo de su hipertensión con un inhibidor ACE o un ARB. Ella aceptó:

- Revisar su glucosa más regularmente
- Considerar conseguir un dispositivo de monitoreo continuo de glucosa
- Seguir una dieta baja en proteína
- Comenzar a tomar un inhibidor ACE.

La animé a mirar de cerca sus niveles de presión en casa con un dispositivo para la presión. Si su presión no está cerca de 120/80 mm Hg, seguramente agregaremos una segunda medicina para la presión.

Resumen

La enfermedad renal diabética es prevenible y tratable. Los dos métodos más poderosos y comprobados para prevenir la enfermedad renal diabética son de mantener control estricto de la glucosa y el control de la presión desde el momento del diagnóstico. La detección oportuna es de vital importancia para iniciar tratamiento agresivo temprano. La prueba anual de micro albuminuria actualmente es la técnica más sensible para detectar daño temprano del riñón, y es también un indicador para otras condiciones, incluyendo la enfermedad cardiaca. Una vez que la presencia de micro albuminuria y/o la hipertensión ha sido detectada, terapia agresiva con varias estrategias comprobadas debe ser instituida tan pronto como sea posible. Estas estrategias incluyen:

- Control de Glucosa
- Control de la presión
- El uso de inhibidores ACE o ARBs
- Un plan de comida bajo en proteína.

Dos terapias adicionales, pero no tan bien comprobadas, incluyen bajar los niveles de colesterol y el uso de antioxidantes. Usted puede hacer la diferencia en su vida y la vida de sus riñones diabéticos. Usted puede prevenir la necesidad del diálisis o el trasplante.

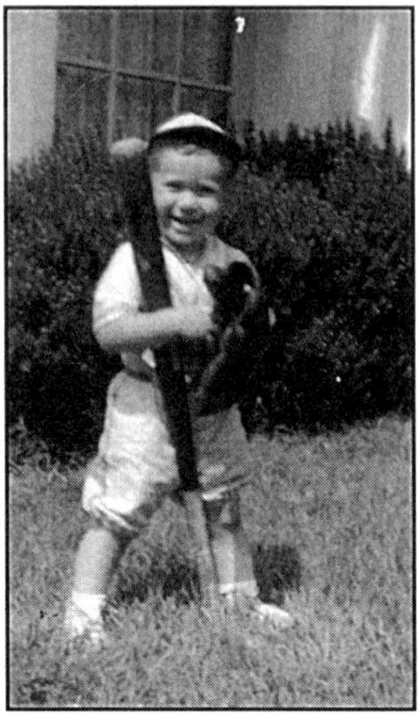

"¡Jugando Balón!"... Steve Edelman de 27 meses de edad.

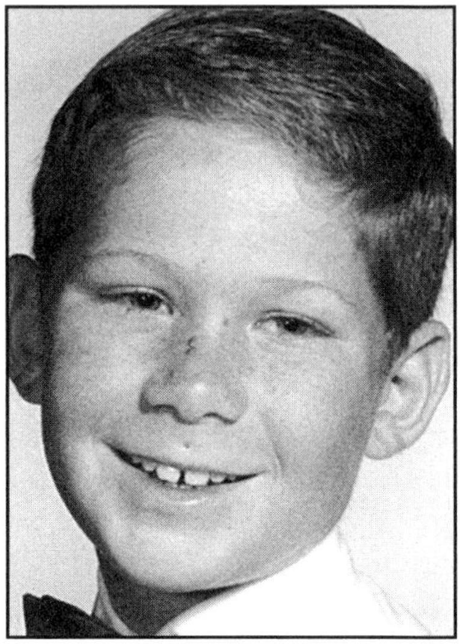

Fotografía de Steve Edelman en los días de escuela.

15

Sólo Para Sus Ojos

No Pierda de Vista el Problema

por Steven V. Edelman, MD
y Paúl E. Tornambe, MD

El Mensaje Principal

La retinopatía diabética es el resultado de microangiopatía, sendas anormales de sorbitol, glucosilación de las membranas de la base de retinol, y posiblemente la oxidación de las estructuras celulares y moleculares de las capas orbitales— ¿lo espantamos, no? Lo vamos a hacer leer un capítulo sobre la pato-fisiología de la retinopatía diabética. Puede conseguir este tipo de información de algún libro de texto médico sobre la diabetes. En lugar de eso le diremos la información más importante para salvar su vista que usted debe saber como persona con diabetes.

¡Hágase un examen dilatado de los ojos por lo menos una vez al año por un oculista familiarizado con problemas diabéticos del ojo! Este es el mensaje principal de este capítulo. Con solo examinarse los ojos con cuidado anualmente, puede disminuir o prevenir sus posibilidades de ceguera o de ser discapacitado de la vista. Si todos con diabetes tomaran este simple consejo, la incidencia de la ceguera sería una fracción de lo que es hoy en día. Hoy en día, la retinopatía diabética es desafortunadamente la causa principal de la ceguera en Estados Unidos.

La Asociación Americana de la Diabetes recomienda un examen del ojo dilatado una vez al año pero no especifica quién debe administrar el examen. La persona que puede estár tomando decisiones para salvar su vista podría ser un oftalmólogo, médico de cuidado primario, un enfermero practicante, o un optometrista.

Tradicionalmente, un oftalmólogo con interés especial en la enfermedad diabética del ojo o retinopatía debe ser la persona que cuida sus ojos, especialmente si usted ya ha documentado problemas. Aunque sea verdad que hay optometristas y otros cuidadores capaces de detectar señales tempranas de retinopatía, muchos no tienen este tipo de capacidad. Nosotros enviamos a todos mis pacientes a un oftalmólogo que tiene mayor experiencia con retinopatía diabética. La detección oportuna y el tratamiento agresivo son las claves para evitar problemas graves.

Es importante detectar cambios a tiempo en el ojo a resultado de la diabetes porque hay muchas medidas que uno puede tomar para prevenir la progresión a la ceguera (**Tabla 15-1**). Recuerde—no hay síntomas de retinopatía diabética hasta que está en una etapa avanzada cuando la terapia agresiva no puede ser efectiva en salvar su vista. Es por eso que el examen regular es tan importante.

Tabla 15-1

Medidas Que Puede Tomar Para Prevenir la Ceguera Una Vez Que Tiene Retinopatía Diabética

- Mantenga su nivel de glucosa bajo el mejor control posible
- Asegúrese que su presión esté en el rango normal
- Visite a un oftalmólogo con interés especial en la retinopatía diabética tan a menudo como recetado (por lo menos una vez al año)

La Vista del Ojo de un Doctor "Vista de Pájaro"

La diabetes es una enfermedad de pequeños vasos sanguíneos. El ojo contiene muchos vasos sanguíneos pequeños, así que el ojo está involucrado con frecuencia en la diabetes. El ojo es un órgano de la vista. Como la cámara del fotógrafo, la luz entra al ojo de en frente por la córnea (como el lente de la cámara) y la imagen es tomada en una membrana delgada (como la película) llamada la retina. La información entonces es transferida al cerebro por medio del nervio óptico. La retina contiene millones de fibras de nervio que son alimentadas por vasos sanguíneos muy pequeños. Estos vasos sanguíneos se involucran en la diabetes.

Lamentablemente, la mayoría de los diabéticos se hacen ciegos para una razón: reciben atención de un especialista demasiado tarde. El Instituto Nacional del Ojo (NEI) patrocinó un estudio extenso de retinopatía diabética, resultados que fueron publicados en 1976. El estudio demostró que con tratamiento láser apropiado y oportuno, el riesgo de la pérdida visual severa de la diabetes puede ser reducido por 70%.

Hay dos formas de retinopatía diabética: una forma de fondo y una forma periferia. En la diabetes tipo 1, la retinopatía puede empezar tan temprano como 5 años después del diagnóstico de la diabetes. Por lo tanto, un adolescente que ha tenido diabetes por 5 años debe ser evaluado por lo menos anualmente por un especialista del cuidado de la vista para verificar si hay retinopatía diabética. Para personas con diabetes tipo 2, el examen debe comenzar al momento del diagnóstico ya que es posible que la diabetes haya estado presente por años antes del diagnóstico.

En la retinopatía diabética de fondo, los vasos sanguíneos de la retina gotean líquido y sangran a veces. Si el goteo se desarrolla cercano al área de la visión central, la visión para leer será comprometida (**Figura 15-1**). El estudio de la NEI ha demostrado que el tratamiento láser puede parar la progresión de retinopatía diabética. Sin embargo, conforme la persona con diabetes envejece, otros vasos sanguíneos comienzan a tener fuga vascular, y se puede requerir de varios tratamientos láser de por vida. Por eso aconsejemos que las personas con diabetes tipo 2 se hagan un examen de ojo tan pronto la diabetes es diagnosticada ya que pueden haber tenido la enfermedad por años y los ojos quizás ya estén afectados.

La retinopatía diabética periferia es una forma más rápidamente progresiva de retinopatía diabética. Conforme los pequeños vasos sanguíneos en el ojo fallan en llevar oxígeno al tejido de la retina, el tejido suelta VEGF. Esta sustancia le dice al cuerpo que produzca vasos sanguíneos para que más oxígeno sea conducido a la retina. Desafortunadamente, los vasos sanguíneos que el cuerpo produce dentro del ojo son débiles y frágiles, y tienden a romperse y sangrar fácilmente. Otra vez, el tratamiento láser es efectivo en cauterizar directamente estos vasos, y también mejora la oxigenación a la retina, lo cual previene la producción de VEGF. Si el tratamiento láser no se aplica, los vasos sanguíneos

Figura 15-1

Visión para Leer Comprometida Con Retinopatía Diabética Periférica

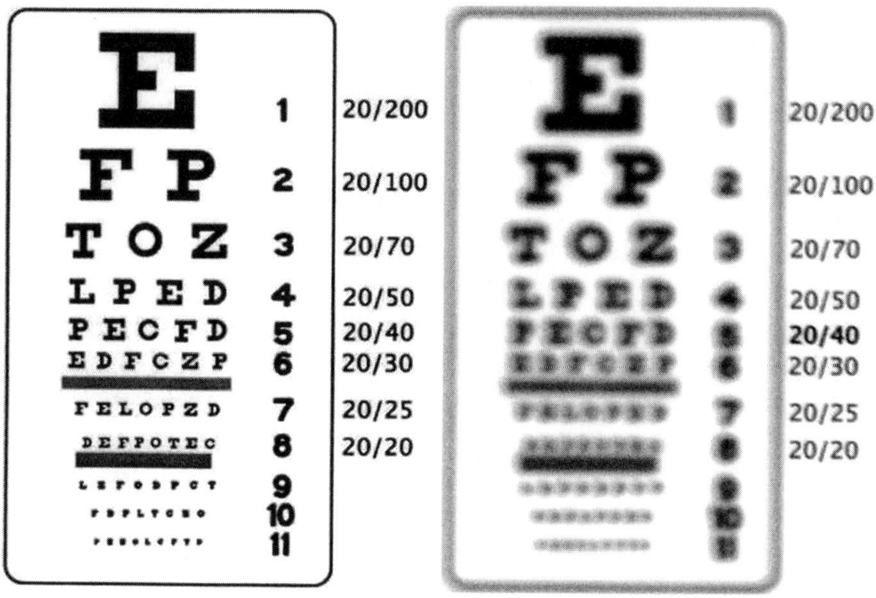

continúan sangrando, se forma tejido de cicatriz, y la retina se rompe conforme el tejido de la cicatriz se contrae. La retina entonces se separará de detrás del ojo (separación de la retina) y morirá, resultando en ceguera.

La vitrectomía es una operación desarrollada en los años setenta, la cual, utilizando tecnología futurista, puede remover el tejido de la sangre y cicatriz y restaura la retina a su posición apropiada. Otra vez, si se instituye a tiempo, la ceguera puede ser prevenida. Durante la vitrectomía, instrumentos de menos de 1 mm de diámetro son insertados en el ojo. La sangre es aspirada hacia afuera del ojo y el tejido de cicatriz es removido con fórceps y tijeras microscópicas. El láser entonces puede ser aplicado internamente para parar el sangrado. La operación toma varias horas pero generalmente se hace sin ser internado. Es efectivo en más de 90% de casos.

Actualmente, medicinas están siendo desarrolladas para inyectarlas en el ojo para prevenir la formación del tejido de cicatriz. Veremos más manipulación farmacológica de la enfermedad dentro del próximo siglo. Los inhibidores VEGF son sólo el principio. También probablemente definiremos los genes que causan esta enfermedad y manipularemos el gene o produciremos la sustancia que el gene no hace para prevenir las complicaciones de la diabetes.

Por ahora, hay tres cosas que usted puede hacer para minimizar el daño a los ojos causado por la diabetes: Primero, si cree que no tiene diabetes pero tiene historia familiar de diabetes o experimenta síntomas de sed, deseos de orinar con frecuencia, y pérdida de peso, puede tener diabetes. La detección a tiempo y el tratamiento adecuado reducirán significativamente la incidencia de complicaciones diabéticas. Si usted tiene diabetes, asegúrese de que sus parientes de primer y segundo grado se hagan la prueba regularmente. En segundo lugar, si tiene diabetes, haga todo esfuerzo por controlarla estrechamente. Los Institutos Nacionales de Salud hicieron un estudio muy importante que demostró, sin duda, que el control estrecho de la glucosa reduce la incidencia de la ceguera, enfermedad cardiaca, y la neuropatía periférica. ¡En tercer lugar, hágase un examen dilatado del ojo por alguien que sabe lo que él/ella busca por lo menos una vez al año! El control estrecho de la glucosa, supervisión médica cercana, y exámenes dilatados regulares disminuirán las complicaciones de la enfermedad diabética del ojo. ¡Solamente hágalo!

Retinopatía Diabética y Terapia Láser

La retinopatía diabética es causada por años de niveles de glucosa o azúcar excesivamente altos. La glucosa se pega a y daña muchas de las estructuras del cuerpo; sin embargo, ciertos órganos están más susceptibles a los efectos adversos de hiper glucemia prolongada, incluyendo los ojos, riñones, el corazón, y los nervios. La estructura específica del ojo que es dañada se llama la retina, que es una de muchas capas importantes que forman el ojo. La retinopatía diabética resulta en el desarrollo de nuevos vasos sanguíneos en un intento a suministrar más sangre rica en oxígeno a la retina dañada; sin embargo, estos nuevos vasos sanguíneos son frágiles y se rompen fácilmente. Cuando estos vasos sanguíneos anormales se rompen, sangran en el centro del ojo (hemorragia vítrea). El vítreo está normalmente lleno de líquido claro y cuando la sangre entra de manera inadecuada a esta cavidad líquida, se nubla de rojo y la vista se daña severamente. Si el sangrado para por sí mismo o por la terapia láser, la sangre bajará lentamente al fondo del ojo como el aceite en un aderezo para ensalada, y la vista mejorará lentamente durante semanas a meses.

Uno de los avances más grandes en la terapia de la diabetes ha sido el desarrollo y la disponibilidad de terapia láser para el tratamiento de la retinopatía. Este tipo de terapia láser es muy diferente a la cirugía láser correctiva que permite a las personas no usar lentes. La terapia láser por si sola es responsable de prevenir el deterioro y ceguera visuales severos en millones de Americanos. La terapia láser debe hacerse en las etapas tempranas de retinopatía, antes que los vasos sanguíneos anormales se rompan y mucho antes que haya síntomas notables de la vista. El concepto básico detrás de la terapia láser es que cuando el oftalmólogo apunta y dispara un rayo láser en el ojo, la energía generada funciona para coagular (o sellar) los vasos sanguíneos que goteaban. La terapia láser también es utilizada con el propósito de destruir las áreas exteriores de la retina para reducir el impulso de adaptación del cuerpo para llevar sangre a esas áreas. De esta manera, el número de vasos anormales disminuirá, reduciendo la posibilidad de un sangrado o hemorragia vítrea. Las áreas exteriores de la retina son mayormente responsables de la vista periférica y no son vitales para mantener vista adecuada. Además, la visión nocturna puede ser disminuida después de terapia láser extensa. Visión periférica y nocturna reducidas son un pequeño precio a pagar para prevenir la ceguera total.

Excitantes Nuevos Desarrollos para el Ojo

También es excitante que nuevas medicinas estén a prueba y en desarrollo que pueden ayudar a prevenir la progresión de las complicaciones micro vasculares, incluyendo retinopatía. Las medicinas más emocionantes son inhibidores de proteína kinase C (PKC). Los ensayos clínicos están actualmente en marcha y los inhibidores PKC no solo pueden prevenir y/o reducir la retinopatía, sino que también pueden proteger los nervios, riñones, al corazón y los vasos sanguíneos. Desafortunadamente, estas nuevas medicinas no han pasado el proceso estricto de revisión de la FDA todavía.

Un nuevo conjunto de medicinas puede cambiar la manera que manejamos la retinopatía diabética. Al momento de este escrito, los médicos están aprendiendo cómo utilizar estas medicinas llamadas inhibidores VEGF (Avastin [bevacizumab], Lucentis [ranibizumab], Macugen [sodio de pegaptanib]). VEGF (que significa *vascular endothelial growth factor*, factor vascular de crecimiento endotelial) estimula vasos sanguíneos anormales a crecer en el ojo (retinopatía diabética periferia) y VEGF también estimula vasos sanguíneos normales en el ojo a gotear (edema macular diabética). Actualmente, estas medicinas deben inyectarse en el centro del ojo, a veces más de una vez. En el caso de la retinopatía periferia, una sola inyección ha demostrado estimular dramáticamente el retroceso completo de los nuevos vasos periféricos en 5 días (**Figura 15-2A y 15-2B**). Después de un mes o dos, la medicina se termina y los vasos sanguíneos regresan. Este tratamiento "compra tiempo" para el paciente y el médico para aplicar tratamiento láser o realizar una vitrectomía más seguramente con

Figura 15-2

Uso de Inhibidores VEGF Con Retinopatía Diabética Periférica

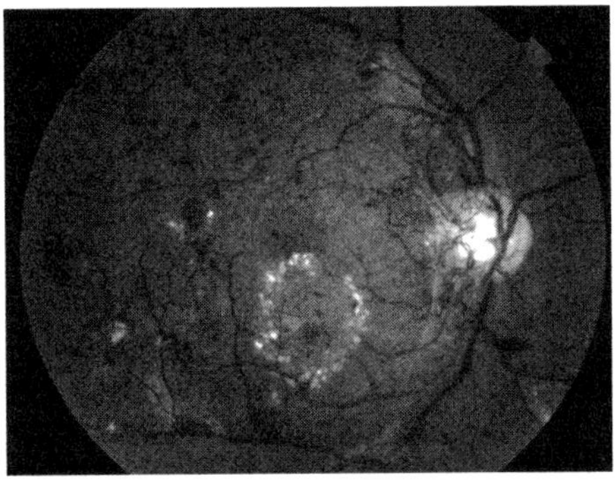

A. Note los vasos sanguíneos en el nervio óptico de este ojo antes del tratamiento con Avastin

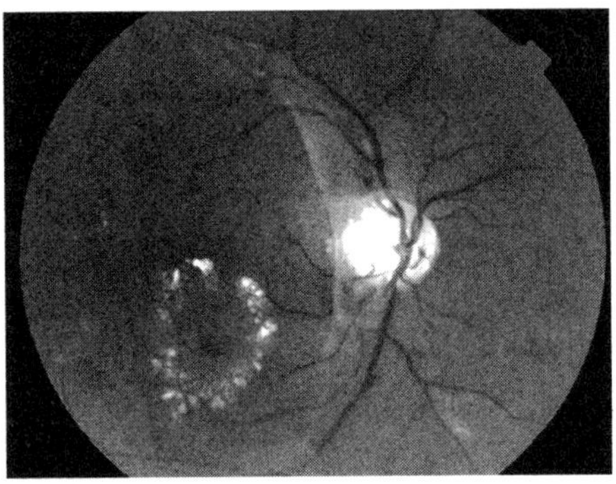

B. Cinco días después de la inyección de Avastin en el ojo, los vasos sanguíneos en el nervio óptico han retrocedido completamente

Abreviación: VEGF, *vascular endothelial growth factor*, factor vascular del crecimiento endotelial menos posibilidad de sangrado. Interesantemente, a veces una inyección de esta medicina en un ojo mejora la enfermedad del ojo prójimo. No sabemos exactamente la razón para este efecto de paso. El láser es aun necesario, pero en casos severos, este tratamiento les dará una mejor posibilidad a los cirujanos de retina de salvar los casos más avanzados.

Medicinas para Tratar/Prevenir la Retinopatía Diabética

La retinopatía diabética puede ser definida como vasos sanguíneos normales, que han sido dañados y ahora gotean líquido, lípido, y sangre (retinopatía diabética de fondo) o el desarrollo de nuevos vasos sanguíneos frágiles anormales, que se "rompen" y pueden sangrar significativamente (retinopatía diabética periferia). ¿Qué causa la retinopatía diabética? Bien, la glucosa elevada en la diabetes conduce a la acción exagerada de una proteína llamada beta PKC. La beta PKC juega un papel importante en el daño a pequeños vasos sanguíneos que pueden conducir a mayor permeabilidad vascular (goteo). Esto previene que suficiente oxígeno y nutrientes lleguen al tejido de la retina. La falta de oxígeno libera otra proteína llamada VEGF, que hace que los vasos sanguíneos goteen aún más y estimula la proliferación de vasos sanguíneos frágiles anormales, los cuales luego sangran. Una nueva clase de medicinas tomadas oralmente inhibe la acción de PKC B, así el daño a los vasos sanguíneos es minimizado y la retinopatía es menos probable a desarrollarse y avanzar. En ensayos clínicos recientes, estas medicinas han disminuido la incidencia y severidad de hinchazón en la retina (edema macular) pero no han prevenido el desarrollo de retinopatía diabética periferia. Sin embargo, como se mencionó antes, otra clase de medicinas llamada inhibidores VEGF, que son inyectados en el ojo, causan un retroceso dramático en los vasos diabéticos periféricos. Así que tenemos medicinas que alteran el curso de la retinopatía diabética. ¡Esto es sólo el principio de nuevas medicinas, que nos permitirán farmacológicamente tratar y posiblemente prevenir la retinopatía diabética!

Las personas con diabetes también deben estár enteradas que Avandia podría causar edema macular y visión disminuida. Si los pacientes que toman Avandia tienen edema en el tobillo y visión disminuida, deben considerar parar el uso de Avandia. La misma hinchazón en las piernas puede desarrollarse en su mácula.

La Historia de Mis Problemas de la Vista

Yo (Steve Edelman) recuerdo claramente cuando desarrollé problemas de la vista. Fue en el otoño de 1983, después de 12 años de tener diabetes. Un compañero de clase, John, era un muchacho corpulento grande que me dio el abrazo de oso más grande de mi vida después de uno de nuestros partidos exitosos de *softball*. Varias horas más tarde, noté que mi visión era borrosa y las líneas rectas de uno de mis libros de texto parecían onduladas. Otra compañera de clase cercana, Patty, me llevó a un oftalmólogo; después de un examen breve, él me dijo que tenía retinopatía diabética. Patty lloró y yo empecé a preocuparme de quedarme ciego. Este fue el primer examen dilatado de la vista en mi vida. Mi médico primario nunca me había enviado a un examen dilatado del ojo. Recuerde que en 1983, el (DCCT) apenas empezaba y muchos médicos no estaban informados sobre estrategias preventivas.

Desafortunadamente, la retinopatía progresó. Una mañana en marzo de 1986, me desperté sin poder ver con mi ojo izquierdo. Lo único que podía ver era una neblina roja densa. Después de varios meses de esperar que la sangre bajara, recibí terapia láser. Era difícil trabajar largas horas como endocrinólogo discapacitado y distraído cada minuto de cada día. Podía leer y estudiar sólo con la ayuda de una lupa grande. Una burbuja roja grande que circula en su campo visual es difícil de ignorar.

En los próximos años, tuve tres hemorragias de ojo más, pero doy gracias a mis estrellas de la suerte que no ocurrieron al mismo tiempo. Uno de los episodios de sangrado ocurrió durante una vacación familiar en Alemania. ¡Realmente me divertí mucho durante ese viaje! Después de lo que pareció un tropecientos de exámenes dilatados del ojo y más de 2000 cargas láser a cada ojo, mis ojos se han estabilizado y no he tenido una hemorragia desde 1993 (toque madera). Me considero afortunado de tener buena visión al escribir este libro. Puedo manejar (no de acuerdo a mi esposa) y llevo una vida normal de la vista. A cambio, estoy feliz de vivir con visión periférica reducida y mala visión nocturna. Cuando entro a un cine oscuro, es tan negro como el carbón para mí durante mucho tiempo ya que mis ojos son lentos en adaptarse. Muchos de los problemas de mis ojos pudieran haber sido evitados si hubiera estado más activamente involucrado en mi propio cuidado como joven adulto.

Resumen

Al fin de cuentas es su responsabilidad hacerse un examen dilatado de la vista por lo menos una vez al año, preferiblemente por alguien familiarizado con las complicaciones de la diabetes en los ojos. Esta persona debe ser un oftalmólogo si usted ya tiene problemas de la vista. Puede prevenir la ceguera. ¡No pierda de vista el problema!

16

La Diabetes Puede Afectar Su Sistema Músculo Esqueletal

Manos Tiesas, Dedos de Gatillo, y Coyunturas Dolorosas

por Rachel Peterson Kim, MD
y Steven V. Edelman, MD

Introducción

El sistema músculo esqueletal es bastante afectado comúnmente por la diabetes. El término "sistema músculo esqueletal" se refiere a sus coyunturas, músculos, tendones, ligamentos, y los huesos. La diabetes puede causar varios cambios en el sistema músculo esqueletal, lo cual es generalmente una sorpresa para personas con diabetes así como para sus médicos. Estos cambios pueden tener como resultado una variedad de síntomas y condiciones de las que usted debe estár enterado. Algunas condiciones músculo esqueletales son únicas para personas con diabetes, mientras que otras son iguales que en personas sin la enfermedad; sin embargo, pueden ocurrir con más frecuencia en personas con diabetes. Interesantemente, muchas de estas condiciones son tratables, pero primero debe reconocerlas e identificarlas, lo cual ha sido tradicionalmente el principal problema. Este capítulo revisará parte de los problemas músculo esqueletales más comunes en personas con diabetes.

Manos

Las manos son afectadas comúnmente en la diabetes. Esto puede ser bastante problemático, ya que las manos claramente juegan un papel integral en nuestra vida cotidiana personal y profesional. La diabetes puede afectar las manos en varias maneras.

Queiroartropatía Diabética (Movilidad Limitada de Coyuntura)

El síndrome de la movilidad limitada de coyuntura (también conocido como el síndrome de mano tiesa diabética o queiroartropatía diabética) es tal como lo que suena. Hay limitación de movimiento de coyuntura, especialmente de las pequeñas coyunturas de las manos, con una capacidad disminuida para doblar y/o poner derechos los dedos. La piel a menudo se hace espesa, cerosa, y apretada. Generalmente es una condición sin dolor y tiende a afectar cuatro dedos. La "señal de oración" observada en esta condición es una incapacidad de poner las palmas juntas completamente, con un vacío visible entre las palmas y dedos opuestos (**Figura 16-1**). La movilidad limitada de coyuntura ocurre en ambos diabetes tipo 1 y tipo 2, y el riesgo aumenta con niveles elevados de hemoglobina A1C así como con mayor tiempo con diabetes. La movilidad limitada de coyuntura es difícil de tratar y generalmente irreversible. Optimizar el control de glucosa es aconsejado. Terapia física y ocupacional con estiramiento pasivo de la palma puede ser de beneficio cuando la movilidad limitada de coyuntura afecta los pies. También puede estár asociada con un riesgo elevado de úlceras del pie.

Figura 16-1

La "Señal de la Oración" de Queiroartropatía Diabética

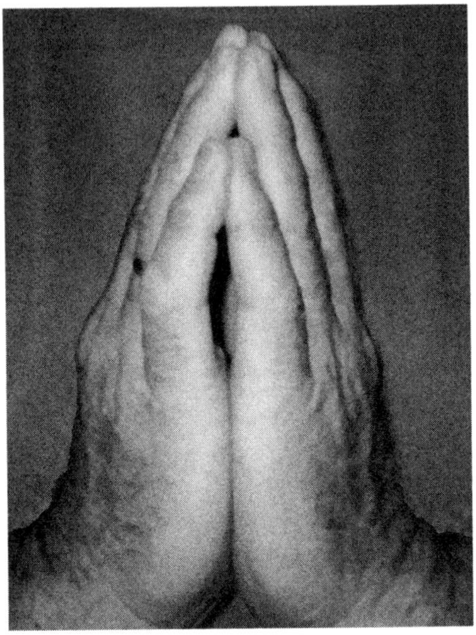

Queiroartropatía diabética limita la capacidad de doblar o poner derechos los dedos. Resultante de otras complicaciones diabéticas, este síndrome tiende a tener correlación con la duración de la diabetes.

Tenosinovitis Flexor

La tenosinovitis flexor (o dedo de gatillo) es una complicación músculo esqueletal frecuente de la diabetes. Las personas afectadas se quejan de una sensación contagiosa, o de cerrar, de los dedos. Es a menudo doloroso, y es posible que haya un nódulo que pueda sentirse en la palma a la base del dedo afectado. El dedo puede realmente quedarse en una posición de reflejo o doblada, requiriendo el uso de la otra mano para enderezarlo (**Figura 16-2**). El dedo de gatillo es más común en la diabetes por mucho tiempo (**Figura 16-3**). Una inyección local de esteroide puede ser el tratamiento adecuado, al menos temporalmente, pero a veces una cirugía menor es requerida para el dedo de gatillo.

Contractura de Dupuytren

La contractura de Dupuytren resulta de un espesamiento, acortamiento, y fibrosis del tejido conectivo debajo de la piel de la palma. El resultado es un estiramiento hacia abajo de los dedos (particularmente los dedos cuarto y quinto). Las bandas, topes, o nódulos a menudo se sienten por la palma. La frecuencia de la contractura de Dupuytren aumenta con la duración de la diabetes. Tiene un curso variable. Para casos ligeros, estiramiento pasivo de los dígitos y palmas es recomendado varias veces al día (puede utilizar la superficie de una mesa). Para casos más avanzados en los que la función es afectada y/o hay dolor significativo, se puede tratar con inyecciones de esteroide, pero no son muy efectivas. Puede hacerse cirugía para casos extremos, pero la tasa de reaparición es alta.

Síndrome del Túnel Carpiano

El síndrome del túnel carpiano (CTS) es visto en hasta 20% de las personas con diabetes. Es debido a la compresión del nervio mediano conforme pasa por la muñeca a la mano. En personas con diabetes, esta

Figura 16-2

El Dedo de Gatillo de Tenosinovitis Flexor

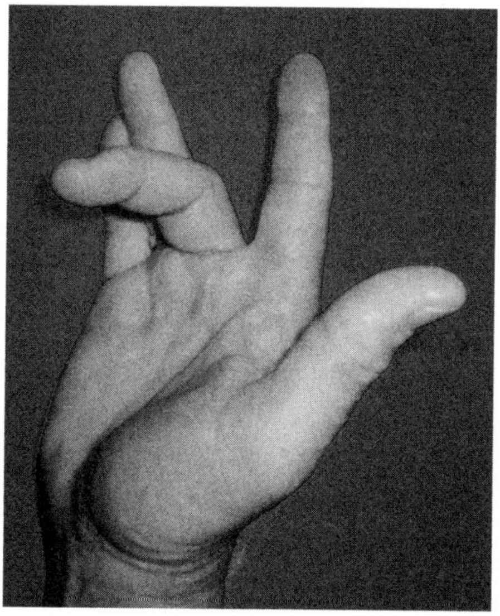

La tenosinovitis flexor es una sensación contagiosa o de cerrar de los dedos asociados con dolor y que a veces requiriere el uso de la otra mano para enderezar el dígito afectado.

Figura 16-3

El Dedo de Gatillo Asociado Con Artritis

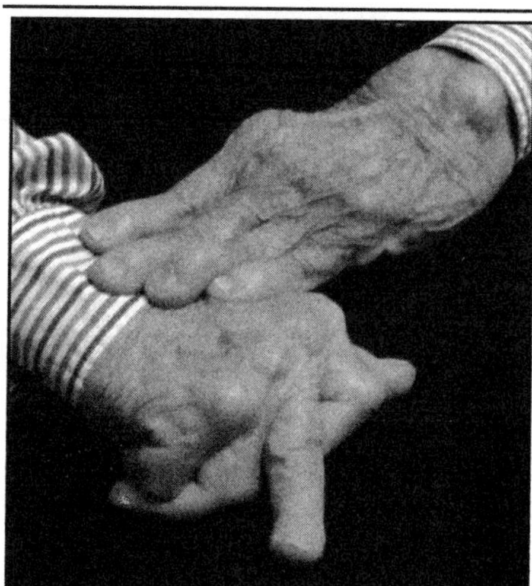

Un paciente con una historia larga de diabetes tipo 1 y artritis, mostrando el dedo de gatillo en todos los dedos menos el de en medio en su mano derecha.

compresión puede darse debido a cambios estructurales en el tejido conectivo de la muñeca causada por glucosa alta. Encontrar CTS está relacionado a la duración de la diabetes. Las personas afectadas a menudo notan un dolor ardiente, sensación de alfileres y agujas, o la pérdida de sensación en el pulgar, índice, y en los dedos de en medio así como mitad del de anillo. El dolor puede irradiar al antebrazo y puede ser peor de noche. Generalmente empeora con actividades como manejar, sostener un periódico o libro, escribir en teclado, utilizar un cuchillo y tenedor. Es posible que haya pérdida asociada de la habilidad o debilidad de la mano. Si el CTS no es severo, el tratamiento inicial consiste en utilizar tablillas de muñeca. Las medicinas anti inflamatorias también pueden usarse (como ibuprofeno). La inyección local de esteroide del túnel carpiano es otra opción. Para casos severos, la cirugía para la liberación de túnel carpiano puede ser realizada.

Hombros

Capsulitis Adhesiva

Capsulitis adhesiva (hombro congelado) ha sido reportado en aproximadamente 20% a 25% de personas con diabetes. En esta condición, la cápsula que rodea la articulación del hombro se hace tiesa y apretada, teniendo como resultado un rango restringido de movimiento de la coyuntura. Las personas afectadas notan la rigidez, movimiento disminuido, y a veces dolor en el hombro. El tratamiento implica estiramiento suave y ejercicios de rango de movimiento, a menudo por fisioterapia. Medicamentos para aliviar el dolor y/o inyecciones de esteroide en la coyuntura también pueden ser utilizados. La causa de esta rigidez y contracción de la cápsula de articulación del hombro no es bien entendida. Generalmente es reversible y responde bien al tratamiento adecuado.

Distrofia Simpático Refleja

La distrofia simpático refleja (RSD) o "síndrome de hombro-mano" es otra condición del hombro vista en personas con diabetes. Sin embargo, puede afectar otras partes de los brazos o piernas también. Los síntomas típicos incluyen dolor severo o una sensación ardiente en el brazo afectado del hombro hacia abajo a la mano. Puede haber inflamación asociada; cambios de piel como piel brillante, cambios en el crecimiento del pelo, y cambios en el color o temperatura del área afectada: También se puede observar mayor sensibilidad a la temperatura y el tacto. El trauma puede precipitar RSD, pero la causa no siempre se sabe. Las medicinas anti inflamatorias, otros alivios de dolor, y esteroides orales han sido utilizados en conjunto con la fisioterapia para esta condición. El nervio simpático bloquea (bloqueo de algunos de los nervios del sistema nervioso simpático que suministra el área afectada) con medicina para entumecer suministrada por inyección, generalmente realizado por un anestesiólogo, también puede ser de ayuda.

Pies

Las personas con diabetes deben ser meticulosas acerca del cuidado de los pies. Las heridas a los pies a menudo pasan sin notarse en personas con diabetes debido a la neuropatía periférica fundamental y la sensación disminuida asociada en los pies. Por esta razón, revisar sus pies con regularidad es crítico para prevenir infecciones que pueden desarrollarse en silencio sin ningún síntoma.

Osteoartropatía Diabética

Osteoartropatía diabética (también conocida como la coyuntura de Charcot o artropatía neuropática) es una forma crónica, severa y destructiva de artritis asociada con la pérdida de sensación en una coyuntura de la neuropatía periférica diabética fundamental. El pie es el más comúnmente afectado. Esta condición es bastante rara, afectando aproximadamente una de cada 700 personas con diabetes tipo 1 o tipo 2. Aunque la causa exacta es incierta, es postulado que el micro trauma inadvertido repetido a la coyuntura, el cual pasa inadvertido debido a la neuropatía fundamental y sensación disminuida, resulta en el relajamiento, inestabilidad, y cambios degenerativos con deformidad resultante. Generalmente no hay historia de trauma evidente ni heridas abiertas, como al caerse de la banqueta. Puede haber cambios en la piel en el área afectada, incluyendo rojez, hinchazón, magullada, y úlceras. El diagnóstico es confirmado con radiografías. El tratamiento incluye evitar peso en el área afectada, zapatos adecuados, y posiblemente terapia de bisfosfonato. Generalmente se puede evitar la cirugía en la mayoría de los casos.

Músculos

El infarto diabético del músculo (pérdida de suministro adecuado de sangre a un área del músculo, con la muerte resultante del tejido) es una condición rara. Ocurre espontáneamente, sin una historia de trauma, y tiende a afectar a personas con una historia larga de diabetes mal controlada. Esta condición es más comúnmente en personas que utilizan insulina que también tienen otras complicaciones micro vasculares, como neuropatía, nefropatía (enfermedad renal), o retinopatía (la enfermedad de la vista). Los síntomas típicos incluyen el comienzo brusco de dolor e hinchazón de los grupos de músculo afectados, como el muslo o pantorrilla. Las investigaciones se hacen para excluir otras condiciones, como tumores, infección del músculo o absceso, coágulos de sangre, inflamación localizada del músculo, o infección del hueso. La biopsia del músculo puede ser necesaria para confirmar el diagnóstico. No hay causa conocida de infarto diabético del músculo. El tratamiento consiste en descanso y alivio del dolor. Las actividades de rutina pueden ser dolorosas pero no se consideran perjudiciales. La fisioterapia puede empeorar el infarto diabético espontáneo del músculo. La condición tiende a resolverse lentamente en semanas a meses en la mayoría de los casos.

Presentación de Caso

Steve es un médico de 55 años de edad que ha tenido diabetes tipo 1 por más de 40 años (sí, soy yo otra vez). En 1997, comencé a desarrollar una sensación contagiosa en mi dedo derecho de en medio al abrir y cerrar el puño. Esta sensación se convirtió en un bloqueo doloroso del dedo cuando lo doblaba, y tuve que utilizar la mano izquierda para desatrancarlo. Desarrollé un nódulo en la parte superior de la palma debajo de donde el dedo de en medio deja la palma. Tampoco puedo alinear las palmas y los dedos juntos para que no haya vacío entre ellas (puede básicamente manejar un camión por el vacío). Esas son mis manos en las fotos del dedo de gatillo y señal de oración (**Figuras 16-1** y **16-2**).

Tengo ambos el síndrome de movilidad limitada de coyuntura y dedo de gatillo. Para el dedo de gatillo, visité a un ortopeda que me inyectó la coyuntura con esteroides que ayudó por unas semanas pero realmente descontroló mi glucosa durante unos días. Finalmente el problema era tan doloroso y debilitador que tuve una cirugía en la mano; fue un procedimiento que duró aproximadamente 30 minutos (sólo requerí anestesia local con medicina para entumecer).

La cirugía implica simplemente cortar una funda cilíndrica en la que el tendón del dedo viaja de un lado a otro cuando dobla el dedo. Con un dedo de gatillo, la funda se hace demasiado estrecha o se hincha; el tendón se desliza bien cuando dobla el dedo pero se atora cuando trata de enderezarlo. Al cortar la funda, la obstrucción queda reparada (**Figura 16-4**).

Finalmente pasé por la misma situación con dos cirugías más. El pulgar izquierdo comenzó a cerrarse el año pasado, pero cuando tuve que tomar medicinas anti inflamatorias por varios meses para un problema de la rodilla, el gatilleo se fue… por lo menos por ahora.

Figura 16-4

El Procedimiento Quirúrgico para Aliviar el Dedo de Gatillo

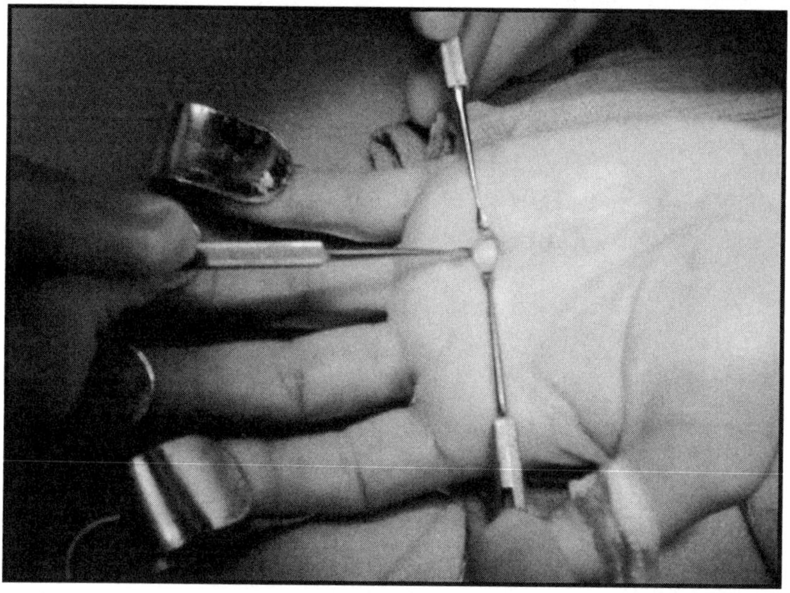

La mano de Steve Edelman es mostrada aquí con la funda siendo aislada para que el cirujano la pueda cortar, aliviando el dedo de gatillo.

Resumen

La diabetes afecta comúnmente el sistema músculo esqueletal. Estas condiciones pueden tener un impacto significativo en la calidad de vida cotidiana de las personas con diabetes. Sin embargo, muchas de estas complicaciones son tratables, resultando en mejoras en la calidad de vida y más independencia en actividades de la vida cotidiana. Esté pendiente de las posibles maneras en las que la diabetes puede afectar su sistema músculo esqueletal, y hable de estos síntomas con su médico o su reumatólogo.

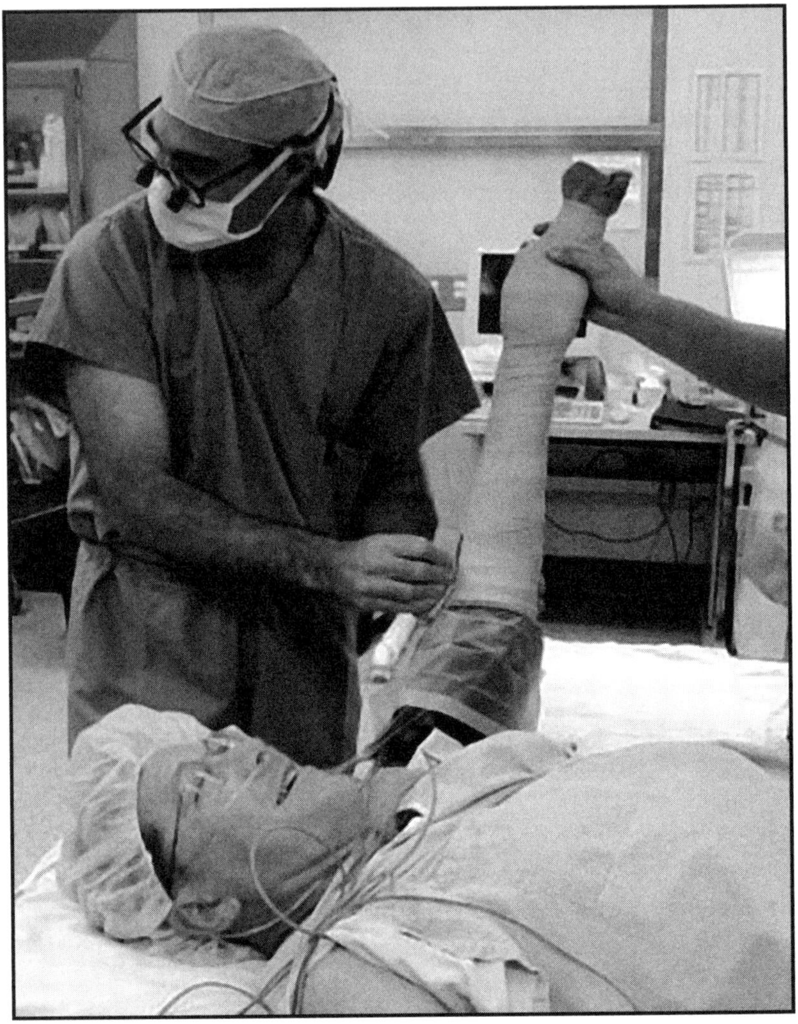

Steve Edelman valientemente en el quirófano una vez más.

17

La Diabetes Puede Afectar Su Estómago

por James D. Wolosin, MD

Introducción

Los trastornos gastrointestinales (GI) son comunes y los individuos afectados por la diabetes ciertamente no son inmunes a estos problemas. El término médico "GI" o "tracto GI" se refiere a las áreas del cuerpo de su boca y garganta, pasando del estómago y el intestino delgado, y terminando con el colon (intestino grueso) y el recto (**Figura 17-1**). El hígado, la vesícula biliar, y el páncreas también son considerados parte del tracto GI ya que están ligados de cerca con la función digestiva.

Cualquier plática sobre manifestaciones GI de la diabetes debe tratar primero con la realidad que la mayor parte de nosotros experimentaremos, en algún tiempo en nuestra vida, problemas comunes diabéticos no relacionados con nuestro tracto GI, ya sea enfermedad de úlcera, piedras en la vesícula, síndrome irritable de intestinos, la intoxicación alimenticia, o alguna otra enfermedad. Hasta 75% de personas que visitan clínicas de diabetes reportarán síntomas significativos GI. Las quejas comunes pueden incluir estreñimiento, dolor abdominal, náusea, vómito, y diarrea. Los tratamientos proporcionados en estas situaciones a menudo no son distintos entre diabéticos y no diabéticos. Sin embargo, es aparente que en ambos a corto y largo plazo, la diabetes mal controlada puede llevar a problemas GI específicos.

Al igual que con otras complicaciones, entre más tiempo con diabetes y peor el control de glucosa, más severos los problemas GI. Muchas complicaciones GI de la diabetes parecen estár relacionadas a la función anormal de los nervios que suministran al intestino. Así como los nervios en los pies pueden ser afectados en la neuropatía periférica, la participación de los nervios intestinales puede llevar a neuropatía entérica. Esta neuropatía puede llevar a anormalidades en la motilidad intestinal (movimiento), la sensación (dolor), y la secreción/absorción (digestión de alimentos). El propósito de este capítulo es de familiarizarle con los problemas GI que usted puede experimentar viviendo con diabetes (**Tabla 17-1**).

Garganta y Estómago

Esófago

El esófago es el tubo muscular que conecta la boca con el estómago y sirve como un conducto activo por el cual el alimento es propulsado. Conforme envejecemos, las anormalidades de movimiento o motilidad esofagal son más comunes; el término médico para esto es presbiesófago o esófago de los ancianos. Esto puede ser más común en la diabetes, pero sólo tiende a causar síntomas menores en la mayoría de las personas. El problema más común esofágico visto en personas con la diabetes es la infección de hongo o candidiasis. Al hongo le encanta la azúcar. Cuando los niveles de glucosa están constantemente altos, el hongo puede crecer en numerosas áreas, incluyendo la boca, el esófago, el intestino, la vagina, y la piel. El tratamiento es generalmente fácil ya que hay numerosas medicinas disponibles para tratar esto incluyendo nystatin (varios fabricantes y nombres de marca) y Diflucan (fluconazole). Cuando el ácido retrocede al esófago del estómago, la acidez ocurre.

Figura 17-1

Diagrama del Tracto Gastrointestinal

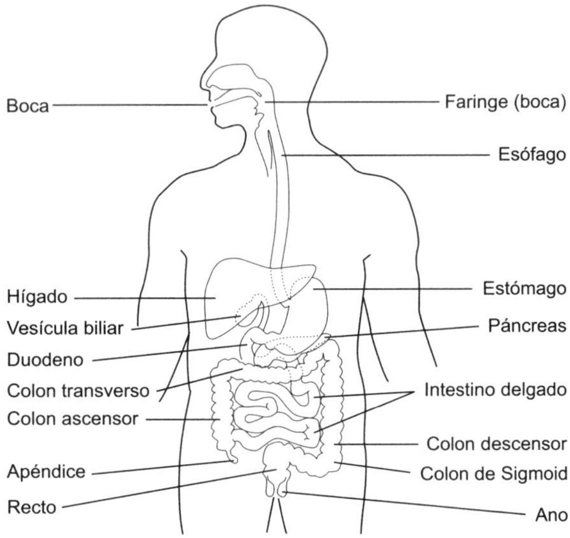

Tabla 17-1

Problemas Gastrointestinales en Diabetes

- *Boca*: candidiasis
- *Garganta*: candidiasis y reflujo o acidez
- *Estómago*: úlceras, gastroparesia (evacuación demorada del estómago)
- *Intestino delgado*: crecimiento bacterial, evacuación demorada y picazón celiaca
- *Intestino grueso o colon*: neuropatía
- *Páncreas*: insuficiencia endocrina
- *Hígado:* hígado grasoso
- Medicamentos *diabéticos que pueden afectar al estómago:* sulfonylureas, Glucophage, Glyset, y Precose

Esto es tan común en diabéticos como en no diabéticos al menos que haya un componente que demora la evacuación del estómago. Hasta 30% de la población general experimenta algún grado de acidez o enfermedad de reflujo gastroesofagal (GERD). El tratamiento para GERD puede incluir cambios en la dieta/estilo de vida, medicinas, elevación de la cabecera de la cama, y ocasionalmente cirugía. Numerosas medicinas efectivas están disponibles incluyendo Zantac (ranitidine), Pepcid (famotidine), Prilosec (omeprazole), Aciphex (rabeprazole), y otros.

Vaciamiento Demorado del Estómago (Gastroparesia)

Después de comer, el estómago tarda con alimento y ácido digestivo, luego se contracta lentamente para mezclar, moler, y digerir la comida. Esto implica un proceso delicadamente coordinado llamado peristaltismo en el que ondas de contracciones musculares forjan el alimento hacia la salida del estómago. Las contracciones son coordinadas abriendo la "válvula de salida" del estómago. El resultado es vaciar gradualmente el estómago. En individuos con larga historia de diabetes, el daño a los nervios que suministran el estómago (p.e., el nervio vagus) y el daño a los músculos del estómago puede llevar a gastroparesia o deterioro en vaciar el estómago. Esto puede ser muy difícil de tratarse porque vaciar irregularmente el estómago conduce a absorción impredecible de alimento y niveles de glucosa que son difíciles de controlar. Esto es verdad en personas con diabetes tomando insulina donde glucosa baja puede ocurrir después de una inyección de insulina a la hora de comer seguida por la evacuación lenta de alimento del estómago. Gastroparesia puede causar inflamación, distensión, dolor abdominal, náusea, o vómito. El alimento y el ácido pueden retroceder en el esófago (la parte inferior de la garganta), llevando a síntomas de acidez y regurgitación. Los alimentos grasosos y muy fibrosos normalmente salen lentamente del estómago y pueden ser mal tolerados en personas con gastroparesia diabética. El consumo de pequeñas porciones frecuentes puede proporcionar algún alivio sintomático. Es importante no llenarse en ninguna comida.

Las medicinas como Reglan (metoclopramide) estimula las puntas del nervio (gástrico) del estómago dañadas por la diabetes y puede mejorar la evacuación demorada del estómago. Eritromicina es un antibiótico que tiene propiedades extraordinarias que estimula la motilidad del estómago y puede ser beneficiosa en ciertos individuos. Propulsid (cisapride) también puede ayudar a acelerar vaciar el estómago pero ahora sólo es utilizado en circunstancias especiales a causa de efectos secundarios cardiacos. Motilium (domperidone) es otro agente que acelera vaciar el estómago y es tolerado mejor que Reglan; sin embargo, no está disponible en Estados Unidos (está disponible en Canadá y México). Las inyecciones de Botox en la válvula de salida han sido utilizadas exitosamente en algunos casos para mejorar vaciar el estómago. Por último, un marcapasos gástrico ha sido introducido recientemente que puede ayudar algunos individuos con gastroparesia diabética. Probablemente agentes más nuevos para mejorar vaciar el estómago estarán disponibles en un futuro cercano. Lo más importante, es esencial prestar atención al control de la glucosa en la sangre.

Enfermedad de Ulcera

La enfermedad de la úlcera es un problema común en personas con o sin diabetes y afecta hasta 10% de la población en algún momento de su vida. La irritación ácida del estómago o el esófago conduce a acidez, indigestión, y a una sensación de ardor en el abdomen superior (dispepsia). Las úlceras pueden ocurrir en el estómago o el duodeno (la primera parte del intestino delgado). Helicobacter pylori, la bacteria responsable de muchas úlceras, no es más común en personas con diabetes que en la población general. De hecho, la diabetes en si no aumenta el riesgo de desarrollar úlceras. Los individuos con síntomas de úlceras y algo parecido son tratados de la misma forma sin tomar en cuenta si tienen o no diabetes. El tratamiento está dirigido hacia la supresión de secreción ácida gástrica (estómago) con bloqueadores H2 (Tagamet [cimetidine], Pepcid, Zantac, y Axid [nizatidine]) o los inhibidores más poderosos de bomba de protón (Prilosec, Aciphex, Protonix [pantoprazole], Nexium [esomeprazole], y Zegerid [bicarbonato de omeprazole/sodio]). Esto permite a la línea del intestino irritada por ácido curarse. Si pylori H está presente, deberá ser tratado con antibióticos también.

Infecciones de Hongos del Tracto Gastrointestinal

Las personas con diabetes pueden desarrollar infecciones de hongos en el tracto GI, especialmente cuando la glucosa está alta. Cuando las infecciones de hongos ocurren en la boca, es llamado candidiasis oral y es caracterizado por una capa blanca gruesa en la lengua y la garganta, junto con dolor y ardor en la boca y la garganta. La infección puede extenderse aún más por la garganta y causar sangrado intestinal, acidez, y dificultad al ingerir. Este tipo de infección de hongos extensa es diagnosticado generalmente con un examen endoscópico del tracto GI superior. El tratamiento es sumamente efectivo y está centrado en la erradicación de la infección de hongos con medicinas como nystatin,

Mizoram (ketoconazole), y Diflucan. Controlar la glucosa es de importancia suprema ya que al hongo le encanta un ambiente dulce. Por eso mujeres con diabetes mal controlada experimentan infecciones vaginales de hongos con mucha frecuencia.

Intestino Delgado

Síndrome de Crecimiento Bacterial

En algunos casos de diabetes prolongada, los nervios entéricos que suministran al intestino delgado pueden ser afectados, llevando a la motilidad anormal del intestino delgado. Esto lleva al tránsito lento de alimento por el intestino y algún estancamiento. Esto puede tener como resultado el crecimiento natural de bacterias, llevando a síntomas como molestia abdominal, inflamación, diarrea, y pérdida de peso. Los individuos que han tenido la cirugía intestinal previa pueden estár en mayor riesgo para esto. El diagnóstico de esta condición puede ser difícil como es difícil cultivar el contenido del intestino delgado exactamente. Varias pruebas de respiración pueden ser útiles en diagnosticar esta condición, pero más frecuentemente, los médicos pueden probar un tratamiento con antibióticos para ver si esto ayuda. Debido a que casi cualquier antibiótico puede ser útil para bajar el conteo bacterial en el intestino, un antibiótico nuevo llamado Xifaxan (rifaximin) tiene ciertas ventajas extraordinarias en tratar esta condición. Es un antibiótico no absorbible (activo sólo en el intestino) y tiene un muy amplio espectro de actividad contra las bacterias en el intestino. Además, las medicinas que promueven la motilidad más rápida en el intestino delgado pueden ser de beneficio al limpiar el crecimiento de bacterias.

Neuropatía Diabética del Intestino Delgado

A veces, el daño a los nervios entéricos puede llevar a un síndrome abdominal crónico de dolor semejante al dolor que puede ocurrir en los pies de personas con neuropatía periférica. Esta condición puede ser difícil de tratar pero a veces responde a medicinas para el dolor y medicinas antidepresivas tricíclicas, como Elavil. Los antidepresivos tricíclicos actúan sobre los nervios sensorios para disminuir la sensación de dolor y aumentar la tolerancia al dolor. Otras medicinas con posible beneficio incluyen Tegretol (carbamazepine), Dilantin (phenytoin), y Neurontin (gabapentin), pero estas medicinas tienen una incidencia más alta de efectos secundarios. Desafortunadamente, la adicción narcótica puede ser común en pacientes con este tipo de neuropatía dolorosa ya que puede ser difícil de tratar.

La Enfermedad Celiaca

La enfermedad Celiaca (también conocida como piqueteo celiaco) es un desorden bastante raro de digestión que es causada por una reacción al gluten, una proteína encontrada comúnmente en el trigo, la cebada, el centeno, y a veces avena. Aunque pueda ocurrir en hasta 0.5% de la población general, el desorden es más común en diabéticos tipo 1, y aproximadamente 6% puede ser afectado. Por qué ocurre esto es incierto. Hay claramente un componente genético o heredado a la condición y hasta 10% de parientes de primer grado de un paciente con la enfermedad celiaca también puede ser afectado.

La enfermedad Celiaca no es considerada una verdadera alergia de alimento, pero cuando las personas con esta condición consumen gluten, su sistema inmunológico es activado, llevando a daño de la línea del intestino delgado. Debido a que el propio sistema inmunológico del cuerpo provoca este daño, la enfermedad Celiaca es considerada una condición auto inmune. El tipo de daño que ocurre al intestino delgado es único y lleva a cambios que pueden ser fácilmente identificados por una biopsia del intestino delgado. Hay nivelación e inflamación de las proyecciones típicas similares a las de un dedo que cubren la línea del pequeño intestino (villi). Cuando este daño ocurre, el alimento y los nutrientes no pueden ser absorbidos apropiadamente y la absorción inadecuada ocurre (mal absorción). Esto lleva a múltiples síntomas, incluyendo diarrea, hinchazón, dolor abdominal, pérdida de peso, y la fatiga. Los ejes pueden hacerse grises y grasientos en apariencia debido a la absorción inadecuada de grasas. La falta de nutrición apropiada puede llevar a anemia, deficiencia de vitamina y proteína, y debilidad de los huesos (osteoporosis). En niños, el atraso de crecimiento es un problema frecuente. Una condición rara de la piel llamada dermatitis herpetiformis puede ocurrir junto con la enfermedad celiaca.

Desafortunadamente, los síntomas de la enfermedad Celiaca no son específicos y son semejantes a los vistos en condiciones más comunes como síndrome irritable de intestinos. Esto lleva con frecuencia a una demora en el diagnóstico de la enfermedad celiaca. Cuando esta condición es sospechada, las primeras pruebas deben incluir análisis de sangre para el antiendomysial, transglutaminase de anti tejido, y posiblemente anticuerpos de antigliadin. Estos análisis de sangre son relativamente exactos en diagnosticar esta condición. Además, se aconseja una biopsia del intestino delgado. Todas estas pruebas pueden ser negativas o normales si se consume una dieta sin gluten.

El único tratamiento para la enfermedad Celiaca es evitar el consumo de todo el gluten. Desafortunadamente, el gluten está presente en una gran cantidad del alimento que consumimos. El trigo, centeno, cebada, y la avena son muy comunes y están presentes en alimentos como grano, pastas, cereal, pasteles, y el pan. El gluten es utilizado comúnmente como un espesante y está presente en muchas sazonadoras y salsas. Las buenas noticias son que muchos alimentos son libres de gluten, incluyendo carne fresca, pescado, y pollo, así como frutas y verduras. Durante los últimos 10 años, el conocimiento acerca de la sensibilidad de gluten ha aumentado y ahora hay tiendas de especialidad que suministran panes y pastas sin gluten. Muchos alimentos están marcados como libres de gluten en tiendas. Hay una gran cantidad de información disponible en el Internet también (www.celiac.org, www.csaceliacs.org).

La enfermedad Celiaca es una causa relativamente rara de problemas intestinales que ocurre con mayor frecuencia en individuos con diabetes tipo 1. Los pacientes con diabetes que experimentan problemas intestinales deben ser examinados para la enfermedad Celiaca. Un análisis sencillo de sangre puede determinar si hay una preocupación para esta condición muy tratable.

Colon o Intestino Grueso

Hay limitada información disponible con respecto a los efectos de la diabetes en el colon (o el intestino grueso). La neuropatía puede afectar los nervios del colon, llevando a alguna disminución en la motilidad. El estreñimiento es una de las quejas más comunes GI vistas con neuropatía del colon. La evaluación apropiada debe acertar primero que no hay anormalidades estructurales del colon, como obstrucción mecánica. Suplementación de fibra con productos de salvado o psyllium (Metamucil, Citrucel, Konsyl), así como una dieta rica en fibra, aumenta el contenido de agua de la evacuación y puede aliviar el estreñimiento. Los laxantes ligeros, como leche de magnesia o Dulcolax (bisacodyl), a menudo ayudarán también. Zelnorm (tegaserod) acelera el movimiento del colon y puede aumentar la frecuencia de evacuaciones.

Diarrea Diabética

Hasta 20% de las personas con una larga historia de diabetes puede experimentar diarrea frecuente e inexplicada. La diarrea diabética es un síndrome de diarrea persistente inexplicada en personas con diabetes por mucho tiempo. Esto puede estár relacionado a problemas en el intestino delgado o colon. El transito rápido anormal de líquidos puede ocurrir en el colon, llevando a mayor frecuencia de movimiento intestinal y urgencia. Además, se pueden desarrollar anormalidades en la absorción y la secreción de líquidos del colon, llevando a mayor volumen de movimiento del intestino, frecuencia, y contenido de agua. La diarrea diabética también puede darse debido a la neuropatía, llevando a la motilidad y secreción anormales de líquido en el colon. Además, hay una multitud de problemas intestinales que no son únicos a la diabetes que pueden causar diarrea, el más común es el síndrome irritable de intestinos.

La evaluación y el tratamiento de la diarrea son semejantes en personas con o sin diabetes. Si la evaluación médica de la diarrea no puede acertar una causa específica para ello, entonces el tratamiento se diseña para proporcionar alivio sintomático con agentes anti diarreicos como Lomotil (diphenoxylate/atropina) e Imodium (loperamide). Suplementación de fibra con salvado, Citrucel, Metamucil, o alimentos ricos en fibra también pueden espesar la consistencia de la evacuación y disminuir la diarrea líquida. Además, las medicinas antiespasmódicas como Levsin (hiosciamina), Bentyl (dicyclomine), y Donnatal (belladona/phenobarbital) pueden reducir la frecuencia de ejes. Por último, en casos severos, las inyecciones de una hormona GI (Sandostatin [octreotide]) han mostrado disminuir considerablemente la frecuencia de diarrea diabética. Lo más importante es que debe trabajar con su médico para encontrar la estrategia de tratamiento más efectiva que mejor funcione para usted. El control más estrecho de glucosa puede ser beneficioso en esta situación.

Páncreas

El páncreas es el órgano que secreta insulina, la hormona que ayuda a controlar los niveles de glucosa en el cuerpo. Esto es llamado la función endocrina del páncreas. Sin embargo, el páncreas también tiene una función de secreción hormonal externa (ie, la secreción de enzimas digestivas directamente en el tracto intestinal para ayudar en la descompostura y la absorción de carbohidratos, proteínas, y grasas). Hasta 80% de individuos con diabetes tipo 1 tendrá algún grado de deterioro en la función pancreática de secreción hormonal externa, pero esto es raramente suficiente significativo para llevar a algún problema clínico con la digestión. El páncreas tiene una reserva tremenda, y una reducción modesta en la secreción pancreática de enzima que raramente conduce a la dificultad en la descompostura del alimento o absorción. La función de la secreción hormonal externa del páncreas también puede ser afectada en algunos pacientes con diabetes tipo 2 pero a menor grado. Los síntomas de insuficiencia pancreática de secreción hormonal externa incluyen diarrea líquida, movimiento de flotación del intestino al ir al baño, y calambres después de comer. El tratamiento es tomar pastillas pancreáticas de enzima con cada comida. Los resultados de la terapia son generalmente bastante buenos. En individuos que han tenido problemas crónicos con inflamación del páncreas o han tenido eliminación quirúrgica del páncreas, la diabetes puede resultar debido a una falta de secreción de insulina de la glándula. La terapia de la insulina es requerida generalmente en estas situaciones.

Hígado

Hemos entrado a una nueva era en la que la obesidad ha llegado a ser mucho más predominante y con ella ha venido una epidemia de diabetes. Una de las primeras anormalidades que surgen en el síndrome metabólico asociado con la obesidad y diabetes de adulto es el desarrollo de enfermedad de grasa en el hígado no por causa de alcohol. Este síndrome está asociado con la obesidad, colesterol/triglicéridos elevados, y resistencia a la insulina. La grasa es depositada dentro del hígado y lleva a anormalidades semejantes a la enfermedad del hígado relacionada al alcohol. Mientras hasta un 25% del público norteamericano tiene esta condición, sólo un pequeño porcentaje (menos de 5%) pasa a la etapa más avanzada de esteatohepatitis sin alcohol o NASH. Estos números son mucho más altos en individuos obesos y los que tienen diabetes tipo 2. NASH está asociado con la enfermedad progresiva del hígado e incluso puede avanzar a la cirrosis o cáncer del hígado.

El hígado grasoso ha llegado a ser una de las causas más comunes de pruebas anormales del hígado. Los síntomas comunes incluyen dolor y fatiga abdominales derecho-superiores. El tratamiento generalmente está enfocado en la pérdida de peso y buen control de niveles de glucosa. Medicamentos como Actos (pioglitazona) y Avandia (rosiglitazona) pueden ayudar a bajar niveles elevados de insulina en la diabetes tipo 2 y puede llevar a mejorar el síndrome de grasa en el hígado. Glucophage (metformina) también puede ser de beneficio para tratar el hígado grasoso pero investigación adicional es necesaria antes que esto pueda ser recomendado como una ruta de tratamiento.

El hígado grasoso es a menudo uno de los primeros signos que un individuo está desarrollando diabetes y puede ser un aviso para cambiar el estilo de vida para ayudar a prevenir el desarrollo de la diabetes.

Piedras en la Vesícula

Los pacientes con diabetes parecen tener mayor incidencia de piedras en la vesícula y otros problemas de vesícula biliar, pero estos problemas, como la infiltración de grasa del hígado, están principalmente relacionados a la obesidad asociada con diabetes tipo 2 y no la diabetes misma.

La obesidad lleva a secreción de bilis (el líquido que entra a la vesícula biliar) por el hígado el cual está sobre saturado con colesterol. Esta bilis tiende a formar cristales diminutos de colesterol en la vesícula biliar que finalmente crece a piedras en la vesícula. Las piedras en la vesícula también son comunes en la población general, con un 15% de riesgo de por vida.

A las personas sin diabetes con piedras en la vesícula tradicionalmente se les aconseja evitar la cirugía por piedras en la vesícula (colecistectomía) a menos que síntomas de la enfermedad de vesícula biliar se desarrollen. Los síntomas típicos incluyen dolor intermitente abdominal derecho superior, náusea, e ictericia (piel y ojos se hacen amarillos). En el pasado, se les instruía a las personas con diabetes hacerse cirugía si tenían piedras en la vesícula sin tomar en cuenta si tenían síntomas a causa de una preocupación para el mayor riesgo de complicaciones, como infección o ruptura de la vesícula biliar. Sin embargo, la experiencia más reciente con el cuidado moderno médico y quirúrgico indica que este no es el caso. Así personas con diabetes y piedras en la vesícula deben ser tratadas de una manera semejante al no diabético. La cirugía generalmente es recomendada sólo para individuos cuyas piedras en la vesícula causan síntomas.

Efectos Secundarios Gastrointestinales de Medicamentos Utilizados para Tratar la Diabetes

Los pacientes con diabetes son tratados con una gran variedad de medicinas diseñadas para controlar la glucosa y, aunque la mayoría son bien toleradas, algunas pueden tener efectos secundarios GI significativos. Cualquier plática sobre las complicaciones GI de la diabetes sería incompleta sin mención de los posibles efectos secundarios de algunas de estas medicinas. La insulina misma generalmente es bien tolerada y sin efectos secundarios GI significativos. Este tema también es discutido antes en el capítulo sobre agentes orales.

Sulfonilureas

Orinase (tolbutamide) y Diabinase (chlorpropamide), que son Sulfonilureas más viejas, pueden estár asociadas con la náusea, el vómito, la diarrea, y con la pérdida de apetito, aunque esto ocurre en menos de 5% de pacientes. Más nuevas, sulfonilureas de segunda generación, como DiaBeta (glyburide), Micronase (glyburide), y Amaryl (glimepiride), raramente están asociadas con problemas intestinales; la náusea, diarrea, y dolor abdominal ocurren en menos de 2% de pacientes.

Glucophage

Glucophage (metformina) puede estár asociado con síntomas intestinales significativos, como diarrea, náusea, gas, y supresión de apetito, en hasta 20% de pacientes. Estos síntomas tienden a ocurrir poco después de comenzar la medicina y mejora con el tiempo. Comenzar con una dosis baja de medicina y lentamente aumentarla puede minimizar los síntomas. Los síntomas intestinales son raros en pacientes que toman la medicina a largo plazo. Ocasionalmente, puede ocurrir un sabor metálico en la boca.

Precose y Glyset

Precose (acarbose) y Glyset (miglitol) actúan para bajar los niveles de glucosa previniendo la descompostura y absorción de carbohidratos dietéticos. Los efectos secundarios GI son comunes debido a la mala absorción de carbohidratos y la presencia de azúcares no digeridos en el intestino delgado. Estos incluyen gas, diarrea, y molestia abdominal. La titración lenta es importante para reducir estos efectos secundarios (vea el Capítulo 6).

Resumen

¿Entonces qué puede hacer para ayudar a prevenir problemas GI que a veces pueden desarrollarse con la diabetes? Antes que nada, cuídese usted mismo y use el sentido común. El control estrecho de su glucosa le ayudará a prevenir las complicaciones de neuropatía entérica y empeorar la función de sus intestinos. Coma prudentemente y siga una dieta baja en grasa y rica en fibra. Evite comer en exceso, el aumento de peso, y la obesidad ya que éstos son factores independientes de riesgo para el desarrollo de algunos problemas GI, especialmente piedras en la vesícula e hígado grasoso. La obesidad es un factor mayor asociado que contribuye a la diabetes tipo 2 y una dieta baja en grasa y baja en calorías puede llevar a mejor control de glucosa y posteriormente a una menor incidencia de complicaciones a largo plazo. Preste atención a su dieta y trate de evitar alimentos que tienden a precipitar los síntomas. Los alimentos grasosos pueden demorar la evacuación de alimento del estómago y contribuir a inflamación, náusea, y vómito en algunos individuos. El manejo del estrés es importante ya que los factores emocionales a menudo afectarán la motilidad GI y causarán problemas intestinales. Recuerde, los problemas GI son muy comunes en la población general y en individuos con diabetes. Muchos de estos problemas son tratados fácilmente por médicos primarios, diabetólogos, y por gastroenterólogos. Hable sobre estos problemas con su médico, especialmente si los problemas son persistentes o están asociados con otras condiciones significativas relacionadas a su salud.

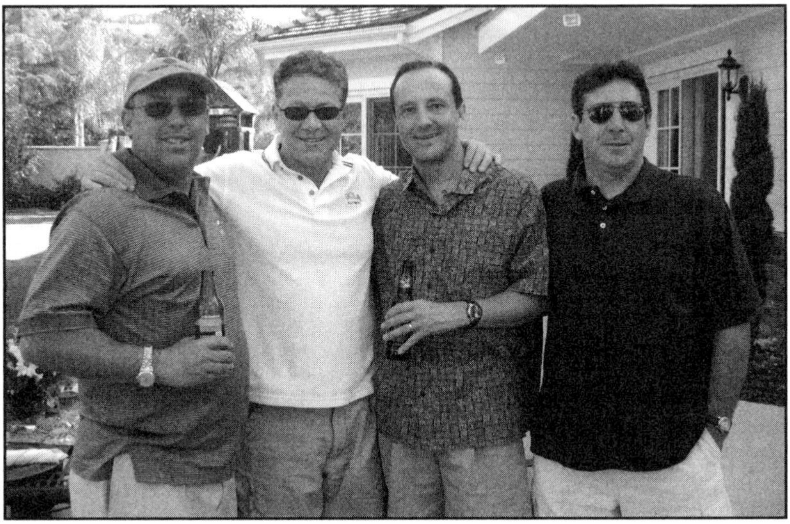

Yo y mis amigos *(de izquierda a derecha)* Mike Spinazzola, yo (Steve Edelman), Rob Merkin, y Bob Weinberger.

18

Cuide Sus Dientes y Encías

Una Tarea Imperativa para Personas Con Diabetes

por Mayssoun S. Khoury, DDS,
Cyndee R. Fena, RDH, MT,
y Steven V. Edelman, MD

Introducción

La diabetes está fuertemente asociada con muchas condiciones de inflamación. Entre éstas está la enfermedad periodontal, que es considerada la sexta complicación mayor de la diabetes. Este capítulo clarificará la relación bi-direccional entre la diabetes y la enfermedad periodontal, discutirá los problemas orales adicionales asociados con la diabetes, y explicará varias medidas efectivas que ayudan a prevenir y tratar tales problemas.

¿Qué Es La Enfermedad Periodontal?

La enfermedad periodontal es un proceso no doloroso que daña las estructuras secundarias del diente (encía, hueso, y tejido del ligamento que sujeta el diente al hueso de la mandíbula). Se estima que 80% de la población adulta en Estados Unidos tiene enfermedad periodontal.

La enfermedad periodontal causa más pérdida de dientes que caries dental y es considerada más grave porque casi no hay síntomas hasta que su destrucción llega a ser severa. Una vez que usted tiene esta condición, es casi imposible erradicarla sólo con procedimientos preventivos. Sin embargo, la detección oportuna y el tratamiento continuo pueden detener el proceso destructivo.

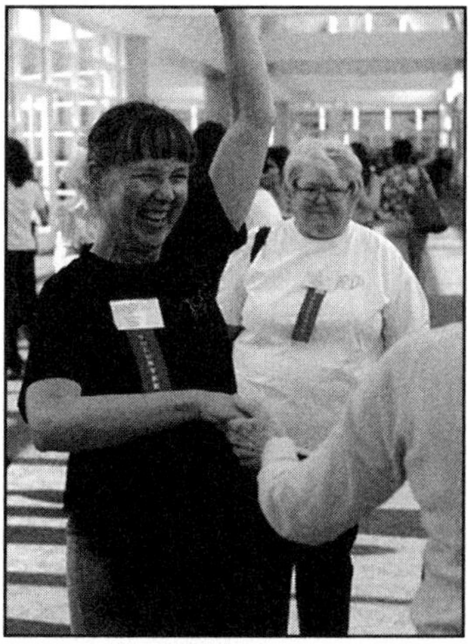

Cyndee Fena tenía un entusiasmo contagioso por vivir y era nuestra líder voluntario de TCOYD. Desafortunadamente, falleció de una reacción de hipoglucemia severa en el 2006.

Enfermedad periodontal se le llama a la enfermedad de la placa porque es la principal razón por la que esta condición aparece. ¿Qué es la placa? La placa es una cubierta o capa delgada que viene de la saliva y forma superficies en los dientes y atrapa muchas bacterias. Afortunadamente, se puede quitar con cepillarse y usando hilo dental apropiado.

Cuando una persona con diabetes mal controlada no se cepilla los dientes ni usa hilo dental apropiadamente, se forma una capa pegajosa llena de bacterias (placa) que comienza a construirse en la superficie de los dientes. Con la ayuda de nutrientes de alto contenido de azúcar en la saliva y el alimento anfitrión, las bacterias comienzan a crecer. En pocos días, la placa puede convertirse en cálculos (una sustancia dura que se une debajo de la línea de la encía). Conforme la placa continúa formándose sobre el cálculo, las encías se hacen rojas, dolorosas, hinchadas, y sangran fácilmente al cepillarse y usar el hilo dental. Esta primera etapa de enfermedad periodontal se llama gingivitis. Con gingivitis, a menudo no hay señales de dolor para poner sobre aviso a la persona con diabetes. La gingivitis puede ser tratada completamente con procedimientos orales efectivos de higiene, pero si se deja sin atenderse, puede llegar a ser bastante grave.

Conforme la enfermedad periodontal progresa, las encías inflamadas se desprenden de la superficie de la corona y la raíz del diente, formando una bolsa donde la bacteria se acumula y destruye el tejido del ligamento y el hueso; esto es cuando la periodontitis ocurre. En la fase final, las estructuras secundarias se erosionan; el diente llega a aflojarse y finalmente se cae.

Tabla 18-1 lista señales periodontales de la enfermedad y síntomas de los que usted debe estár consciente.

Tabla 18-1

Señales y Síntomas de Enfermedad Periodontal

- Las encías sangran al cepillarse y usar el hilo dental
- Los dientes se miran más largos debido a la perdida de las líneas de las encías, y se hacen sensibles
- Mal aliento o mal sabor se forma en la boca
- Los dientes se aflojan y se separan
- La mordida de la persona cambia cuando los dientes se cierran uno en contra del otro
- Adaptar aplicaciones dentales puede cambiar (placas dentales postizas)

Relación Bi-Direccional Entre La Diabetes y La Enfermedad Periodontal

La diabetes reduce la resistencia del cuerpo a la infección. Esto explica por qué la periodontitis es un problema común en individuos con diabetes, especialmente en personas con diabetes mal controlada. Además, investigación reciente indica que la enfermedad periodontal crónica puede ser un factor de riesgo para desarrollar la diabetes permitiendo a las bacterias entrar en la sangre y activar el sistema inmunológico. Estas células activas producen las señales inflamatorias que tienen efectos destructivos en el cuerpo, incluyendo el páncreas. La periodontitis también puede complicar el manejo de los niveles de glucosa.

Esta relación bi-direccional requiere tratamiento de dos enfermedades crónicas (la diabetes y la periodontitis). Esta tarea crítica puede lograrse aumentando el conocimiento de las personas con diabetes, los médicos, los dentistas, higienistas dentales, y educadores de la diabetes.

Problemas Orales Adicionales Que Pueden Ocurrir en Personas Con Diabetes

Además de las enfermedades periodontales, hay otros problemas orales que pueden afectar a pacientes diabéticos, incluyendo lo siguiente:

- Boca seca (xerostomía): Muchos individuos con diabetes mal controlada experimentan boca seca como resultado de disfunción de la glándula salival o el efecto de deshidratación del proceso de la diabetes misma. También puede ser un efecto secundario de medicinas que a menudo son recetadas a individuos con diabetes (las medicinas utilizadas para tratar hipertensión, hinchazón de piernas, neuropatía, y depresión). La boca seca predispone a pacientes a un aumento de acumulación de placa (que aumenta el desarrollo de cavidades dentales y enfermedades periodontales), disminución de sensación de sabor, dificultad para ingerir, y mucosa oral inflamada dolorosa. El manejo apropiado para la boca seca causada por la diabetes es de controlar la diabetes. Sin embargo, para aliviar la sequedad, se recomienda lavarse la boca con enjuague bucal de fluoruro (sin alcohol), tomar mucho líquido y evitar bebidas con cafeína, el uso de saliva artificial o estimulantes de saliva, y masticar goma sin azúcar. **Tabla 18-2** muestra sugerencias para el manejo de la boca seca.
- La infección oral de hongos (candidiasis) y la demora de curación de heridas: Como resultado de niveles altos de glucosa, la tasa reducida de flujo de saliva y el contenido alto de azúcar en la saliva crean un ambiente atractivo para infecciones de hongos, especial-

mente en quienes usan dentaduras postizas (debido a limpieza inadecuada de las placas), los que fuman, y quienes a menudo requieren tomar antibióticos.

La infección oral de hongos produce áreas blancosas en la boca que pueden doler o se pueden convertir en úlceras. Una úlcera oral que no sana dentro de 2 semanas debe ser vista y examinada por un dentista. El manejo de candidiasis oral requiere la buena higiene oral. Esto incluye limpiar cuidadosamente el tejido involucrado, aplicar un agente anti-hongos tópico, limpiar apropiadamente las dentaduras, evitar fumar, y mejorar el control de glucosa.

Tabla 18-2

Manejo de Boca Seca

- Lávese la boca con enjuague bucal de fluoruro (sin alcohol)
- Tome muchos líquidos (evite bebidas con cafeína)
- Use saliva artificial o estimulantes de saliva
- Use goma de mascar sin azúcar

- La disminución de sensación de sabor es un síntoma que a menudo afecta a individuos con diabetes, y puede resultar de un cambio en la química salival, boca seca, o la presencia de la infección oral de hongos.
- La neuropatía oral, aunque es una complicación rara de la diabetes, a menudo se manifiesta por el entumecimiento o sensación de ardor en la boca o lengua y labios (semejante a la neuropatía en los pies). Esta condición generalmente es peor en individuos con mal control de diabetes.
- Halitosis (mal aliento) es otra condición común en el público en general así como en personas con diabetes. La diabetes lleva a varias anormalidades que pueden causar el desarrollo de mal olor oral, tal como ketoacidosis (el cual produce una acetona muy distinguida a olor de fruta dulce) y boca seca. También, la gingivitis y periodontitis son consideradas causas comunes de halitosis.

  Identificar la causa de halitosis ayuda a desarrollar el plan apropiado de tratamiento. Si el mal aliento se origina en el mal control de la diabetes, entonces debemos mirar primero cómo mejorar el control de glucosa. Si el mal aliento se origina en la enfermedad periodontal, entonces debemos tratar esta condición inflamatoria promoviendo mejorar la higiene oral y cepillándose la lengua. **Tabla 18-3** lista los problemas orales adicionales asociados con la diabetes.

¿Cómo Puede Mantener Sus Dientes y Encías Saludables?

Para mantener los dientes y encías sanas, los individuos con diabetes deben seguir las pautas generales listadas en la **Tabla 18-4** y descritas abajo:

- *Controlar el nivel de glucosa en la sangre.* Debido a la relación bi-direccional entre la diabetes y la enfermedad periodontal, la persona con diabetes debe estar consciente de las señales y síntomas de estas dos condiciones y comprender que si descuida la salud oral finalmente desarrollará una infección oral que quizás intervenga con el manejo de la diabetes.
- *Si fuma, evite fumar.* El tabaco es una causa de la enfermedad periodontal. Fumar puede estar asociado con la recesión de la encía, formación de bolsa, y pérdida de hueso y dientes. Esto explica por qué los programas para dejar de fumar son esenciales para el tratamiento exitoso de la enfermedad periodontal.
- *Coma una dieta bien balanceada.* La nutrición es importante para el mantenimiento de los tejidos orales, y el factor nutricional está relacionado con la prevención de la infección y mejorar la curación de heridas.
- *Aplique buena higiene oral.* La higiene oral es considerada la piedra angular de prevención. Ya que cada boca es diferente, su dentista debe personalizar un régimen oral de higiene para usted. Las pautas generales de higiene oral básica son las siguientes:

Tabla 18-3

Problemas Orales Adicionales Asociados Con La Diabetes

- Boca seca
- Infección oral de hongos y curación lenta de heridas
- Menos sensación de sabor
- Neuropatía oral
- Halitosis

Tabla 18-4

Pautas Generales Para Mantener los Dientes y Encías Saludables

- Controlar la diabetes
- Evitar fumar
- Comer una dieta bien balanceada
- Usar buena higiene oral (cepillarse efectivamente, usar hilo dental, y enjuague bucal; si tiene placa postiza, límpiela adecuadamente)
- Visite su dentista 3 o 4 veces al año para una limpieza dental profesional, control de caries, monitoreo y posible tratamiento periodontal.

– *Cepíllese los dientes dos veces al día.* Al cepillarse remueve la placa y partículas de alimento de los lados de los dientes y estimula las encías. Se recomienda usar un cepillo dental suave o extra-suave en un ángulo de 45 grados para alcanzar debajo de las encías al cepillarse de la línea de la encía al aplicar un poco de presión. Una vez que usted termina de cepillarse, debe cepillarse la lengua para refrescar ligeramente el aliento. Cambie su cepillo cuando el viejo pierda su forma o rigidez originales. Ponga su cepillo una vez a la semana en agua oxigenada o un enjuague antiséptico para limpiarlo de bacterias. A menos que su dentista le recomiende cierto tipo de pasta dental, use la que le guste, pero debe contener fluoruro. Muchos individuos prefieren cepillos eléctricos. Pregunte a su higienista sobre la manera apropiada de cepillarse con un cepillo de dientes eléctrico.

– *Use hilo dental por lo menos una vez al día* (**Figura 18-1**). Se ha demostrado que después de cepillarse, 40% de los dientes aun no están limpios. Usar el hilo dental termina el trabajo que al cepillarse comenzó. Remueve la placa y partículas de alimento de entre los dientes y alrededor de las encías. El método apropiado de usar el hilo dental es el siguiente: Tome un pedazo de 18 pulgadas de seda dental y asegúrese de usar seda limpia (en un nuevo lugar en la seda) conforme limpia diferentes áreas para que no transfiera placa y bacterias a otras áreas. Mantenga los dedos cerca a los dientes y maniobre suavemente la seda por el espacio entre ellos. Envuelva la seda alrededor de la mitad del diente y remueva la placa de las encías hacia las superficies de mordida de los dientes. No importa qué clase de seda utilice. Al escoger seda dental, siempre considere su condición oral específica, por ejemplo, seda de cinta puede usarse alrededor de implantes dentales. Para individuos que tienen periodontitis con huecos profundos, la seda

Figura 18-1

Técnica Adecuada Para Usar Hilo Dental

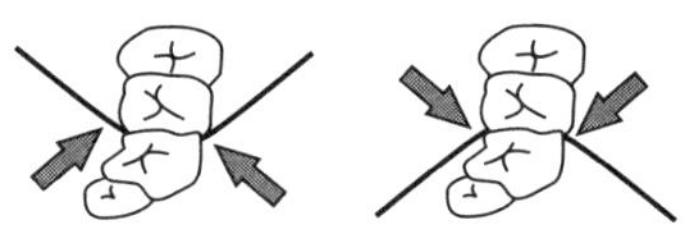

Envuelva la seda dental alrededor de la mitad del diente, maniobrando la seda por el espacio para remover la placa de las encías a la parte superior del diente. Repita en cada diente que comparte un espacio.

dental no puede alcanzar; es conveniente utilizar un dispositivo de irrigación WaterPik además de cepillarse.

- *Tenga cuidado con enjuagues.* Algunos contienen fluoruro para proteger los dientes de caries y algunos tienen un efecto antibacteriano para controlar la gingivitis. Tenga cuidado con enjuagues que tienen un alto contenido de alcohol, ya que éstos pueden afectar sus encías (el alcohol puede causar ampollas en la encías y pelarse). A menos que su dentista sugiera un enjuague o pasta dental específicos, debe escoger productos orales que tengan el Sello de Aceptación de la Asociación Dental Americana. El agua oxigenada mezclada con mitad de agua es un enjuague económico y efectivo. Debido a que las bacterias que causan la enfermedad periodontal son anaerobias (viven mejor donde no hay oxígeno), ellas no pueden sobrevivir cuando son expuestas al oxígeno en el agua oxigenada. Es conveniente lavar la boca dos veces al día por 30 segundos cada vez.
- *Si tiene placas postizas, límpielas apropiadamente.* Las placas sucias son fuentes de bacterias y hongos que pueden causar olor e infección desagradable localizada o sistémica de hongos. Se recomienda a los pacientes cuidar bien sus placas y tejidos y realizar chequeos orales regularmente para detectar y tratar cualquier irritación.

• *Hágase limpieza dental regularmente.* Debe visitar a su dentista por lo menos dos veces al año. La frecuencia de limpieza puede aumentar a tres o cuatro veces al año si es diagnosticado con enfermedad periodontal y su diabetes está fuera de control. Si después de la investigación periodontal su dentista encuentra que tiene enfermedad periodontal y necesita tratamiento para las encías, se recomienda que consulte a su médico. Puede necesitar antibióticos antes de cualquier futuro tratamiento dental debido a que está más susceptible a infección después de la limpieza, especialmente si su nivel de glucosa no está bajo control. Debido a que su capacidad contra las infecciones está comprometida por los niveles altos de glucosa, es importante controlar su glucosa antes de cualquier cita con el dentista. Si su infección de encía es severa, puede necesitar hacer un cambio en su dosis de insulina o medicina para controlar mejor su diabetes.

Para disminuir el riesgo de un episodio de glucosa baja (hipoglucemia) en su cita al dentista, las citas deben planearse después de comidas, preferiblemente por la mañana. Dependiendo de su tipo de diabetes, tenga precaución al planificar una cita durante su hora de almuerzo o tarde en el día (antes de la cena) cuando su nivel de glucosa puede estar bajo, especialmente si su procedimiento dental interfiere con la hora de comer. Debe traer su propio medidor de glucosa a su cita para que la pueda revisar si es necesario. Evite citas largas. Si necesita varios procedimientos dentales, sepárelos en varias visitas. Esto es especialmente útil en individuos con diabetes tipo 1 en un régimen de insulina de múltiples inyecciones y que han tenido episodios de hipoglucemia en el pasado. La **Tabla 18-5** lista algunas precauciones importantes a tomar al visitar al periodontista, dentista, o el higienista.

Tabla 18-5

Precauciones a Tomar Cuando Visita al Dentista

- Haga su cita a la hora adecuada, especialmente si está en terapia de insulina
- Lleve su medidor de glucosa a su cita
- Mantenga su glucosa bajo control adecuado antes de su cita al dentista si es posible
- Evite citas largas, especialmente si está en terapia de insulina

Preguntas Que Su Dentista Puede Querer Preguntarle

Su dentista debe saber información importante sobre su diabetes en cada cita para evitar algún posible problema:

- ¿Toma medicina y/o insulina orales para controlar su diabetes?
- ¿Cuánto, qué clase, y cuántas veces al día toma medicinas diabéticas orales y/o insulina?
- ¿Cuándo comió por última vez hoy? ¿Cuál fue el nivel de su última hemoglobina glicosilada (A1C), y cuándo fue tomado?
- ¿Qué otras condiciones médicas tiene?

Tener esta información disponible antes de su cita la hará más rápida y fácil. Imprímala en una hoja de papel para dejarla con su dentista para revisar y ponerla en su expediente.

Presentación De Caso

Steve Edelman es un hombre de 55 años de edad que ha tenido diabetes tipo 1 durante los últimos 40 años. Es un médico ocupado y su dentista le dijo que tenía enfermedad periodontal. El dentista empujó una probeta metálica delgada por los dientes junto a sus encías y midió la distancia que penetró la probeta (cuando la probeta penetra profundamente, indica que hay enfermedad periodontal). El control de glucosa de Steve era adecuado (A1C 7.2%), aunque él no usaba hilo dental regularmente (¡generalmente sólo durante la semana antes y poco después de su cita con el dentista!). Steve siempre pareció motivarse después de su cita a usar el hilo dental regularmente pero eso duró no más de 4 o 5 días. La hora usual de usar hilo dental era la hora de acostarse y aunque tenía buenas intenciones, generalmente estaba cansado y decía que lo haría la siguiente noche, cosa que nunca sucedía. Después de extenso trabajo periodontal, mucho tiempo con el dentista, y una cuenta inmensa que no fue cubierta por su plan dental, Steve decidió cambiar sus hábitos.

Steve al fin aprendió cómo cepillarse los dientes correctamente. También usa el hilo dental regularmente después de cenar en vez de la hora de acostarse. Steve mantiene un cepillo dental, enjuague, e hilo dental extra, en el trabajo y en su coche para los días en que se siente realmente motivado. El aliento ha mejorado y su dentista notó una mejora notable en su enfermedad periodontal. También se hace limpieza dental 3 veces al año en vez de dos veces.

Resumen

Como declara el *Reporte en Salud Oral* del Jefe del Servicio Federal de Sanidad, la buena salud oral es integral a la salud general. La boca refleja la salud y bienestar generales. Por lo tanto, tomar control de sus dientes y encías es importante. Como en otras complicaciones de diabetes, la enfermedad periodontal puede aumentar lentamente hasta que la condición es bastante severa. Las medidas preventivas incluyen cepillarse apropiadamente, enjuagarse, y especialmente usar hilo dental. Parece que el mayor desafío es desarrollar buenos hábitos dentales que puede realizar regularmente en su vida cotidiana y no sólo unos días antes de su cita con el dentista.

P: ¿Que recibe el dentista del año?
R: Una placa pequeña.

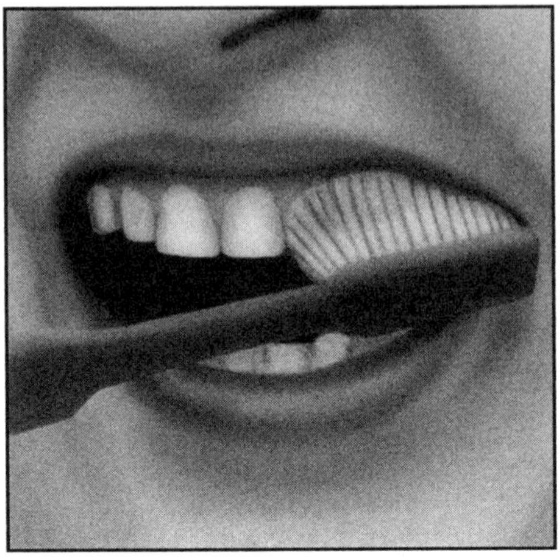

Recuerde usar un cepillo dental suave y cepillarse en un ángulo de 45 grados.

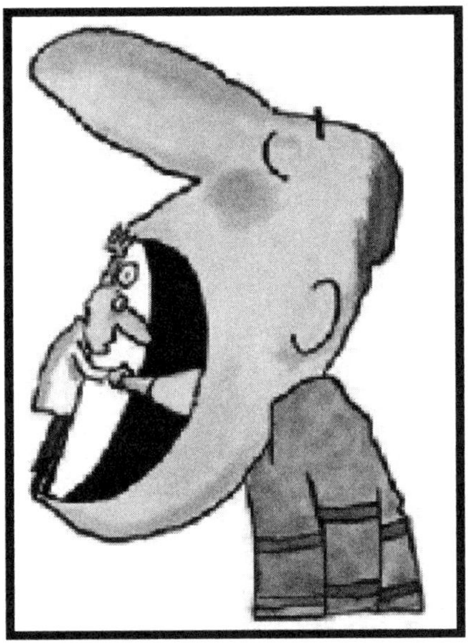

La prevención es la clave para evitar que su dentista lo trate con equipo pesado.

19

Cuide La Piel En Que Está

Piel Seca, Erupciones, y Otros Desórdenes de la Piel Que Afectan a Personas Con Diabetes

por Janet M. Trowbridge, MD, PhD

Mi vida no ha sido directamente afectada por la diabetes. Sin embargo, he aprendido mucho de mis pacientes que han presentado muchas manifestaciones de diabetes. También he tenido el placer de entrenar bajo la instrucción del Dr. Edelman en UCSD.

Hay varias condiciones de la piel que afectan a personas con diabetes. Tienen nombres polisílabos impresionantes como necrobiosis lipoidica diabeticorum, dermopatía diabética, y acanthosis nigricans, y son mejor diagnosticadas y tratadas por un dermatólogo. **Tabla 19-1** lista algunas condiciones dermatológicas que afectan a personas con diabetes.

Tabla 19-1

Algunas Condiciones de la Piel Asociadas Con la Diabetes

- Xerosis (piel seca)
- Infecciones de Levadura y Hongos
- Acanthosis nigricans
- Necrobiosis lipoidica
- Xanthomas eruptivas
- Scleredema diabeticorum
- Ulceras neuropáticas
- Dermopatía diabética
- Granuloma annulare

De ninguna manera esta lista es completa. Irónicamente, los dermatólogos a veces encuentran el primer indicio que la diabetes quizás esté afectando a una persona. Eso es porque la piel es una imagen en la que los trabajos internos del cuerpo son reflejados. La piel es un órgano asombroso. De hecho, la piel es el órgano más grande del cuerpo. Es una parte crítica del sistema inmune del cuerpo. Debido a que la diabetes mal controlada puede llevar a mala función inmune, las variadas funciones de la piel pueden ser dañadas. Entonces mientras cuida su corazón, riñones, y pulmones, también debe recordar de cuidar su envase. La piel es su primer escudo protector contra un mundo muy difícil.

¡Piense en ello! Su piel tiene que protegerle de cambios extremos en temperatura y humedad. Su piel es también delantera y central para el trauma mecánico como abrasiones y quemaduras. Por último, rupturas de la piel son el pórtico por el cual un sinfín de bichos entra y causa mucho daño. El ambiente está lleno de bacterias, hongos, y virus esperando la oportunidad de romper la barrera de la piel y establecerse. Llamamos a éstas "infecciones oportunistas". Muchos organismos, especialmente la levadura y hongos, son abundantes en nuestro ambiente y generalmente no tienen la oportunidad de causar problemas. Por eso prevenir heridas y especialmente en los pies es muy crítico. Como dermatólogo, veo muchos pies, y una queja común de pacientes con diabetes (así como del público en general) es hongos en las uñas y pies.

Hongos en las Uñas y Pie de Atleta

El nombre lo dice todo, casi, porque además del crecimiento de hongos, también vemos levadura y bacterias en este escenario (**Figura 19-1** y **Figura 19-2**). ¡El concepto es que el micro trauma crea un ambiente tibio, húmedo y atractivo (piense en Miami)! para posibles patógenos. Una vez que el hongo se establece, la uña se hace amarilla, espesa, quebradiza, y difícil de cortar. La piel en el pie y entre los dedos puede hacerse escamosa e inflamada, teniendo como resultado descompostura del tejido. Esto es un arreglo para una herida. El mejor tratamiento es—usted lo adivinó—la prevención. El cuidado regular del podólogo es una necesidad. Nunca, jamás trate de cortar, emparejar, o combatir hongos en las uñas. Un medio fácil de prevención es mantener los pies secos, usar calcetines de algodón, y mantener las uñas recortadas.

Figura 19-1

Pie de Atleta (Tinea pedis)

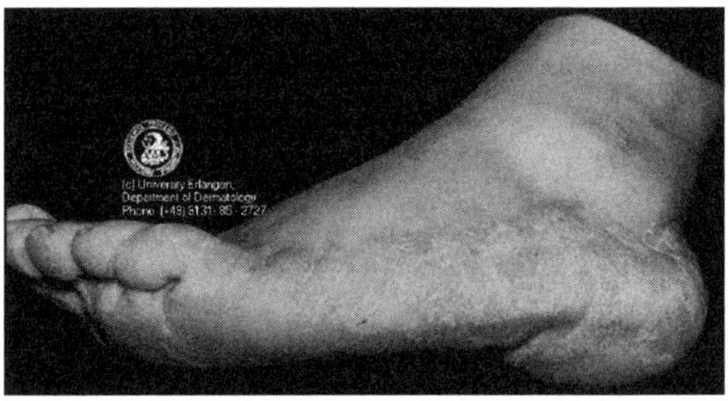

Figura 19-2

Hongos en las Uñas de los Pies

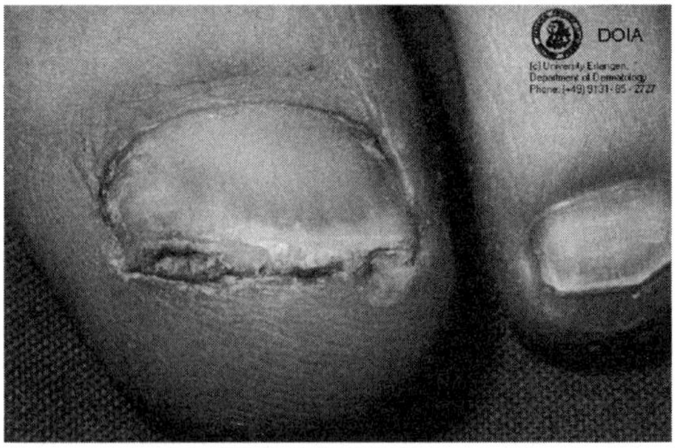

Tratamiento

Un agente como urea, que está disponible con receta (una marca es Carmol-40), es grandioso para mantener la uña delgada y flexible. También es bueno usarlo en combinación con un tópico anti-hongos si el hongo gana posición. Tengo personas que alternan Carmol con una solución o crema anti-hongos. Incluso hay una laca clara anti-hongos para uñas en el mercado. Este régimen también es grandioso para pies escamosos y con comezón, al que llamamos una distribución de "mocasín"; es increíblemente común. Puede alternar una crema anti-hongos como clotrimazole, disponible sin receta, con urea. A pesar de lo que usted ve en anuncios de televisión y revistas, anti-hongos orales no son una cura total para las infecciones de hongos. ¡La tasa de cura está distante del 100%! Debido a que muchos de estos agentes tienen efectos secundarios como daño al hígado y debido a que pueden interactuar con otras medicinas más críticas, trato de evitarlos.

Hongos en Otras Partes (Piense en Otras Regiones Húmedas, Tibias)

El cuerpo también tiene otros bienes raíces tibias y húmedas. Y bajo las circunstancias correctas, los hongos se mudarán allí. ¿A qué se parece el hongo? Las áreas afectadas generalmente están redondas, rojas, y escamosas. Las fronteras exteriores parecen levantadas y están más rojas que el centro que pueden parecerse a la piel normal. A menudo dan mucha comezón y tienden a esparcirse lentamente con el tiempo.

El hongo, o Candida, parecen tirando a rosa y húmeda. Favorece lo que se llama áreas intertriginosas, áreas donde la piel toca piel, como los genitales, la ingle, las axilas, y la piel debajo del seno (**Figura 19-3**) o el vientre. Un signo indicador que una área con comezón es causada por hongos es la presencia de pústulas poco rojas alrededor de la orilla del área afectada. El tordo oral se refiere a la infección de hongos en la boca.

Figura 19-3

Candidiasis Infra mamaria

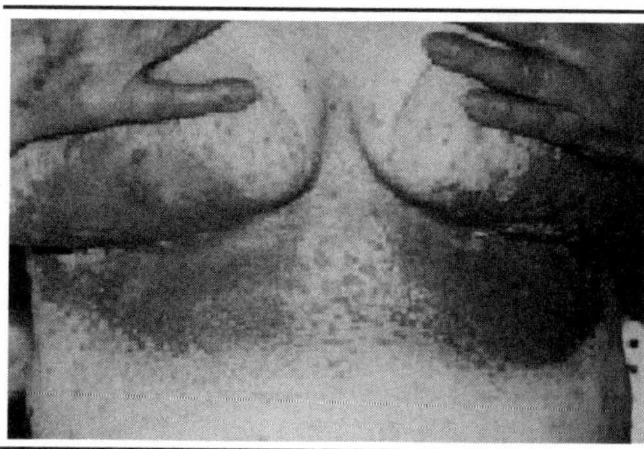

Tratamiento

La prevención es la piedra angular. Mantener áreas húmedas lo más secas posible es la clave. Secarse frotándose y con aire después de bañarse y utilizar polvos secantes, como Zeosorb o Zeosorb-AF (AF significa antifungal, anti hongos), pueden ayudar. Usar ropa de algodón también ayuda. Al igual que todos los asuntos de la piel en una persona con diabetes, debe buscar ayuda si sospecha de una infección porque quizás esto indique que su diabetes está mal controlada. Si ese es el caso, está mal equipado para luchar contra los pequeños bichos. Un tópico anti-hongos/anti-levadura sin receta, como Lotrisone (clotrimazole) o Nizoral (ketoconazole), a menudo es suficiente. Sin embargo, a veces, un médico puede recetar una medicina oral como Diflucan (fluconazole) o Sporanox (itraconazole) si la infección de hongo o levadura son extensos.

Acantosis Nigricans

Mencioné antes que a veces los dermatólogos son los primeros en diagnosticar la diabetes y este es uno de los indicios. El color café y un cambio de textura aterciopelado en la piel alrededor de la cara, el cuello, las axilas (**Figura 19-4**, *arriba*), y la ingle más comúnmente se encuentran en asociación con la diabetes y obesidad. Los codos, rodillas, dedos de los pies, y manos (**Figura 19-4**, *abajo*) también pueden ser afectados. El cambio puede ser sutil o extremo y no es raro. A menudo precede las otras señales de la enfermedad. Por qué esto sucede no está totalmente claro. La explicación más común mantiene que los niveles altos de insulina llevan a estos cambios en la piel.

Figura 19-4

Acantosis Nigricans

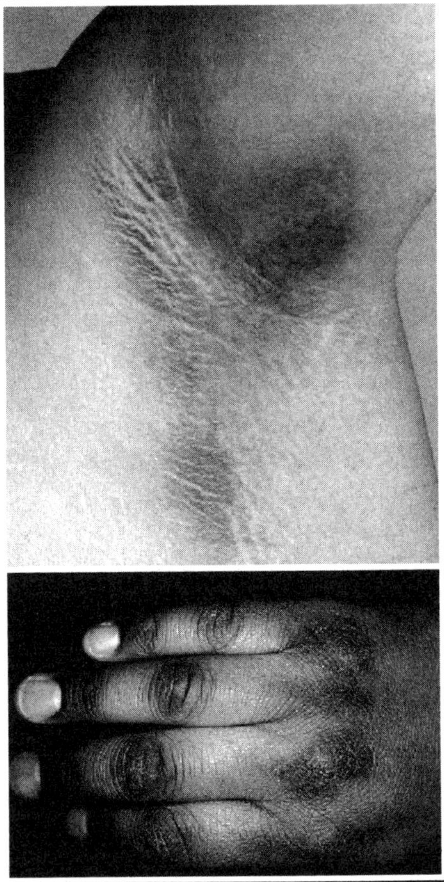

Tratamiento

La pérdida de peso es a menudo una buena manera de frenar e incluso retroceder estos cambios de la piel. Controlar la diabetes también puede ayudar. Sin embargo, no hay garantía para esto. El uso de queratolíticos, como urea y amonio lácteo, quizás disminuya el espesor de la piel. Retinoids también puede ayudar. En general, esto es en su mayor parte una preocupación cosmética. Aquí lo digo otra vez: La prevención es la clave. Si la diabetes corre en su familia, esté pendiente de esto.

Dermopatía Diabética por "Áreas en la Espinilla"

La dermopatía diabética se refiere al color de café a rojo apagado, redondo, a menudo áreas sangradas en la espinilla que ocurren después de trauma menor (**Figura 19-5**). Las áreas de la espinilla probablemente representen la barrera dañada de la piel y funciones de reparación que mencioné anteriormente. Aparte de no ser atractivas, no son peligrosas. No hay tratamiento aparte de (usted lo adivinó) no las tenga en primer lugar. ¡Pantalones largos y medias de compresión si sufre de mala circulación pueden ayudar, como pueden controlar la glucosa y teniendo cuidado!

Figura 19-5

Dermopatía Diabética (áreas en las espinillas)

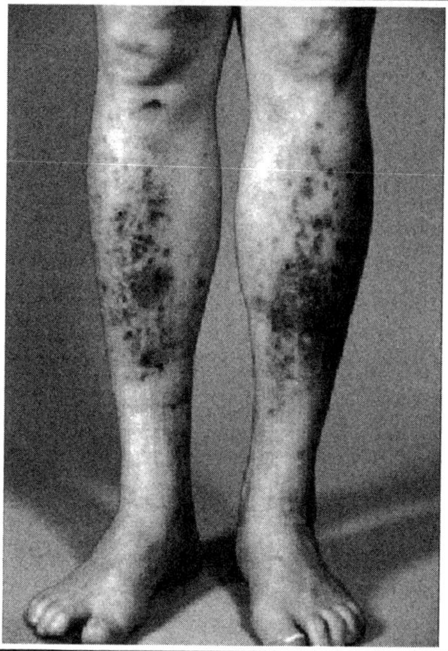

Necrobiosis Lipoidica Diabeticorum

¿Qué le parece eso como nombre? La mayoría de los dermatólogos lo llaman NLD ya que pronunciarlo todo a la vez puede ser difícil y suena bastante serio. NLD se refiere a las áreas de amarillentas a anaranjadas en las espinillas o piernas (**Figura 19-6**). Son firmes al toque y pueden estar brillantes y ligeramente deprimidas con fronteras levantadas. NLD generalmente no es doloroso o tiene síntomas. La piel parece delgada y a veces los vasos sanguíneos diminutos son visibles. Estas áreas son muy frágiles y pueden sangrar y ulcerarse bajo trauma mínimo. En general, la parte más baja de la pierna sana mal y son especialmente difíciles de tratar. Una pequeña proporción de úlceras crónicas puede progresar a un tipo de cáncer de piel llamado carcinoma escamoso de célula. NLD es tres veces más común en mujeres que hombres.

Tratamiento

Esteroides tópicos de alta potencia como clobetasol han sido usados exitosamente para tratar NLD en sus etapas iniciales. Inyectar el esteroide directamente en el área también a veces ayuda. Retinoids tópico también ha sido utilizado. También vale la pena probar medicinas orales como aspirina, dipyramidole, y pentoxifylline. Estos tratamientos son basados en el concepto que NLD es causado por daño micro vascular (como muchas de las otras manifestaciones de diabetes), así que haciendo la sangre más delgada y sus elementos como plaquetas más resbaladizos, el mejor flujo se puede lograr y quizás la cura puede continuar. Una vez que NLD se ha establecido, es importante tomar cuidado supremo para evitar lastimar estas áreas sumamente frágiles.

Ahora, puede estar preguntándose para qué son buenos los dermatólogos aparte de dar nombres largos a cosas ya que los últimos tres desórdenes que mencioné tienen causas poco claras y no excelentes tratamientos. ¡No desespere, ya que hay un par de problemas de la piel relacionados a la diabetes con curas auténticas!

Figura 19-6

Necrobiosis Lipoidica Diabeticorum

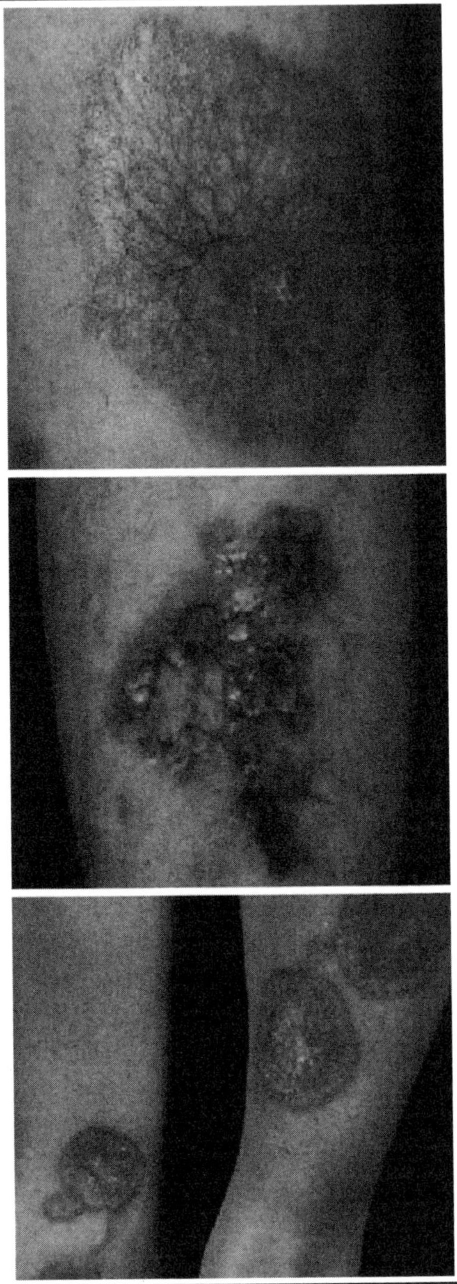

Xanthomas Eruptivas

Xanthomas son depósitos de colesterol en la piel. A menudo ocurren de repente en grupos y sin advertencia. Pápulas rojo-amarillentas pueden ocurrir dondequiera en el cuerpo (**Figura 19-7**). Pueden dar comezón pero comúnmente no causan síntomas aparte de sorprender por su apariencia repentina. Esta es otra condición en la piel que conduce a dermatólogos a diagnosticar la diabetes. Es común que una persona aparentemente sana llegue a la oficina, presente un codo, mano, o nalga y diga, "Esto apareció". Xanthomas eruptivas son causadas por glucosa y lípidos mal controlados. También ocurren en personas sin diabetes. ¡Análisis de sangre después de ayunar revelarán al culpable!

Figura 19-7

Xanthomas Eruptivas

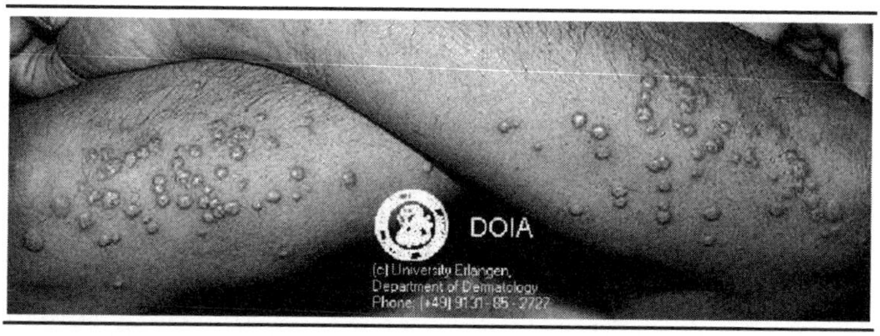

Tratamiento

El tratamiento incluye controlar la glucosa y más a menudo los triglicéridos con dieta y medicina. Xanthomas retrocederá una vez esto se logra, generalmente no dejan cicatrices a menos que las áreas hayan sido rasguñadas o picoteadas.

La Gran Comezón y Cómo Prevenirla y Controlarla

La queja dermatológica más común de personas con y sin diabetes es comezón en la piel. Un aumento repentino de picazón puede señalar que la función del hígado o riñón empeoran y debe hablarlo inmediatamente con su médico. Una vez que una causa interna ha sido excluida, tratar la picazón por piel seca es un enfoque inteligente.

Las malas noticias son que comezón en la piel puede ser una molestia y condición crónica que si se deja sin tratamiento pueden llevar a daño en la piel por tallarse y frotarse constantemente. ¡Y piel dañada lleva a infección! ¡También, cuanto más se rasguña, más comezón habrá! Hay algo satisfactorio de tallarse cuando hay comezón. Esto es porque tenemos puntas en los nervios de la piel que una vez estimulados por el rasguño envían un mensaje positivo al cerebro. Resistir el impulso de rasguñarse puede ser muy difícil.

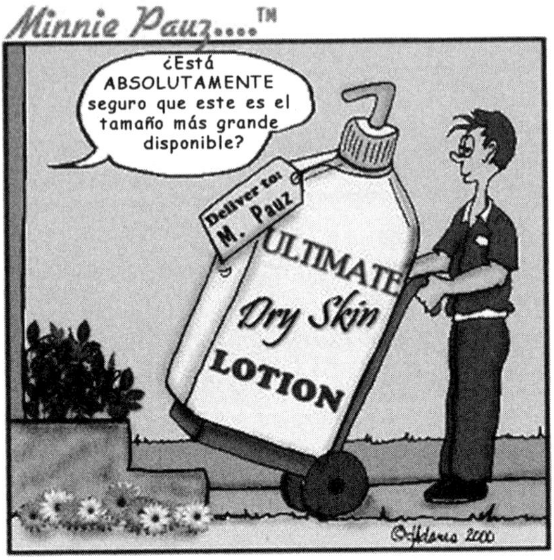
Minnie Pauz....™
¿Está ABSOLUTAMENTE seguro que este es el tamaño más grande disponible?
Deliver to: M. Pauz
ULTIMATE Dry Skin LOTION
©Adams 2000

Las buenas noticias son que hay una variedad de estrategias sencillas que puede seguir para combatir la picazón. Primero, recuerde que la piel es el órgano inmune más grande del cuerpo y sirve como una barrera de primea línea contra un ambiente difícil. Ayudarle a su piel a servir en su papel de barrera y a prevenir esa picazón molesta es tan fácil como esto:

1. ¡Huméctese, Huméctese, Huméctese! Huméctese de adentro y afuera. Beba agua. Utilice un humectante. Aplique una crema hidratante diariamente. Hay muchas, muchas cremas hidratantes en el mercado. Escoja una que va usar. No debe ser fragante ni extravagante. ¡Cúbrase! Algunos de mis favoritos son de Neutrogena, Cetaphil, y Eucerin, pero siempre pruebo nuevas marcas. Para áreas como pies y codos, su médico quizás le recete compuestos que contienen urea o ácido láctico. Amlactin contiene el último agente y está disponible sin receta. Una excelente, pero pegajosa, crema hidratante se llama Aquaphor. Básicamente es Vaselina de alto octanaje. Aplíquelo de noche bajo sus pijamas es una manera fácil de humectarse de noche sin preocupación. Crisco y aceite de oliva funcionan bien también, pero no son recomendados si tiene mascotas.
2. Evite regaderas calientes, sol excesivo, ropa sintética, y jacuzzis y piscinas con mucho cloro. Resista el impulso de broncearse. Ayuda a evitar frotarse con la toalla después de bañarse. Séquese goteando y huméctese mientras todavía hay una poca humedad en la piel. ¡Empápese, luego huméctese!
3. No se rasguñe. Rasguñarse lleva a daño en la piel y ¿sabe qué? Más picazón. Deje el tallador de espalda y tome la crema hidratante. Los productos como Sarna y Crema Eucerin Calmante pueden ayudar a apaciguar y aliviar la picazón. Si la prevención falla, su médico puede recetarle un antihistamínico u otras medicinas

diseñadas para tratar la picazón, especialmente si le previene de descansar.

Recuerde, es importante tener en mente que la comezón sin solución puede ser señal de una enfermedad grave como problemas del hígado o riñón o incluso malignidades. Entonces si se ha cubierto, hidratado, y generalmente tratado como piel de bebe su piel protectora y la comezón persiste, busque el consejo de un profesional médico.

Resumen

En conclusión, me gustaría recordarle que muchos desórdenes de la piel están asociados con la diabetes, pero muchos no son malignos. La mayoría se pueden prevenir y muchos son reversibles con buen control de glucosa y de la piel. En función de preocupaciones cosméticas, el campo de la dermatología está avanzando rápidamente que posiblemente podamos mágicamente borrar acantosis nigricans y necrobiosis lipoidica en un futuro cercano.

Por último, recuerde por favor que su piel es el órgano más grande. Dele el cuidado y atención que reserva para su prenda más fina y será recompensado con una envoltura fuerte, suave y preciosa.

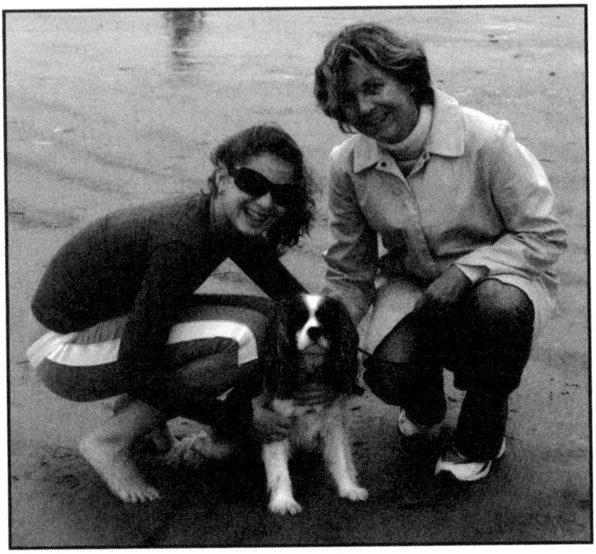

Mi esposa, Ingrid, e hija menor, Carina, en la playa en San Diego con mi mascota favorita pura sangre, Luke.

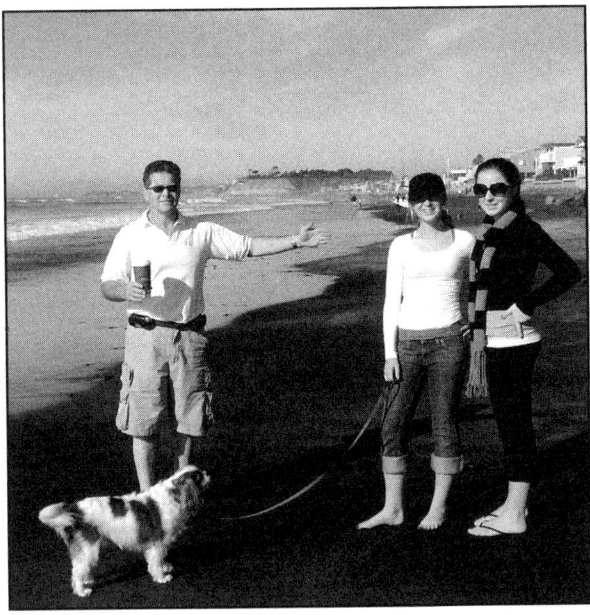

Yo con mis hijas, Carina *(centro)* y Talia *(derecha)*, y Luke en la playa en Del Mar.

20

Apnea Obstructiva del Sueño

Le Puede Cortar La Respiración

por Aaron B. Morse, MD, FCCP
y Julia Sarmiento

¿Qué Hace un Capítulo Sobre Apnea del Sueño en un Libro Sobre Diabetes?

La apnea obstructiva del sueño es un desorden muy común que afecta un alto porcentaje de la población. La mayoría de las personas con apnea obstructiva roncan y se quejan de sueño y fatiga durante el día, pero la apnea del sueño puede hacer mucho más que hacerle sentirse muy mal durante el día. Le puede matar.

Como la diabetes, a menudo es visto en personas con sobrepeso. Es común en diabéticos, con varios estudios que sugieren una incidencia de 20% en diabetes tipo 2. También, como la diabetes, puede contribuir a varios problemas cardiovasculares, así que la combinación de apnea del sueño y la diabetes es especialmente peligrosa. Hay evidencia que la apnea del sueño puede empeorar la diabetes, y tratar la apnea del sueño puede, en algunos casos, mejorar el control de la diabetes. Cuando termine de leer este capítulo, sabrá todo lo que siempre quiso saber de la apnea del sueño pero no sabía qué preguntar, y podrá tomar mejor control de su salud.

¿Cómo Ocurre la Apnea del Sueño?

Básicamente, los tejidos suaves en la garganta se relajan y bloquean la garganta cuando respiramos. Esto envía una respuesta de pánico al cerebro resultando en despertarse inconscientemente del sueño así como bajas repetitivas en el nivel de oxígeno en la sangre. Todos los problemas que ocurren con la apnea del sueño provienen de estos eventos, que pueden ocurrir cientos de veces por noche sin conocimiento por parte del individuo.

El proceso empieza durante la inspiración cuando chupamos la lengua y tejidos suaves en la garganta. Roncar representa cierre parcial de la garganta, donde los tejidos suaves vibran y hacen ruido. Roncar, sin embargo, no es una enfermedad, pero un problema social. Mientras que puede producir desórdenes del sueño para el compañero de cama, no afecta a la persona que ronca. Muchas personas que roncan lo ignoran por completo e incluso lo pueden negar, aunque manden a otros afuera de la recamara. La garganta humana es sin embargo un tubo suave y flexible, que permite que ocurra esta obstrucción (**Figura 20-1**).

Resulta que los humanos somos únicos en el reino animal al ser susceptibles a la apnea del sueño, porque necesitamos este tubo flexible para hablar. Sin él, estaríamos ladrando el uno al otro. La desventaja es el riesgo de apnea del sueño. (Que tal un poco de trivia: La única excepción es el perro *Bulldog* inglés que, desafortunadamente, puede padecer de apnea del sueño y no puede hablar).

Verá que este evento sencillo precipita múltiples consecuencias fisiológicas, metabólicas y cardiovasculares. Se supone que el sueño es tiempo de calma para el cerebro y el cuerpo. Mientras que el propósito exacto del sueño es desconocido, sabemos que las ondas del cerebro son más lentas y regulares. El pulso, la presión sanguínea, tasa de respiración, y la tasa metabólica también bajan.

Un estudio del sueño en una persona con apnea del sueño demuestra múltiples cambios sucediendo al mismo tiempo: El flujo de aire se detiene, el nivel de oxígeno baja, el ritmo del corazón se acelera, las ondas del cerebro se agitan, y el cerebro se despierta

Figura 20-1

Lo Que Sucede Durante la Obstrucción de la vía Respiratoria Superior

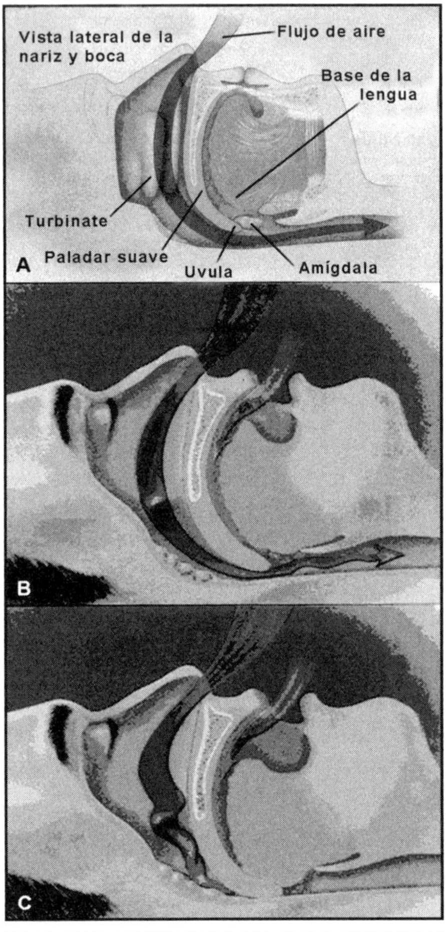

A) Vista de la anatomía lateral normal nasal humana, oral, de la faringe; *B)* Roncar resulta cuando el flujo de aire es parcialmente bloqueado debido a que la lengua y los tejidos suaves son chupados hacia adentro de la garganta; *C)* Durante la apnea del sueño, el flujo de aire es totalmente bloqueado por la obstrucción de este tejido suave.

brevemente. La presión puede elevarse de repente a niveles altos durante apneas.

¡Es como ser estrangulado toda la noche... 30, 40, o 50 veces por hora o más! Para personas con apnea del sueño severa, respirar y dormir se hacen mutuamente exclusivos: No puede hacer ambos al mismo tiempo. Episodios breves de sueño son como la natación debajo del agua, y despertar es como subir para tomar aire antes de zambullirse a dormir sin respirar otra vez. En vez de descansar, el cerebro participa en una lucha inconsciente por mantener la garganta abierta. Además de las bajas de oxígeno, estos eventos son caracterizados por oleadas de hormonas de pánico como adrenalina. Tratar de respirar con la garganta cerrada también puede producir grandes altas y bajas de presión en el pecho que pueden afectar al corazón.

Si piensa que esto es bastante malo para el corazón y los vasos sanguíneos, tiene razón. Sabemos que la apnea del sueño puede contribuir al desarrollo de la hipertensión, infarto, arritmias del corazón, falla cardiaca congestiva, y ataques al corazón. Las hormonas de estrés pueden elevar la glucosa, y la apnea del sueño se sabe que causa resistencia a la insulina. Hay evidencia de mayor coagulación de sangre, y es posible que la apnea del sueño también pueda contribuir a la obesidad.

Tabla 20-1

Síntomas de Apnea Obstructiva del Sueño

- Obesidad (cuello de 17 pulgadas en varones, 16 pulgadas en hembras)
- Roncar—a menudo pesadas y/o apneas presenciadas
- Jadear o ahogarse durante el sueño
- Sueño excesivo durante el día
- Dormir sin descansar
- Irritabilidad
- Depresión
- Pérdida de la memoria
- Falta de concentración
- Dolor de cabeza por la mañana
- Nocturia (orinar durante la noche)
- Disfunción sexual
- Reflujo del esófago (acidez)

Señales y Síntomas de Apnea del Sueño

Hay varias señales y síntomas que pueden estar presentes con la apnea del sueño. Algunos de los más comunes aparecen en la **Tabla 20-1**.

Obesidad

La obesidad es uno de los factores de riesgo más importantes para la apnea del sueño. Resulta que la grasa se deposita en la garganta así como por todas partes, estrechando la garganta y haciendo el colapso más probable. Habiendo dicho esto, hay muchas personas delgadas con apnea del sueño.

Esto es más comúnmente visto en personas de huesos pequeños (especialmente mujeres) con características faciales refinadas, con mordidas grandes, o mentones recesivos, como se muestra en las fotos (**Figura 20-2**).

Además, la apnea del sueño puede contribuir a la obesidad, aunque esto está menos establecido. Las personas con apnea del sueño son menos activas, teniendo como resultado menor gasto de energía. También hay evidencia que la sensibilidad a una hormona para reducir el apetito (leptin) es reducida, causando más apetito y aumento de peso. Esta sensibilidad regresa con tratamiento.

Figura 20-2

Anatomía Del Flujo De Aire En Una Mujer Delgada Con Apnea Del Sueño

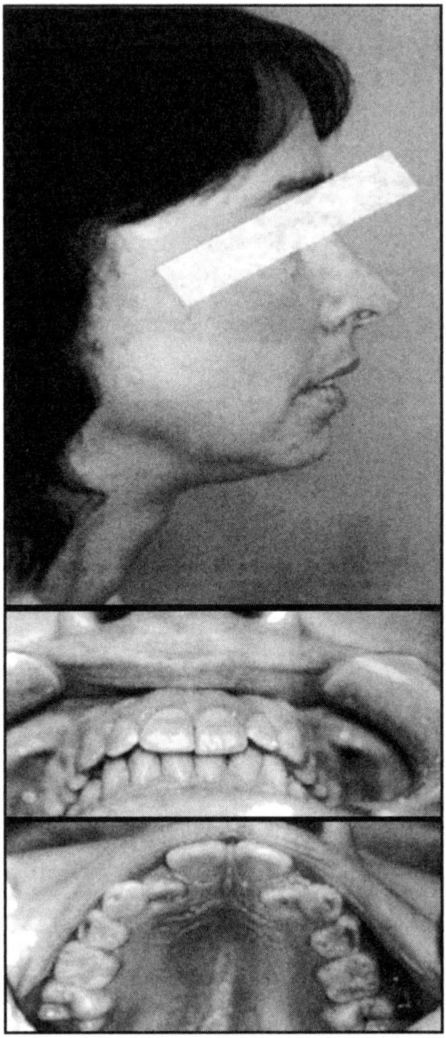

Anormalidades anatómicas en una mujer con síntomas de respiración desordenada durante el sueño. Esta mujer tenía un índice de disturbio de menos de 5 y cansancio durante el día. Note su cuello delgado *(arriba)*, bocado *(centro)*, y alto paladar *(abajo)*.

Annals of Internal Medicine; Abril, 1995.

Roncar

Roncar es muy común y a menudo es descrito como fuerte o constante. Ocasionalmente el compañero de cama nota que el paciente para de respirar o casi se ahoga en su sueño. Roncar se considera una de las mayores características, a menudo no se reporta porque el cónyuge no lo nota. ¡Con frecuencia vemos pacientes que niegan roncar y cuando son evaluados en el laboratorio del sueño, sacuden las paredes!

Sueño Excesivo Durante el Día

El sueño en exceso y/o la fatiga durante el día son a menudo los que causan que busque atención médica. Interesantemente, los hombres más comúnmente se quejan de sueño y las mujeres de fatiga. De ahí que el diagnóstico es erróneo más a menudo en mujeres. Una queja común es despertarse sin sentirse refrescado aún después de aparentemente un buen sueño en la noche. Estos síntomas a menudo son atribuidos por la persona (o el médico) a otros problemas médicos (como la diabetes), el estrés, la depresión, etc. Comúnmente escucho "Es porque estoy envejeciendo". Ocasionalmente vemos pacientes que han tenido evaluaciones extensas para condiciones raras, incluyendo escaneo del cerebro, extensas pruebas de sangre, y otras evaluaciones múltiples antes que el problema común de la apnea del sueño sea considerado. Mientras que hay varias causas del sueño y la fatiga, la apnea del sueño a menudo es la última en la lista de posibles diagnósticos.

Para complicar aún más las cosas, las personas a menudo subestiman su nivel de sueño, porque el síntoma se desarrolla muy lentamente que se acostumbran a cierto nivel de disfunción durante el día. Asumimos que todos tienen sueño por la mañana como nosotros. Recientemente miré a un profesor de universidad con hipertensión y que roncaba que su esposa lo llevó a la fuerza. Cuando negó el sueño, su esposa indicó que se duerme en una silla siempre que se sienta. Tenía 47 apneas por hora, que es muy anormal.

Sueño Sin Descansar

Los pacientes a menudo se quejan del sueño inquieto. (¿Qué haría usted si fuera estrangulado toda la noche?) Esto sólo puede notarlo su compañero de cama o ver que la cama está ajetreada por la mañana. Con tratamiento, el sueño es más tranquilo y quieto. Ocasionalmente he oído que el compañero de cama de un paciente se asusta porque tenía miedo que la persona se había muerto—los ronquidos y movimientos en la cama desaparecen.

Nocturia

Nocturia (levantarse a orinar con frecuencia por la noche) es común en la apnea del sueño y también a menudo se atribuye a otras cosas como problemas de próstata o diabetes. Resulta que las grandes subidas y bajadas de la presión que ocurren en el pecho pueden hacer pensar al corazón que el cuerpo tiene demasiado líquido. Este luego produce una sustancia que aumenta la producción de orina (para quienes les interesa, se llama péptido atrial natri-urético). El reflujo del esófago (acidez) puede ocurrir debido a estos cambios de la presión, que puede causar que el ácido del estómago sea chupado hacia el pecho.

Otros Síntomas de Apnea Obstructiva del Sueño

Otros síntomas comunes son debido a la fragmentación del sueño inducida por despertar frecuentemente en la noche. Estos incluyen irritabilidad, depresión, pérdida de memoria, falta de concentración, y disfunción sexual.

¿Cómo Sé Si Tengo Apnea Del Sueño?

La parte más importante de hacer el diagnóstico es pensar en ello. Debido que la apnea del sueño es muy común y es responsable de muchos problemas de salud, un historial breve del sueño en su visita al doctor es tan importante como tomarse la presión. Aunque el conocimiento de esta condición aumenta entre médicos, un historial de rutina del sueño todavía no es muy común y 75% a 85% de personas con este desorden está sin ser diagnosticado y sin tratamiento. Esto desalienta porque el tratamiento es muy efectivo. La variabilidad del conocimiento de la apnea del sueño entre médicos es asombrosa. En un estudio realizado en un HMO de 55,000 miembros, sólo seis de 55 médicos ordenaron 50% de los estudios del sueño.

La apnea del sueño debe sospecharse en toda persona con sueño y fatiga inexplicados, especialmente si hay historial de roncar. Debido a que 80% de las personas con hipertensión difícil de controlar tiene la apnea del sueño, esto es un índice importante. La hipertensión es "esencial," ya que significa que ninguna causa tratable ha sido identificada. Entre las causas tratables, la apnea del sueño es la más común. También está presente en un alto porcentaje de individuos con falla cardiaca congestiva, y el tratamiento de la apnea del sueño puede mejorar dramáticamente la función del corazón. Mientras la obesidad es un factor significativo de riesgo, varias personas no obesas tienen la apnea del sueño a causa de su estructura facial (i.e., mentón recesivo). He sabido de personas a quien su médico le ha dicho "Usted no puede tener la apnea del sueño porque usted no está gorda/o".

Todo esto significa que tiene que abogar para usted mismo (o su compañero de cama) si sospecha de apnea del sueño. Debe decirle a su médico cuáles son sus síntomas y por qué piensa que puede tener esta condición. No permita que nadie descarte el sueño y la fatiga crónica como señal de envejecimiento o mucho trabajo, especialmente si hay otras señales.

Si el diagnóstico se sospecha, debe realizarse un estudio del sueño. El estándar para el diagnóstico es un estudio del sueño durante una noche en un laboratorio del sueño (conocido como polysomnografía). Muchos laboratorios del sueño se han convertido en algo como habitaciones de hotel en vez de cuartos de hospital. Varios parámetros fisiológicos son vigilados durante el sueño, incluyendo el flujo de aire, nivel de oxígeno, y el esfuerzo respiratorio, para determinar si las apneas en realidad ocurren. Las ondas del cerebro son medidas para valorar la calidad del sueño y detectar si se despierta inducido por apneas. El ritmo del corazón y posición del cuerpo, entre otras cosas, también se miden.

Debido a que esta condición es muy común hay sin embargo una gran necesidad de enfoques más sencillos para que más personas puedan ser evaluadas y tratadas efectivamente. Los monitores de casa son más exactos y sofisticados y son utilizados más comúnmente. Generalmente miden casi las mismas cosas que los estudios de laboratorio, generalmente sin ondas del cerebro. Son más apropiados cuando hay alta probabilidad de apnea del sueño de moderada a severa.

Como en cualquier prueba en medicina, sin embargo, el nivel de experiencia y participación del médico que interpreta el estudio es muy importante y más relevante que el tipo de prueba a realizarse. La consideración del contexto clínico y saber algo sobre la historia del individuo es importante. Un médico informado en desórdenes del sueño debe estar involucrado en su cuidado y la interpretación de su estudio del sueño hasta cierto nivel.

¿Cómo Se Maneja La Apnea Del Sueño?

Hacer el diagnóstico es sólo el comienzo. Perder peso, evitar el alcohol y sedantes, dejar de fumar, y evitar dormir en la espalda son recomendaciones generales para aliviar la apnea del sueño. Mejorar la congestión nasal puede ayudar a personas que tienen apnea del sueño ligera.

El tratamiento más utilizado es *continuous positive airway pressure* o CPAP presión positiva continua de la vía respiratoria. Con CPAP, generalmente se lleva una máscara en la nariz conectada a un pequeño compresor de aire que sopla aire por la nariz y usa presión para mantener la vía respiratoria sin cerrarse durante la inspiración (**Figura 20-3**). CPAP es casi 100% efectivo, no tiene efectos secundarios significativos, y es relativamente económico (una máquina de CPAP cuesta aproximadamente igual que 3 meses de medicina para una persona con asma moderada). ¡Hay muy pocos tratamientos de medicina que tienen todos estos atributos! Además, las personas con síntomas de sueño durante el día y fatiga a menudo experimentan mejoras dramáticas e inmediatas después que inician un CPAP. Hay evidencia que CPAP también es efectivo para reducir o eliminar la mayor parte de los riesgos cardiovasculares, puede mejorar el control de la diabetes, y reduce o elimina el mayor riesgo de la muerte prematura asociada con la apnea del sueño.

El desafío más grande en el tratamiento de la apnea del sueño con CPAP es el cumplimiento—realmente utilizar el dispositivo, y ha habido mucho progreso en esta área. Las mejoras en la tecnología han mejorado dramáticamente la comodidad y conveniencia de las máquinas de CPAP y máscaras.

Las primeras máquinas CPAP eran aspiradoras giradas hacia atrás, y los modelos comerciales anteriores eran grandes, voluminosos, y ruidosos. Hoy en día, las máquinas CPAP más comúnmente utilizadas son virtualmente silenciosas, pueden pesar tan poco como 3 libras, y casi caben en la palma de su mano.

Figura 20-3

Como Funciona CPAP

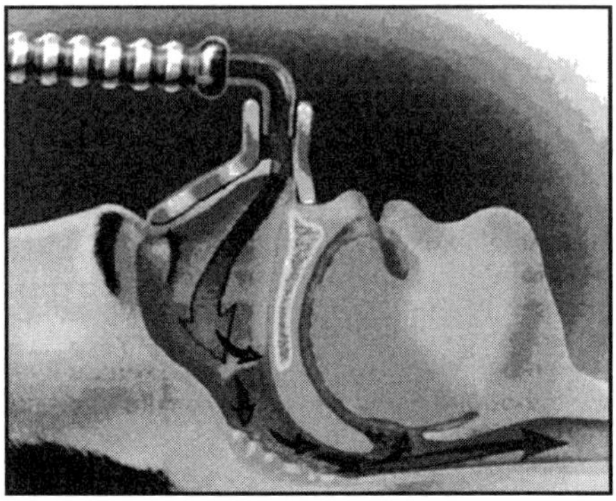

Abreviación: CPAP, *continuous positive airway pressure*. presión continua positiva de la vía de aire.

Presión de aire aplicada por la nariz por la CPAP previene que la garganta sea chupada y cerrada durante la inspiración.

Hay una gran variedad de máscaras CPAP disponibles. Algunas alcanzan alrededor de la nariz, algunas alcanzan en las narices, y algunas pueden incluir la nariz y la boca para personas que respiran por la boca. La selección de la máscara más apropiada es estrictamente personal, debe ser individualizada, y aumenta mucho la probabilidad de éxito (**Figura 20-4**).

El factor más importante en hacer cómoda y efectiva la CPAP es sin embargo el seguimiento cercano por médicos y técnicos del sueño experimentados en tratar pacientes con esta condición. Hasta recientemente, casi todo el énfasis se ha hecho en el diagnóstico, con poca atención a lo que sucede después de la receta de CPAP. El escenario más común, aún hoy en día, es realizar el estudio del sueño, hacer el diagnóstico, y la referencia a una empresa de equipos para el manejo, a menudo con poco o ningún seguimiento adicional.

La comunidad de la medicina del sueño comienza a "despertarse" (disculpe el juego de palabras) y a darse cuenta que la apnea del sueño debe ser tratada como una enfermedad crónica, semejante a la hipertensión, diabetes, o al asma. Varios estudios han demostrado que las tasas de cumplimiento a largo plazo son mejor con seguimiento cercano y atención individual. En nuestro centro, nosotros tratamos de revisar la fisiología, implicaciones clínicas, riesgos cardiovasculares, la epidemi-

Figura 20-4

Ejemplos de Máscaras CPAP

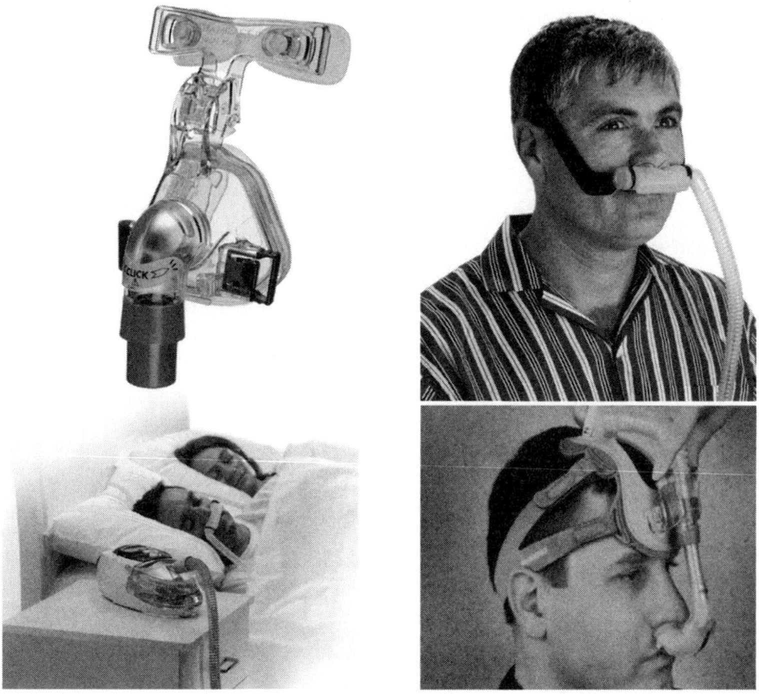

Abreviación: CPAP, *continuous positive airway pressure*. presión continua positiva de la vía de aire.

ología, y opciones de tratamiento con cada paciente. Además de revisiones con el médico, involucramos una enfermera, terapeuta respiratorio, y técnico del sueño en un programa extenso de cumplimiento. Esperemos, que más laboratorios del sueño que actualmente se enfocan en su mayor parte en hacer pruebas evolucionen en centros del sueño que proporcionen el cuidado completo para pacientes con apnea del sueño y otros desórdenes del sueño.

Debido a que CPAP es tan efectivo, el seguimiento cercano y alguna prueba y equivocación pueden ser necesarios para hacer CPAP cómodo, nadie con apnea del sueño debe dar por perdido CPAP hasta que esto haya ocurrido. Dicho esto, hay un gran número de pacientes con apnea del sueño que, aún después de un gran esfuerzo y motivación, no pueden adaptarse al CPAP. Existen varios enfoques alternativos para estos individuos.

El único enfoque no quirúrgico aceptado para tratar la apnea del sueño es un dispositivo dental que adelanta la mandíbula. Esto es algo que se mira como el cubre bocas que usan los futbolistas y funciona jalando la mandíbula y lengua hacia adelante, proporcionando más espacio detrás de la garganta y disminuyendo la probabilidad de obstrucción por la lengua (**Figura 20-5**). Esta es hecha a la medida por un dentista. Generalmente el dispositivo es bien tolerado con efectos secundarios sólo ocasionalmente. El éxito es de 30% a 60% y es más efectivo en personas que roncan ligeramente o tienen apnea ligera.

Existen varios enfoques quirúrgicos con variantes tasas de éxito. Una de las cirugías más comúnmente realizadas, uvulopalatoparingoplastía ¡(un término muy largo)! o UPPP, implica recortar la úvula, parte del velo del paladar, amígdalas, y otros tejidos flojos en la garganta (**Figura 20-6**). El éxito es de 40% a 60% y es limitado cuando hay obstrucción en la base de la lengua, lo cual no mejora con este procedimiento. A veces se usan procedimientos más extensos que implican

Figura 20-5

Dispositivo de Adelantamiento de la Mandíbula

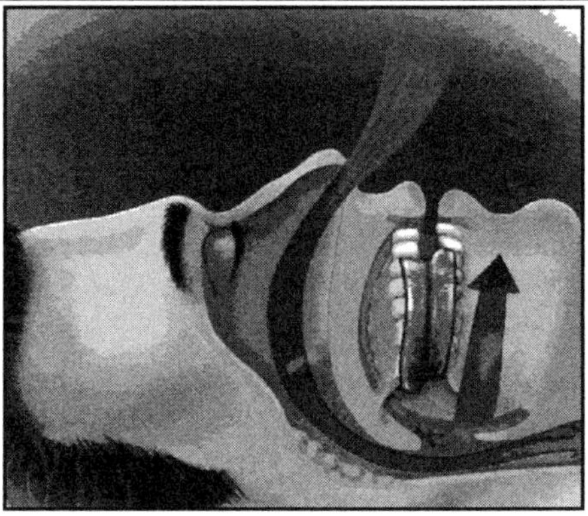

El dispositivo de adelantamiento de la mandíbula jala la mandíbula hacia adelante, moviendo la lengua fuera del paso del flujo de aire.

Figura 20-6

Uvulopalatoparingoplastía (Remover la Úvula)

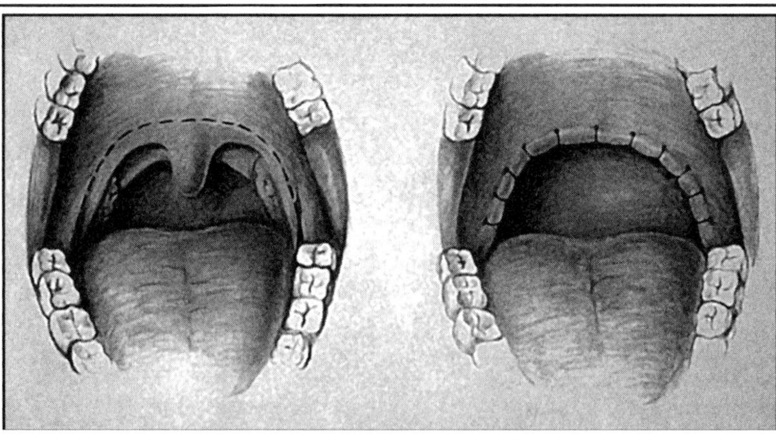

cirugía de la mandíbula. Antes de que CPAP estuviera disponible, la única "cura" definitiva para la apnea del sueño era traqueotomía que es todavía adecuada para algunas personas. La traqueotomía es un hoyo permanente en la garganta que permite al aire pasar totalmente la obstrucción. ¿No le suena CPAP más fácil?

Resumen

Hay varias lecciones que recordar de este capítulo:

1. La apnea del sueño es un desorden común y es una causa común del sueño durante el día, de la fatiga, y de deterioro cognitivo.
2. La apnea del sueño es un factor que contribuye a varios problemas médicos y cardiacos, incluyendo la hipertensión, ataques al corazón, infartos, la insuficiencia cardiaca congestiva, diabetes, y la muerte prematura.
3. Las personas con apnea del sueño tienen una incidencia alta de choques de automóvil.
4. El tratamiento de la apnea del sueño reduce o elimina virtualmente todas las consecuencias clínicas.
5. La apnea del sueño debe ser tratada como una enfermedad crónica con seguimiento cercano después de diagnóstico.
6. Una historia breve del sueño debe ser parte de una visita al doctor como revisar su presión.

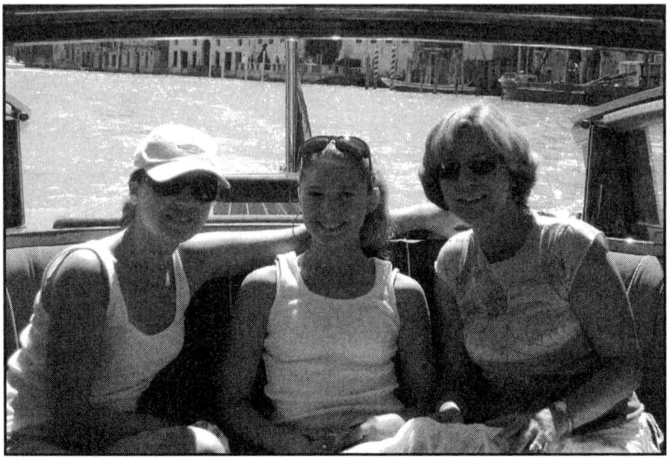

Mi esposa, Ingrid *(derecha)*, e hijas, Talia *(izquierda)* y Carina *(centro)*, en Venecia en el 2005.

21

La Diabetes de Adulto se Convierte en una Enfermedad de Nuestros Niños y Juventud

por Francine R. Kaufman, MD

Extractos de *Diabesity: The Obesity-Diabetes Epidemic That Threatens America—And What We Must Do to Stop It* por Francine R. Kaufman, MD. Copyright 2005 por Francine Ratner Kaufman. Re-impreso con permiso de Bantam Books, una división de Random House, Inc.)

Mi mayor alegría como médico es estar con un paciente cuando tiene un momento Ah-ha. Mirar una epifanía desarrollarse y surgir es emocionante. Recuerdo a un chico de 10 años de edad con diabetes que decidió hacer su propio experimento acerca del efecto del alimento en su nivel de glucosa. Tomó su inyección, se comió un huevo, y monitoreó su nivel de glucosa cada hora por más de 3 horas. Permaneció relativamente a nivel. Al día siguiente se comió una hamburguesa en un bolillo, y tuvo una alta de glucosa después. El tercer día se comió una barra de dulce y tomó una soda. Su nivel de glucosa se disparó. "Ah-ha," dijo, "lo entiendo".

Como médico, también he tenido varios momentos Ah-ha yo misma. En el momento cuando el diagnóstico correcto se alumbra en mi mente, cuando le digo lo correcto a una familia mientras miran que su hijo se aleja de una enfermedad devastadora, y cuando me doy cuenta de que ha habido un cambio de paradigma en el mundo. Presencié un cambio de paradigma en la diabetes a mediados de los 1990s. En medio día en la primavera de 1995, recibí una llamada de un médico del departamento de emergencia, preguntando si podría ver en seguida a una paciente de 13 años de edad llamada Tanesha. El nivel de glucosa de Tanesha era 427 mg/dl, por lo menos cinco veces más alto de lo normal para una joven adolescente.

Ya estaba en la clínica de diabetes. La sala de espera y todos los cuartos de examinación estaban llenos de pacientes y padres, pero eso no importaba. Tenía que ver a Tanesha inmediatamente a causa de su glucosa peligrosamente alta. Al oír el número, me imaginé un paciente típico con diabetes tipo 1 referido de la sala de emergencia: delgado, severamente debilitado por deshidratación, náusea, y fatiga, o aún comatoso. Pero pronto aprendí que Tanesha y su familia no parecían lo que imaginé.

"Tanesha ha estado con híper glucemia por lo menos por 2 semanas," me dijo el médico de urgencias. "No puedo entender por qué aun se mira tan bien. Y no creerá lo grande que esta chica es. Es la niña más grande con diabetes que jamás he visto". A pesar de su glucosa elevada, Tanesha apenas estaba sintomática. No se sentía débil ni agotada; no había vomitado. En vez de eso, tenía hambre. Mientras Tanesha esperaba en la sala de urgencias, se había comido una bolsa de papas fritas y tomado una soda regular. "A propósito", el médico de urgencias agregó, "Tanesha es afro americana". Esto era demasiado desconcertador. La diabetes tipo 1 es más rara en niños no blancos.

Aunque me hubieran dicho que Tanesha pesaba demasiado, y no estaba enferma después de un largo combate de híper glucemia, no se me ocurrió que quizás tenía diabetes tipo 2. No en 1995. Hasta que entré al cuarto de examinación se hizo evidente que mi pensamiento estaba equivocado. Tanesha estaba allí con su madre y abuela. Cada una de ellas pesaba por lo menos 250 libras. Me di cuenta de que quizás estaba entrando a un mundo completamente nuevo.

Tanesha no solamente tenía sobrepeso, estaba inmensa. Su altura—5 pies, 3 pulgadas—normal para una chica de 13. Pero pesaba 267 libras. Tenía extensa oscuridad de la piel alrededor del cuello. Había visto esta condición, llamada acanthosis nigricans, en adultos con diabetes tipo 2. ¿Podría tener esta chica de 13 años de edad diabetes tipo 2? Conforme le pregunté a Tanesha sobre sus síntomas, sus respuestas confirmaron la posibilidad.

¿"Estas sedienta"? Pregunté.

Me dijo que había estado tomando mucho jugo y soda. "Mi mamá me dijo para de beber tanto, pero le dije que tenía mucha sed todo el tiempo, día y noche," me informó.

¿"Que tal ganas de orinar"? Pregunté. ¿"Tienes que orinar de noche"? "Sólo porque me levanto a tomar," explicó. "Si no tomara tanto, quizás no necesitara orinar tanto". En realidad lo tenía al revés.

Su cuerpo trataba de deshacerse del exceso de azúcar orinando. Y porque perdía tanta agua, estaba constantemente sedienta.

Pregunté, ¿"cuánto tiempo has estado despertándote de noche para orinar"? Esto me diría cuánto tiempo su glucosa había estado elevada.

Pensó y contestó, "por lo menos todo este año".

Su respuesta cristalizó mi pensamiento: Tanesha tenía diabetes tipo 2. ¿Cómo podría ser eso? Y entonces miré a su abuela, y pensé: "Como su abuelita".

No necesité ver resultados de análisis de sangre para adivinar que la abuela de Tanesha, Thelma, tenía diabetes tipo 2. Estaba obesa y en silla de ruedas. La cara inclinada hacia un lado y el pie izquierdo girado hacia adentro, sugiriendo que había tenido un derrame cerebral. Las personas con diabetes tienen mayor riesgo para el derrame cerebral y el infarto. Su pie derecho había sido amputado, probablemente un resultado de los problemas de flujo sanguíneo y nervio que se pueden desarrollar de la diabetes.

Pregunté a Thelma sobre su historia clínica, medio esperando que su hija Joyce, la madre de Tanesha, contestara por ella. Pero los problemas físicos de Thelma no habían disminuido la fuerza de su personalidad. Joyce se paró en silencio mientras su madre contestó mis preguntas. Tanesha miró y escuchó.

"Me dijeron que tenía azúcar en 1966," dijo. "Tomaron mi pie en 1987. La gangrena". En 1990 había tenido un infarto ligero, seguido por un derrame cerebral en 1993. El derrame cerebral le había dejado su pierna izquierda espástica y el brazo izquierdo paralizado. "He estado yendo a terapia durante 2 años muy regularmente. Todavía no puedo abrir mi mano," dijo.

¿"Qué medicinas toma"? Pregunté.

"Los doctores trataron de hacerme tomar insulina. Pero la insulina hace enfermo a uno," dijo desafiantemente.

Joyce frunció la vista a esto. Tiró una hoja de papel de su bolsa y me la entregó. Thelma estaba supuesta a tomar tres medicinas para controlar su glucosa, dos para bajar su presión, aspirina para prevenir infartos y derrames, y una medicina para bajar su colesterol. Me pregunté cuántas de esas pastillas tomaba en realidad.

"Tanesha estará bien, Doctor," Thelma continuó. "Todos tienen un poco de azúcar en nuestra familia, excepto Joyce. Nosotros no debemos ponerle atención. Y no debemos pensar en ponerle inyecciones de insulina. No te preocupes, Tanish," dijo mirando a su nieta. "No necesitas ninguna de esas inyecciones, y no debemos ponerle atención alguna al médico".

Estaba en choque. Thelma necesitaba muchas medicinas y tenia cada complicación posible de la diabetes. ¿Si aquello era sólo un "poquito de azúcar," pensé, qué sería mucho? No había esperado que procurara frustrarme. Tanesha requeriría inyecciones de insulina, por lo menos al principio de su tratamiento.

Dirigí mi atención a la madre de Tanesha, Joyce. Debí informarla y convencerla de estar de mi lado. También necesitaba convencer a Tanesha.

"Los análisis de sangre muestran que Tanesha tiene diabetes," expliqué a Joyce. Giré rápidamente hacia Tanesha y agregué, "Tanesha, no hay duda de ello. Un nivel de glucosa encima de 400 mg/dl es diabetes. Ahora debemos determinar qué clase de diabetes tienes". "Aunque casi todos los niños con diabetes tienen la que llamamos diabetes tipo 1, Tanesha en realidad puede tener tipo 2, como su abuela," expliqué, mirando a Joyce.

No quise ser demasiado técnica y perder su atención. "Si Tanesha tiene diabetes tipo 2, podemos tratarla con pastillas finalmente. Pero su glucosa está demasiado alta ahora para que las pastillas funcionen. El primer paso es bajar su nivel de glucosa a normal, parar el tomar y orinar". Entonces agregué, "debemos mejorarla otra vez, para que jamás tenga que enfrentar lo que su abuelita ha enfrentado a causa de su diabetes".

Miré a Joyce para ver si la había impresionado. Se quedó sin expresión por lo que pareció toda una vida. Por último, respondió en un tono tranquilo pero muy firme: "Haremos lo que usted diga, doctora Kaufman. Toda mi vida, he mirado como la diabetes consume a mi madre en pedazos, porque ella no se cuida a sí misma. De ninguna manera permitiré que eso le suceda a Tanesha". Thelma la miró, pero se quedó en silencio.

Suspiré con alivio. La primera batalla había sido ganada; se me permitiría tratar a Tanesha con las medicinas necesarias. Pero eso era sólo una pequeña batalla. Había una guerra por ganar todavía. Teníamos que conseguir que Tanesha cambiara sus hábitos alimenticios y que fuera más activa. Necesitaba adelgazar. Esperaba que Joyce hiciera lo mismo para sí misma. Parecía que Thelma no cambiaría, pero quizá la podría persuadir a no anteponerse en el camino de Tanesha. Entonces existiría la batalla constante con el resto del mundo. A todas partes que Tanesha mirara, estaría rodeada por comida chatarra y refrescos y azúcar que amenazan su salud.

En ese cuarto de clínica en 1995, supe que un mundo de batallas tendría que lucharse por Tanesha. Lo que yo no sabía era que esta escaramuza era el heraldo de una guerra mucho más grande por venir.

La sala de espera en mi clínica en el Children's Hospital siempre está llena de gente—niños, padres, niñeras, abuelos. Cuando los miro, veo la fisonomía cambiante de la diabetes tipo 2. Y veo la causa: la obesidad. Las familias como la de Tanesha son comunes ahora: un niño tremendamente obeso y los parientes igualmente obesos del joven, algunos que ya muestran los terribles efectos a largo plazo de la diabetes. Debemos tratar de hacer algo para abatir esta tendencia. ¿Pero qué podemos hacer?

Podemos hacer algo—si tenemos diabetes o no. Incluso si tenemos diabetes tipo 1, mantener un estilo de vida y un peso sanos cambian mucho las cosas en el control de glucosa y para evitar las complicaciones de la diabetes; especialmente, para evitar la enfermedad cardiovascular.

Podemos comenzar con nuestra propia vida y en nuestra propia casa. Comprométase a un estilo de vida sano. Comience a comer porciones saludables de alimentos sanos. Coma frutas y verduras, granos enteros, bajo en grasa, y alimentos altos en nutrientes. Deje de comer en restaurantes de comida rápida y en lugar de eso coman juntos como familia. Comer juntos le da la oportunidad de convivir con sus niños y su cónyuge. Coma desayuno, beba agua. No estamos supuestos a tomar calorías, así que saque las sodas endulzadas de su vida. Limite el jugo; solo es azúcar y es mejor comerse una naranja que tomarse un vaso de jugo. Apague la televisión y los videojuegos. Hágase físicamente activo; lleve un pasó metro y comprométase a caminar 10,000 pasos por día. Quizás le tome mucho tiempo para llegar a esos pasos, pero es una meta que vale la pena lograr. Haga esto con toda su familia. Para aquellos con diabetes, esos niveles altos de glucosa pueden bajar. Para aquellos sin diabetes, pero en riesgo a causa de historia familiar y otros factores, quizás sea necesario ya que es la mejor prevención de diabetes.

Haga de su lugar de trabajo un ambiente sano, también (**Tabla 21-1**). Después de todo, ¿cuánto tiempo pasa allí? Cada día camino al trabajo, piense cómo puede optimizar su salud. Tome una caminata en la comida; estaciónese lejos en el estacionamiento. Utilice la escalera; es una pérdida de tiempo esperar el elevador. Asegúrese que haya agua disponible, exija opciones saludables de alimento, deje de llevar comida chatarra y dulces, y únase para tener una fuerza laboral sana.

Debemos asegurar que nuestros hogares, escuelas, comunidades, e instituciones de asistencia médica promuevan la salud antes que empeore—especialmente para personas con o en riesgo para la diabetes. Para lograr ese fin, todos tenemos que levantar nuestra voz, cambiar nuestros hábitos, y preparar el terreno para un futuro más sano. Si no, cada vez más niños como Tanesha desarrollarán diabetes y arriesgarán su vida. Si nos comprometemos ahora, quien sabe cuál será el próximo momento “Ah-ha”. Si cambiamos nuestro curso y optamos por la salud, quizás sea que estemos sanos y vibrantes hasta la vejez.

Tabla 21-1

Que Hacer en el Trabajo

- Use un pasó metro—necesita caminar 10,000 al día y necesita caminar muchos en el trabajo
- Estaciónese lejos—pelee por el espacio más lejano y camine esos minutos extras
- Tome la escalera—uno hacia arriba y dos hacia abajo
- De una caminata en el almuerzo—tendrá más energía en la tarde
- Haga una reunión caminando—sus colegas estarán sorprendidos y con vigor
- No tome calorías—solo tome agua en el trabajo; lo mantendrá hidratado y alerta
- Use bandas de resistencia o pesas de 2 libras en sus manos y úselas cuando hable por teléfono
- Lleve almuerzo—una ensalada, sobrantes saludables, comidas saludables
- Tome bocadillos saludables—no valla a las máquinas de ventas
- Necesita de cinco a nueve frutas y vegetales al día—consuma tres o más en el trabajo
- Haga su trabajo valorar la salud y comportamientos saludables

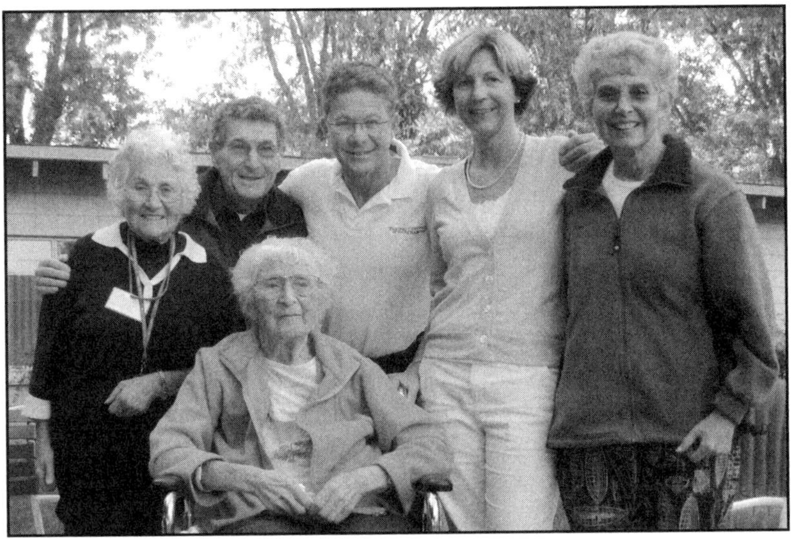

En esta foto *(de izquierda a derecha)* están la mamá de Steve Edelman, Joyce, el Tío Allen, Steve, Ingrid, y la Tía Jeanie. Sentada en silla de ruedas está la abuelita de Steve de 100 años de edad, Lucy.

22

¿Puede Ser Prevenida La Diabetes?

La Respuesta Es un Resonante, ¡Sí! para la Diabetes Tipo 2

Un día caí en la cuenta que la mejor manera de prevenir las terribles complicaciones de la diabetes es prevenir la diabetes en primer lugar. Usamos tantos de nuestros esfuerzos de investigación y dólares limitados de asistencia médica investigando y tratando el ojo, riñón, nervio, y la enfermedad cardiaca que continúan siendo tan comunes en nuestra población diabética. El punto es que estas complicaciones aparecen varios años después del diagnóstico y llevan a una cantidad tremenda de sufrimiento humano. ¿Por qué no enfocar nuestros recursos en prevenir el desarrollo de complicaciones previniendo enteramente la diabetes? A largo plazo, los costos de asistencia médica serán reducidos y la calidad de muchas vidas se mantendrá con esta estrategia. Uno de los obstáculos mayores para esta estrategia es que las personas que controlan las riendas del dinero argumentan que costará más dinero a corto plazo. ¿Estos "contadores de frijoles" comúnmente dicen, "debido a que las personas cambian compañías de seguros en promedio cada varios años, por qué gastar dinero para evitar que la próxima compañía pierda dinero con el tiempo"? Esta es una estrategia para desastre.

Uno de los hechos más llamativos con respecto a cómo gastamos nuestros dólares de asistencia médica estos días es que la mayor parte del dinero gastado para cuidar a personas con diabetes es para hospitalizaciones o cargos de hospital; concretamente, ataques al corazón, infartos, amputaciones, y diálisis, que son complicaciones de etapa final. Sólo aproximadamente 13% es gastado en medicinas y dispositivos como insulina, pastillas, medidores de glucosa, dispositivos de monitoreo continuo de glucosa, y bombas de insulina. Pienso que todas las compañías de seguro deben compartir los costos por igual a largo plazo así todas se unirían y acordarían en invertir en prevención.

¿Podemos Prevenir la Diabetes Tipo 2? Absolutamente, ¡SI!

Las estrategias de prevención son generalmente basadas en la etiología o causa de la enfermedad. En el caso de la diabetes tipo 2, las estrategias de prevención se han concentrado principalmente en la resistencia a la insulina, que es reconocida como el problema principal. Los diferentes tipos de intervenciones que han sido evaluadas o actualmente están siendo estudiadas incluyen cambios intensivos de estilo de vida (programas de pérdida de peso y ejercicio a largo plazo) y varios medicamentos, como los "glitazones" (Avandia [rosiglitazona] y Actos [pioglitazona]), inhibidores de absorción de carbohidratos (Precose [acarbose], y Glyset [miglitol]), secretagogas de insulina (Starlix [nateglinide], Glucophage [metformina]), y agentes de pérdida de peso como Xenical [orlistat]. La **Tabla 22-1** lista varios de los más importantes en diabetes tipo 2 en estudios de prevención realizados mundialmente, que serán discutidos. También es importante notar aquí que debido a que las causas para la diabetes tipo 1 y tipo 2 son muy diferentes, las estrategias de prevención no estan relacionadas.

Tabla 22-1

Estudios Primarios de Prevención de la Diabetes Tipo 2

Estudio	Tratamiento	Riesgo Relativo
FDPS	Dieta y ejercicio intensivos vs control	↓ 58%
DPP	Dieta y ejercicio intensivos vs placebo	↓ 58%
	Metformina vs placebo	↓ 31%
	Troglitazona vs placebo	↓ 75%*
STOP-NIDDM	Acarbose vs placebo	↓ 25%
XENDOS	Orlistat vs placebo	↓ 37%
DREAM	Rosiglitazona vs placebo	↓ 62%
ACT NOW	Pioglitazona vs placebo	↓ 72%

Abreviaciones: DPP, Diabetes Prevention Program; DREAM, Diabetes Reduction Assessment With Ramipril and Rosiglitazone Medication [investigación]; FDPS, Finnish Diabetes Prevention Study; STOP-NIDDM, Study to Prevent Non–Insulin-Dependent Diabetes Mellitus; XENDOS, Xenical in the Prevention of Diabetes in Obese Subjects [estudio].

* Tratamiento promedio de 10 meses.

Definición de Prediabetes

La **Figura 1-2** muestra cómo definimos normal, prediabetes, y diabetes, principalmente basado en los niveles de glucosa en dos horas diferentes. El nivel de glucosa del ayuno, medido a primera hora en la mañana después de ayunar toda la noche (sin comer por aproximadamente 8 horas), debe ser menor de 100 mg/dl. Si el nivel de ayuno es 126 mg/dl o mayor, está en el rango diabético. La prediabetes es diagnosticada si el nivel es mayor de 100 y menor de 126 mg/dl y básicamente significa que el individuo está en alto riesgo para desarrollar la diabetes. La frase médica para la prediabetes basada en el nivel de glucosa en ayunas por la mañana se llama IFG, *impaired fasting glucose*, o glucosa defectuosa en ayunas.

La otra hora importante para medir el nivel de glucosa para diagnosticar prediabetes es 2 horas después de tomar 75 gramos de una sustancia muy dulce. Esta prueba se llama la prueba oral de tolerancia de glucosa de 2 horas u OGTT. Esta prueba es utilizada para propósitos de investigación; sin embargo, a causa del aumento en diabetes tipo 2 y el enfoque en la prevención, es ordenado con mayor frecuencia por cuidadores en clínicas. La frase médica para el prediabetes basada en el nivel de 2 horas se llama IGT *impaired glucose tolerance* o tolerancia defectuosa de glucosa. Estos criterios son utilizados en pruebas a posibles voluntarios de investigación para estudios de prevención descritos abajo.

Recientemente la ADA agregó una forma nueva para diagnosticar la prediabetes usando la prueba Hgb1c o A1c. Si está entre 5.7% y 6.5% también está definido como tener prediabetes.

Estudio Finlandés de Prevención de la Diabetes

El Estudio Finlandés de Prevención de la Diabetes (FDPS) fue uno de los primeros grandes estudios en observar la modificación de estilo de vida y cómo alguien con prediabetes puede prevenir convertirse a la diabetes tipo 2. El estudio fue realizado en Finlandia (le apuesto que no lo hubiera adivinado por si solo), y después de aproximadamente 3 a 4 años, demostraron un significante 58% de reducción en la conversión de la prediabetes a la diabetes comparada con el grupo de placebo que no se le sugirió modificación de estilo de vida. El grupo del tratamiento activo recibió instrucciones de dieta y ejercicio al inicio y anualmente después de eso y a los sujetos se les dieron siete citas individuales por año. Se les pidió hacer ejercicio 30 minutos por día, reducir su consumo total de grasa diaria a menos de 30%, y comer más fibra en su dieta. Este estudio fue realizado muy ligeramente el cual preparó el camino para uno de los estudios más poderosos llamado el Programa de Prevención de Diabetes o DPP.

Programa de Prevención de Diabetes

El DPP fue un estudio muy fuerte, bien realizado, y altamente financiado iniciado por el gobierno (los Institutos Nacionales de Salud) para prevenir el desarrollo de la diabetes tipo 2 en personas en peligro para esta condición (pre diabéticas). El DPP fue realizado en 25 universidades alrededor del país. Para poder reclutar eficientemente altos números de personas de la población como posibles voluntarios de investigación, es importante identificar aquellos en mayor riesgo. Las personas con diabetes, el público, estudiantes de medicina, doctores estudiantes (internos y residentes), y doctores primarios deben conocer e informarse sobre los factores de riesgo para desarrollar diabetes tipo 2 (**Tabla 22-2**).

Los sujetos identificados con varios factores de riesgo para la diabetes tipo 2 fueron traídos para un OGTT. Si tenían prediabetes, se les pidió ser voluntarios para el DPP. Los aproximadamente 4000 sujetos que estuvieron de acuerdo en participar en el estudio fueron colocados en uno de cuatro grupos: solo cambio de estilo de vida intensivo, metformina (también llamada Glucophage) más cambios mínimos de estilo de vida, troglitazona (también llamada Rezulin) más mínimo estilo de vida, o más el placebo (pastilla falsa) más estilo de vida. El grupo enviado al grupo de cambios de estilo de vida intensivo recibió mucha atención por enfermeras, dietistas, entrenadores de ejercicio, y psicólogos clínicos para ayudarlos a lograr los objetivos de perder 7% de su peso y hacer ejercicio 30 minutos por día, 5 días por semana. Los otros tres grupos tomaron sus medicinas orales y recibieron algunas recomendaciones generales en la dieta y ejercicio.

Los resultados fueron tan impresionantes y convincentes que el estudio terminó antes de lo planeado, después de 2.8 años (originalmente iba durar 4 años). El grupo de cambios intensivos en el estilo de vida tuvo menor riesgo de convertirse de la prediabetes a la diabetes tipo 2 en un 58% comparado con el grupo de placebo. El grupo que tomó Glucophage tuvo una reducción de riesgo del 31% comparado con el grupo de placebo. Es interesante que Glucophage funcionara principalmente en personas más jóvenes (menores de 45 años de edad) y con sobrepeso excesivo mientras que los cambios intensivos de estilo de vida funcionaron para prevenir la diabetes en grupos de todas las edades y peso. La otra gran lección en este estudio es que entre más temprano se identifica a personas en riesgo para la diabetes tipo 2, mejor funcionan las varias intervenciones, sean estilo de vida o medicinas orales.

Tabla 22-2

Factores de Riesgo Para Desarrollar Diabetes Tipo 2

- *Tener alguien en su familia con diabetes, especialmente un pariente de primer grado.* Debido a que la diabetes tipo 2 corre en las familias, incluso si un pariente de segundo o tercer grado tiene diabetes, su riesgo aumenta. Realmente no existe tal cosa como "la diabetes de edad adulta," a lo que muchas personas se refieren y no consideran un factor de riesgo familiar.
- *Tener sobrepeso, especialmente obesidad central, comúnmente conocida como una "barriga de cerveza".* Las personas con resistencia a la insulina desarrollan cierto tipo de grasa en el área abdominal que da a la persona "la forma de manzana" u obesidad del área superior del cuerpo contra "la forma de pera" u obesidad de la área baja del cuerpo.
- *Tener algunas o todas las otras condiciones comúnmente asociadas vistas en la diabetes tipo 2, como la hipertensión o niveles altos de colesterol.* Estas condiciones pueden parecer muchos años antes del diagnóstico de la diabetes y contribuir a la alta tasa de ataques al corazón y derrames cerebrales.
- *Ser miembro de un grupo étnico que tiene alta incidencia de diabetes.* Estos incluyen a afro americanos, hispanos, indios americanos, asiático americanos, y pacifico isleños. No sabemos la razón para la alta incidencia de diabetes tipo 2 en estas etnias, pero probablemente esté relacionada a la composición genética y nuestro estilo de vida occidentalizado.
- *Habiendo tenido diabetes durante el embarazo (la diabetes de gestación).* Resulta que cuando una mujer desarrolla diabetes durante el embarazo, la diabetes se va poco después de dar a luz al bebé gran parte de las veces. Sin embargo, la posibilidad que esa mujer desarrolle diabetes en los próximos 5 a 10 años es alta (25% a 50%), dependiendo del grupo étnico, grado de obesidad, e historia familiar.
- *Habiendo dado a luz a un bebé pesando más de 9 libras.* Esto es porque cuando el nivel de glucosa de una mujer está alto durante el embarazo, el bebé está grande físicamente, pero generalmente su desarrollo es anormal internamente. No sólo dar a luz a un bebé grande pone en riesgo a la madre para el desarrollo de la diabetes tipo 2, investigaciónes recientes han sugerido que es posible que haya efectos adversos después en el recién nacido.
- *Si un médico le dijo que tenía un "toque de diabetes" o "A punto de tener diabetes".* Esto es un escenario común. Muchos médicos no toman la diabetes con suficiente seriedad. La mayoría de las veces, cuando a una persona se le dice que tiene un toque de diabetes, su diabetes está bastante avanzada, y la terapia es necesaria inmediatamente. Tener un toque de diabetes es como tener un toque de embarazo.

Estudios DREAM y ACT NOW

El estudio DREAM es otro estudio impresionante que miró lo bien que funciona una medicina para la diabetes tipo 2 llamada Avandia (rosiglitazona) para prevenir la diabetes tipo 2 en personas en riesgo comparado con una pastilla falsa (placebo). Avandia es una medicina semejante a Rezulin estudiada en el DPP, pero sin la grave toxicidad al hígado. Está en una clase de medicinas llamada sensibilizadores de insulina y está actualmente aprobada por la FDA como lo está Actos (también llamada pioglitizona) para el tratamiento de la diabetes tipo 2. El estudio ACT NOW fue similar al DREAM, pero se usó Actos en lugar de Avandia. Los sensibilizadores de insulina reducen la resistencia a la insulina. No había un grupo de tratamiento de cambios de estilo de vida en este estudio como lo había en el DPP.

Los resultados demostraron que para los voluntarios que tomaron Avandia, había una reducción impresionante de riesgo de convertirse de la prediabetes a la diabetes tipo 2 por 62% cuando se comparó con el grupo de placebo. De los 5269 sujetos con prediabetes que entró al estudio, 658 tomando placebo desarrollaron la diabetes mientras que sólo 280 tomando Avandia desarrollaron la diabetes. Sólo piense… si hubieran tenido un grupo con modificación intensiva de estilo de vida como en el DPP más Avandia.

Los resultados del estudio ACT NOW, fueron tan impresionantes como los del estudio DREAM demostrando que Actos puede reducir el riesgo de convertirse en diabético tipo 2 un 72%. Imagínese si también agregara cambios de estilo de vida.

Estudios STOP-NIDDM, XENDOS, y NAVIGATOR

Ha habido otros estudios de prevención que miran otras medicinas de la diabetes y la obesidad. El *Study to Prevent Non-Insulin Dependent Diabetes Mellitus* o Estudio para Prevenir Diabetes Mellitus No–Dependiente de Insulina (STOP-NIDDM) demostró que Precose (acarbose), una medicina oral que demora la absorción de carbohidratos en el intestino y baja los niveles de glucosa después de la comida, pueden reducir el riesgo de convertirse a diabetes tipo 2 en 25% y también reducir los factores de riesgo para la enfermedad cardiaca al mismo tiempo. En el estudio *Xenical in the Prevention of Diabetes in Obese Subjects* o estudio Xenical en la Prevención de Diabetes en Sujetos Obesos (XENDOS), la medicina de obesidad Xenical (orlistat), que bloquea la absorción de grasa en el intestino, llevó a un impresionante 37% de reducción de riesgo también (**Tabla 22-1**). También está el estudio *Nateglinide and Valsartan in Impaired Glucose Tolerance Outcomes Research* o estudio

Nateglinide y Valsartan en Resultados de Investigación Defectuosos de Tolerancia de Glucosa (NAVIGATOR), que mira lo bien que una medicina para la presión llamada Diovan (valsartan) y una secretagoga de insulina Starlix (nateglinide) pueden prevenir la diabetes tipo 2.

El número de medicinas orales actualmente disponible que han demostrado prevenir personas con prediabetes de convertirse a diabetes tipo 2 es impresionante (Glucophage, Avandia, Precose, y Xenical). No hay duda que la modificación de estilo de vida con o sin una de estas medicinas seguras y bien comprobadas puede prevenir la diabetes tipo 2. Es importante notar que la FDA no ha aprobado formalmente una medicina para la prevención de la diabetes tipo 2. La Asociación Americana de la Diabetes recomienda que los individuos con alto riesgo para desarrollar diabetes tipo 2 consideren comenzar a tomar Glucophage si son menores de 60 años de edad y obesos. Por favor hable de estos asuntos con su médico antes de tomar cualquiera de estas medicinas. Se le deben explicar los pros y contras con todo detalle.

¿Qué Hace Si Está a Riesgo para la Diabetes Tipo 2?

En primer lugar, no hay medicinas comprobadas ni otras técnicas para prevenir al 100% que personas desarrollen diabetes tipo 2; sin embargo, hay varias estrategias comprobadas que pueden ayudar a reducir su riesgo.

1. Mejore sus hábitos alimenticios y trate de bajar a su peso ideal. Ha habido dos grandes estudios publicados (el FDPS y el DPP) que han demostrado claramente que la intervención de estilo de vida (pérdida de peso y ejercicio) puede reducir la incidencia de diabetes tipo 2 en personas en riesgo. Aunque esto sea más fácil decirlo que hacerlo, hacer pequeños cambios no dramáticos en su dieta con el tiempo es la mejor estrategia. Quizá sólo el dejar las donas de la mañana gran parte del tiempo o cambiar de soda regular a soda de dieta. No sólo su peso es importante; también podría ser la composición del alimento que ingiere. Por ejemplo, tener sobre peso y comer una dieta bien balanceada con poca azúcar y grasa también puede ser una medida preventiva. Los resultados del DPP demostraron una reducción dramática en la incidencia de diabetes tipo 2 en personas en riesgo simplemente por hacer ejercicio aeróbico ligero 30 minutos por día 5 días a la semana y sólo bajar unas pocas libras.

   El ejercicio regular es la clave. Recomiendo que haga algo agradable para usted. No sólo se inscriba a un gimnasio extravagante y vaya sólo una vez al año a pagar su membrecía. Si intenta un deporte para el que se debe forzar usted mismo, sus posibilidades de seguir un programa de ejercicio a largo plazo son de pocas a ninguna. Por eso cuando va a una venta de garaje, siempre hay la casi nueva, que nunca ha sido usada, bicicleta estática, caminadora, pesas, o clubes de golf en venta... baratos.

2. Obtenga su propio medidor de glucosa. Debe conseguir un medidor de glucosa y revisarse ocasionalmente por la mañana antes del desayuno y 2 horas después de una comida pesada. Su glucosa de la mañana debe ser menor de 100 mg/dl y su nivel después de la comida debe ser menor de 140 mg/dl. Si sus números comienzan a acercarse o estar arriba de estos números con regularidad, debe notificar a su médico. También no se olvide que estos medidores no son perfectamente exactos así que no se asuste si tiene un nivel súper alto o bajo. Revísese otra vez.
3. Busque otras condiciones asociadas con la diabetes tipo 2. Asegúrese de revisar otras condiciones comúnmente asociadas con la diabetes tipo 2, como la hipertensión y niveles altos de colesterol. Como se ha mencionado varias veces, es importante controlar estos factores silenciosos de riesgo que llevan al paro cardiaco o derrame cerebral. Es muy común desarrollar éstas otras condiciones antes de la diabetes, así que ¿por qué no tratarlas agresivamente cuándo aparecen?
4. Pregunte a su médico si puede tomar una aspirina por día. Como se discutió en el capítulo en la enfermedad cardiaca, la aspirina es una manera súper efectiva, barata y fácil de prevenir un infarto y derrame cerebral. Asegúrese de hablar con su médico primero.
5. Considere terapia de medicina. Considere tomar una medicina que puede ayudar a prevenir el desarrollo inicial de diabetes tipo 2. Hasta recientemente, no había medicinas comprobadas para prevenir la diabetes. Sin embargo, los resultados del DPP han demostrado que Glucophage es efectivo en prevenir la diabetes tipo 2 en personas en riesgo y especialmente los de 45 años de edad o más jóvenes y con sobre peso. Los sensibilizadores de insulina como Actos pueden ser los medicamentos más eficaces para prevenir la diabetes tipo 2. Cada medicina tiene sus pros y contras, y es necesaria una plática a fondo con un experto de la diabetes si está considerando esta opción. Recuerde que la modificación del estilo de vida es la herramienta más poderosa que sabemos retarda o previene el desarrollo de la diabetes tipo 2. Nunca debe sustituir una

de estas medicinas por la modificación de estilo de vida sino que utilizarlas además de las estrategias de dieta y ejercicio.

6. Considere participar en un programa de investigación. Considere ser voluntario en un protocolo de investigación que es estudio de prevención. Pueda que haya o no uno en su área, pero si vive cerca de un centro médico de universidad, puede encontrar fácilmente una lista de los varios estudios a ser realizados. También mantenga los ojos y oídos atentos a los medios ya que muchos estudios nacionales tienen empresas de relaciones públicas que trabajan para correr la voz. Lea los protocolos con cuidado y hable sobre los detalles con su médico para asegurarse de que el estudio es el correcto para usted.

¿Podemos Prevenir La Diabetes Tipo 1? Hasta El Momento La Respuesta Es No

Probablemente no pueda encontrar dos cosas más opuestas que las causas de la diabetes tipo 1 y tipo 2. La causa de la diabetes tipo 1 no se sabe completamente, pero se cree que por alguna razón, o genética, vírica, o ambiental, se producen anticuerpos que destruyen específicamente las células beta del páncreas que producen insulina. Los anticuerpos son las células en el cuerpo que normalmente atacan y destruyen algo extranjero como bacterias o microbios. Las estrategias para prevenir la diabetes tipo 1 estan enfocadas en prevenir que el sistema inmunológico destruya de manera inadecuada el páncreas. No está dentro del alcance de este libro de entrar en detalle en las estrategias de prevención de la diabetes tipo 1, pero desafortunadamente todos los estudios de prevención hasta la fecha han fallado en mostrar beneficio.

El *Diabetes Prevention Trial for Type 1 Diabetes* o Estudio de Prevención de la Diabetes Tipo 1 (DPT-1) fue un estudio a largo plazo lanzado por los Institutos Nacionales de Salud en 1994. El objetivo del estudio fue determinar si podemos prevenir o demorar la diabetes tipo 1 en personas que tienen el marcador inmune (anticuerpos que atacan el páncreas) para el desarrollo de la diabetes tipo 1. Los individuos que resultaron positivos para estos anticuerpos que destruyen el páncreas debían matricularse en cualquiera de los dos estudios basados en su grado de riesgo para desarrollar la diabetes tipo 1 en los próximos 5 años listados abajo (las pruebas pueden determinar quién está en alto o bajo riesgo). El primero, Estudio de Inyección de Insulina, se encontró no ser efectivo en prevenir la diabetes tipo 1. Desafortunadamente el segundo estudio oral de insulina también fue encontrado ser ineficaz.

A pesar que no hay estrategias comprobadas de prevención, tenemos excelentes pruebas para ayudar a identificar personas que pueden desarrollar diabetes tipo 1. La prueba es un análisis de sangre sencillo que busca anticuerpos (anticuerpos de célula isleta) que atacan el páncreas. Resulta que si alguien tiene estos anticuerpos en su sangre, él o ella tendrá aproximadamente de un 90% o más probabilidades de desarrollar diabetes tipo 1 dentro de los próximos 5 años. Las recomendaciones oficiales para la prueba, que debe hacerse cada 3 años, están listadas en la **Tabla 22-3**. La mayoría de los especialistas de diabetes saben las ubicaciones de los centros locales de pruebas gratis, o puede llamar al programa DPT-1 financiado por el gobierno (1-800-HALT-DM1).

Tabla 22-3

¿Quién Debe Hacerse La Prueba por Estar En Riesgo de la Diabetes Tipo 1?

- Ser de 45 o menor y tener un hermano o hermana, hijo, o padre con diabetes tipo 1
- Ser de 20 o menor y tener un primo, tía, tío, sobrino o sobrina, abuelo, medio hermano con diabetes tipo 1

Si resulta positivo para el riesgo de la diabetes tipo 1, no hay nada que pueda hacer como lo hay para personas en riesgo de la diabetes tipo 2. Los cambios del estilo de vida no han mostrado hacer una diferencia. Básicamente, involucra participar en un estudio clínico. Si está interesado, existe el programa de gobierno llamado TrialNet (continuación del DPT-1), el cual continúa evaluando nuevas estrategias de prevención para la diabetes tipo 1. Están por Internet en *www.diabetestrialnet.org* y puede llamar al número arriba mencionado.

La prueba o participar en un estudio pueda que no sea para usted o su hijo. Si su hijo está en riesgo para la diabetes tipo 1, pueda que no quiera hacerle la prueba. Si no quiere que su hijo participe en un estudio clínico después de revisar con cuidado los protocolos, es una preferencia personal. Si le preocuparía demasiado si la prueba es positiva, pueda que no valga la pena. Si es el tipo de persona que le gusta saber y prepararse para la eventualidad, hacer la prueba es para usted.

Presentaciones de Caso

Caso #1: Prevención de la Diabetes Tipo 1

Le puedo decir la historia de mi familia. Tengo dos hijas adolescentes, Talia y Carina. Cuando Talia tenía 7 y Carina 3, mi esposa y yo decidimos hacerles la prueba para los anticuerpos que causan la diabetes tipo 1. Somos el tipo de personas que queríamos saber si una o ambas de nuestras hijas podrían desarrollar diabetes tipo 1. Talia y Carina todavía recuerdan que les picaron el brazo para obtener sangre, pero les digo a mis amigos que nuestro regalo de Navidad ese año (aunque somos judíos) fue que las dos resultaron negativas. Se supone que deben ser reexaminadas cada 3 años pero no he podido arrastrarlas al doctor. Aunque no discutimos la posibilidad de matricularlas en el DPT-1 antes de examinarlas, queríamos saber si tenían los anticuerpos que las llevarían a la diabetes tipo 1. No hay costo por la prueba y de ninguna manera hacerse la prueba implica que su hijo participe en un estudio.

Caso #2: Prevención de la Diabetes Tipo 2

Pedro es un hombre blanco de 63 años de edad que es uno de los Regentes de la Universidad de California. Vino a mí hace muchos años con niveles de glucosa en el rango de pre diabético (el nivel de la mañana en el rango de 110 mg/dl y el nivel de 2 horas después de comer alrededor de 160 a 180 mg/dl). Su A1C en aquel momento estaba en el rango normal superior de 5.9%. La diabetes tipo 2 corre en su familia y él también tenía problemas de peso, hipertensión, y niveles anormales de colesterol. Aparte de eso, él estaba sano y llevaba un estilo de vida activo. ¡Vino a mí porque no quería tener diabetes!

A Pedro le encanta comer y siempre está luchando por mantener su peso. Afortunadamente le gusta caminar. Compró uno de ésos dispositivos GPS de mano y rastreó la cantidad que caminaba meticulosamente. En una visita, me dijo que estaba en una caminata virtual de San Diego a San Francisco y que estaba en Pismo Beach cerca de San Luís Obispo en ese momento. En todo caso, después de una larga charla, decidimos que tomaría Rezulin (troglitazona) para tratar y prevenir el desarrollo de la diabetes tipo 2. Le expliqué claramente los pros y contras de tomar la medicina y que la FDA no había aprobado oficialmente el uso de Rezulin para la prevención de la diabetes tipo 2. Le fue bien y después de unos años, Rezulin fue sacada del mercado y usamos Avandia y ahora Actos, las cuales son muy semejantes por la forma en que funcionan. Bien, Pedro todavía está tomando Actos después de muchos años con niveles de glucosa y valores A1C en los rangos normales superiores. Por lo menos durante los últimos 10 años, hemos podido prevenir que Pedro desarrolle la diabetes tipo 2 y eso es increíble. Fue la combinación de ejercicio regular, cuidar su dieta, y la medicina.

Incluso si Pedro hubiera desarrollado la diabetes, estaría en el camino correcto por el tratamiento oportuno y terapia agresiva antes que apareciera cualquier complicación. Recuerde que lo mejor aparte de prevenir la diabetes, es ser el primero en saberlo.

Resumen

La mejor manera de prevenir las terribles complicaciones de la diabetes es prevenir la diabetes en primer lugar. La diabetes no tiene que ser una enfermedad costosa y devastadora. No sólo los profesionales de asistencia médica deben estar informados sobre quien está en riesgo para la diabetes; también es responsabilidad de todo el que tiene diabetes de notificar y animar a sus familiares a hacerse la prueba para la diabetes tipo 1 o tipo 2. No hay síntomas en las primeras etapas del desarrollo de la diabetes, lo cual hace los programas de pruebas aún más importantes. Ahora podemos decir sin duda alguna que la diabetes tipo 2 puede prevenirse con modificación de estilo de vida y medicina. Desafortunadamente, las estrategias de prevención para la diabetes tipo 1 han fallado, pero hay más estudios en marcha. Incluso si se le encuentra diabetes en el momento de la prueba, o si desarrolla diabetes al participar en un estudio de prevención, ser el primero en saber que tiene diabetes es lo mejor a no tener diabetes. El tratamiento oportuno y agresivo de la diabetes es el único y más importante de los mensajes que le puedo transmitir a usted.

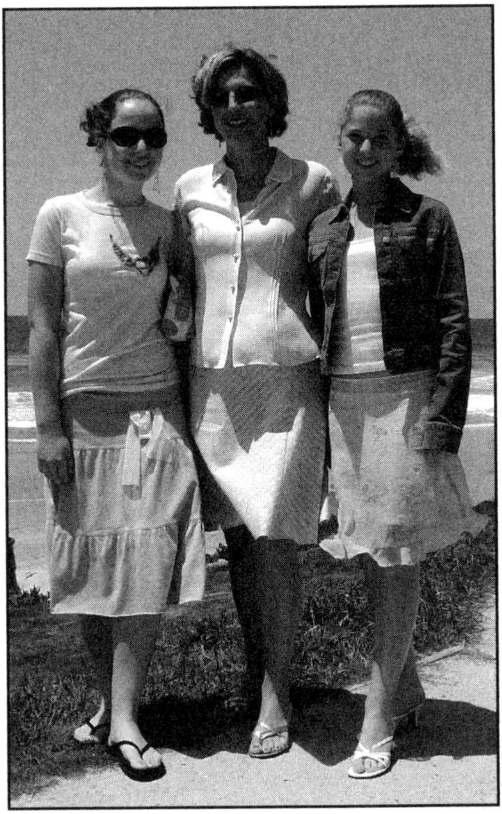

Mi esposa, Ingrid *(centro)*, con hijas Talia *(izquierda)* y Carina *(derecha)*.

23

Tome Control De Su Diabetes

La Última Palabra

Lo Esencial para Tomar Control de Su Diabetes

Las cosas esenciales para tomar control de su diabetes pueden descifrarse en estas partes principales:

1. El control de la glucosa en la sangre
2. El control de la presión arterial
3. El control del colesterol
4. Seguir un programa de garantía de la diabetes
5. Buscar constantemente nueva información sobre cómo manejar mejor su diabetes.

Estas áreas básicas han sido cubiertas extensamente en este libro y deben ser el elemento principal de su cuidado de la diabetes. Controlar su nivel de glucosa no sólo reducirá la incidencia y severidad de las complicaciones de la diabetes, sino que también le permitirá sentirse mejor día a día. Desde que la última edición de este libro fue publicada, los objetivos para el control de glucemia han sido bajados. De hecho, todas las organizaciones mayores de diabetes, como la Asociación Americana de la Diabetes (ADA), ahora han dicho que el último objetivo es de tener el A1C en el rango normal (4% a 6%) y no sólo debajo de 7%, si puede hacerse sin peligro y sin hipoglucemia excesiva. Ahora tenemos tantas herramientas impresionantes y efectivas para controlar nuestra diabetes, incluyendo monitores de glucosa en casa y monitores continuos de glucosa, análogos de insulina de diseñador, bombas inteligentes de insulina, y una gran variedad de nuevos medicamentos orales e inyectables que funcionan bien solos y en combinación entre sí y con insulina. También estoy totalmente convencido que el monitoreo continua de glucosa tendrá un impacto inmenso en la vida de personas con diabetes tipo 1 y tipo 2 que requieren insulina. Es verdaderamente raro que la diabetes de algún individuo no pueda ser controlada con estas nuevas medicinas y dispositivos.

El control de la presión no sólo ayudará a reducir las complicaciones micro vasculares de la diabetes (ojo y enfermedad renal), también reducirá mucho su posibilidad de tener un infarto o derrame cerebral.

Las personas con diabetes deben tener un medidor de presión en casa para medirse periódicamente. La hipertensión es común en personas con diabetes y puede no haber síntomas obvios. Tenemos muchos tipos diferentes de medicinas para la presión que funcionan bien solas o en combinación. Los objetivos para el control de la presión han bajado (menos de 130/80 mm Hg) debido a excelentes estudios clínicos de investigación que demuestran grandes beneficios de salud.

Durante los últimos años, la barra también ha bajado en términos de niveles aceptables de colesterol. Hacerse un panel anual de lípidos en ayunas o la prueba de colesterol es de suprema importancia. Niveles anormales de colesterol sin tratamiento (LDL o colesterol malo, HDL o colesterol bueno, y los triglicéridos) pueden llevar a un infarto y derrame cerebral, los cuales son muy comunes en personas con diabetes. Una vez más, no hay síntomas de niveles anormales de colesterol, lo que hace la prueba muy importante. Los expertos en el campo ahora abogan por control agresivo del colesterol porque estudios clínicos extensos y bien realizados demuestran que tiene como resultado grandes reducciones en la ocurrencia de estos acontecimientos graves, que alteran y amenazan la vida. Uno de los cambios en las pautas más importantes es de reducir el colesterol malo o LDL a menos de 100 mg/dl para todos los diabéticos y menos de 70 mg/dl si usted ya tiene problemas cardiacos. Así como en el caso del control de la glucosa y presión, hay medicinas fantásticas, seguras y poderosas para reducir los niveles anormales de colesterol a un rango normal.

Seguir un programa de garantía de diabetes lo ayuda a permanecer atento en asuntos de su salud en cuestión de pruebas y exámenes que necesita para permanecer sano. Se sigue la misma filosofía del programa de garantía para su coche. Si lleva su coche al taller según el programa recomendado de mantenimiento, su coche es más probable a correr mejor y durar más. Sólo reemplace su cuerpo por su coche. Haga una gráfica, mantenga registros, y sepa lo que significan los números. El último y paso más importante es actuar si los valores no están en el rango ideal o cercano a normal. En estos tiempos, debe ser muy pro-activo para conseguir las medicinas y servicios que usted necesita para permanecer sano. Esto es donde la educación, motivación, y el auto-apoyo juegan papeles importantes.

Educación, Motivación, y Abogacía Propia

El control de la diabetes en este país y alrededor del mundo es todavía inadecuado para la mayoría de las personas que viven con esta condición crónica. Además, ha habido numerosos avances en el campo de la diabetes que pueden potencialmente aniquilar o reducir mucho la cantidad de sufrimiento humano asociado con esta enfermedad. ¿Por qué será que avances en el campo médico de la diabetes se han quedado atrás a nivel comunitario? Creo que uno de los eslabones perdidos más grandes es que la educación y motivación al paciente han estado faltando seriamente o no existen. Nosotros, las personas con esta condición, debemos ser los miembros más informados de nuestro equipo de asistencia médica y tomar la principal responsabilidad por nuestra salud. Somos nuestros mejores partidarios propios. Debemos averiguar lo que debe hacerse para vivir una vida sana y productiva con diabetes y entonces salir y hacerlo. Sea inteligente y persistente.

Difundiendo los Mensajes Importantes de TCOYD

En mis años de experiencia como especialista de la diabetes, raramente he encontrado a una persona con diabetes que no quiera vivir una vida larga y sana. No le puedo decir cuántas veces he oído un médico decir, "Todos mis pacientes diabéticos no cumplen y no les interesa su propia salud". Creo que estos pacientes o nunca han sido educados y motivados adecuadamente para ser su mejor partidario propio y para tomar control de su diabetes o sus médicos no entienden las barreras que estos pacientes enfrentan. TCOYD es una organización sin fines de lucro cuya misión es educar y motivar a personas con diabetes y sus seres queridos a tomar un papel más activo en su condición para vivir una vida más sana, más feliz y más productiva. TCOYD promueve su misión por varios portales de información. Estos incluyen una serie de conferencias nacionales, el show de televisión de TCOYD, un galardonado boletín de *MyTCOYD*, esta tercera edición del libro de TCOYD, un programa de membrecía, *Extreme Diabetes Makeover*, Programa Extremo de Re-inventación y un programa único, *Making the Connection*, Haciendo la Conexión de educación médica continua (CME) que ofrece a los médicos de nuestro país avances de vanguardia en el cuidado de la diabetes, así como proveerles un entendimiento de lo que significa vivir con diabetes día a día.

Conferencias y Ferias de Salud de TCOYD

TCOYD fue fundado bajo el principio que cuando se trata de educación, motivación, y el auto-apoyo, nada reemplaza las interacciones cara a cara. Por esta razón nuestra serie nacional de conferencias permanece la base de cómo TCOYD cumple su misión. Las conferencias y ferias de salud de TCOYD se llevan a cabo en centros de convenciones en ciudades alrededor de los Estados Unidos y, hasta la fecha, hemos tocado las vidas de más de 200,000 personas. Las conferencias normalmente son en sábados de 9 AM a 5 PM y consisten en sesiones generales para todos los asistentes por la mañana, un banquete con un orador inspirador, una variedad de talleres por la tarde, sesiones prácticas que ofrecen tiempo uno a uno entre expertos y pacientes, programas de ejercicio, una extensa feria de salud, y una sesión general de clausura para terminar el día con una nota optimista y emotiva. Estas conferencias han cambiado las vidas de innumerables personas con diabetes, armándolos para estar a la ofensiva en la diabetes. Puede ver un documental de 8 minutos en las conferencias de TCOYD y aprender más acerca de ellas en nuestro sitio Web *(www.tcoyd.org)*. Los animo no sólo a tratar de asistir a una conferencia, sino también a traer sus seres queridos y otros amigos y parientes con diabetes. También puede ayudar a correr la voz.

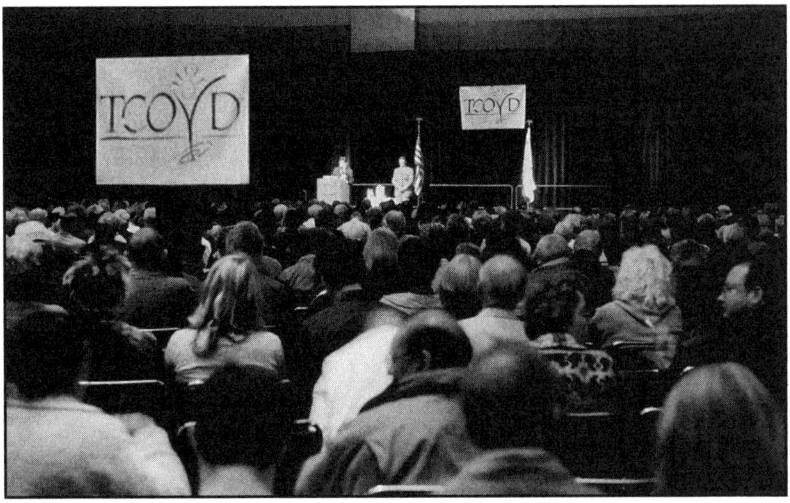

Audiencia de TCOYD en una de nuestras series de conferencias nacionales por el país.

Show de Televisión de TCOYD

La primera temporada del show de televisión de TCOYD salió al aire en el 2006/2007 y ha sido la culminación de más de 8 años con la idea sin tener el tiempo para actuar en esos pensamientos. El show de televisión al fin ha llegado a ser una realidad y continuará creciendo en el futuro. Aunque las conferencias en vivo son el sostén de nuestra organización, no podemos alcanzar el número de personas que podemos a través de la televisión. Nuestro show vigente de televisión alcanza un potencial de aproximadamente 27 millones de espectadores en la cadena de televisión de la Universidad de California vía satélite por DISH. Le saluda atentamente su guapo anfitrión. Nuestros temas varían de los conceptos básicos del cuidado de la diabetes (ejercicio, dieta, medicinas, terapia de insulina, cuidados de los pies, etc.) a temas más avanzados y de vanguardia, incluyendo el monitoreo continuo de glucosa, los siempre interesantes episodios de cocina con Chris Smith (El Chef Diabético), asuntos legales, y mucho más. TCOYD reúne profesionales selectos en el campo de la diabetes así como personas que han estado viviendo exitosamente con esta condición. El verdadero y sustancioso contenido presentado en nuestro formato de tomando control es la principal diferencia entre nuestro show y otros que han venido y desaparecido. Pensar fuera de la caja es nuestra norma y además de eso, también tenemos segmentos divertidos y educacionales en cada show incluyendo, los Niños con Diabetes Dicen las Cosas más Dulces; Haga su Movimiento; En Condición para Comer, etc. Visite por favor nuestro sitio Web *(www.tcoyd.org)* las 24 horas para ver todos nuestros programas que anteriormente han salido al aire y para averiguar cómo puede ver el show de televisión de TCOYD en su televisión o su computadora.

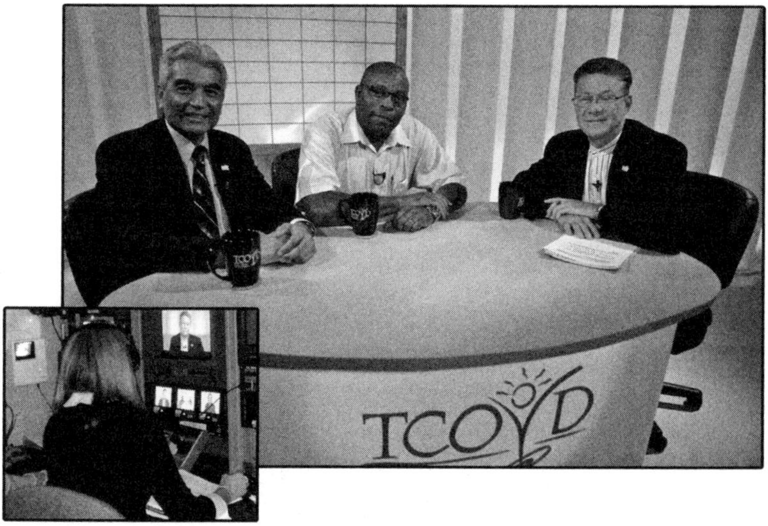

El estudio de televisión de TCOYD donde nuestro show galardonado es producido.

El Boletín de *MyTCOYD*

El boletín de *MyTCOYD* está en su décimo año y continúa jugando un papel importante para nuestro programa de la membrecía dulce. ¡Cuando visitamos una ciudad en América para una de nuestras conferencias, los participantes terminan tan motivados al fin del día que están felices que tienen diabetes! Puede que no regresemos a esa ciudad por 1 o 2 años, así que el boletín ayuda a mantener nuestros mensajes para tomar control vigentes durante el año. *Dr. Edelman's Corner* es una característica regular del boletín. Aprovecho esta oportunidad para decir lo que es pertinente, provocativo, polémico, y crítico para nuestros miembros. Algunas personas dicen que estoy en algún tipo de droga alucinógena cuando escribo la *Dr. Edelman's Corner*, pero eso no es verdad. Siempre estoy un poco fuera de lugar, de todos modos. Busque la *Dr. Edelman's Corner* en el sitio Web *www.tcoyd.org*.

Las características regulares adicionales incluyen *Ask Your Pharmacist*, *Product Theater*, *Know Your Numbers*, *Question of The Month*, *Taking Control*, *From the Desk of*, y *Living Well*. *Ask Your Pharmacist* revisa las últimas medicinas para personas con diabetes que han sido recientemente aprobadas por la FDA. Esta información la escriben en términos sofisticados médicos talentosos de farmacia como Candis Morello y Nina Bean de la Escuela de farmacia de UCSD y Centro Médico de Asuntos de Veteranos. *Know Your Numbers* muestra el diario verdadero de un paciente verdadero con una explicación detallada de qué clases de tendencias y pautas son evidentes. El propósito de esta sección es de educar a nuestros miembros en cómo interpretar sus propios números para lograr sus objetivos de glucemia. Recibimos muchas preguntas durante el año de nuestros miembros, y tratamos de contestarlas todas dentro de muy poco tiempo, generalmente menos de 24 horas. Escojo una de las preguntas más importantes para imprimir en cada edición de nuestro boletín, junto con una respuesta detallada, para que todos nuestros miembros puedan aprender juntos. El *Product Theater* presenta lo último en productos y dispositivos; recientemente hemos destacado la nueva, bomba desechable de insulina sin tubos Omnipod y monitor continuo de glucosa Dexcom. *Living Well* resalta nuevas tendencias e información de vanguardia en la esfera de la diabetes incluyendo estudios similares, temas de investigación clínica y nuevos hallazgos científicos relacionados a la diabetes tipo 1 y tipo 2. *Taking Control* se enfoca en personas extraordinarias con diabetes y/o educadores que continúan haciendo la diferencia en la lucha en contra de esta condición crónica. Finalmente, *From the Desk of* ofrece información actualizada de profesionales del cuidado de la salud, expertos de seguros médicos, y más relacionado a las complicaciones, obstáculos y factores emocionales que afectan directamente a las personas con diabetes y sus familias.

Además de las secciones regularmente representadas, tenemos otros artículos escritos por expertos en el campo que han sido oradores

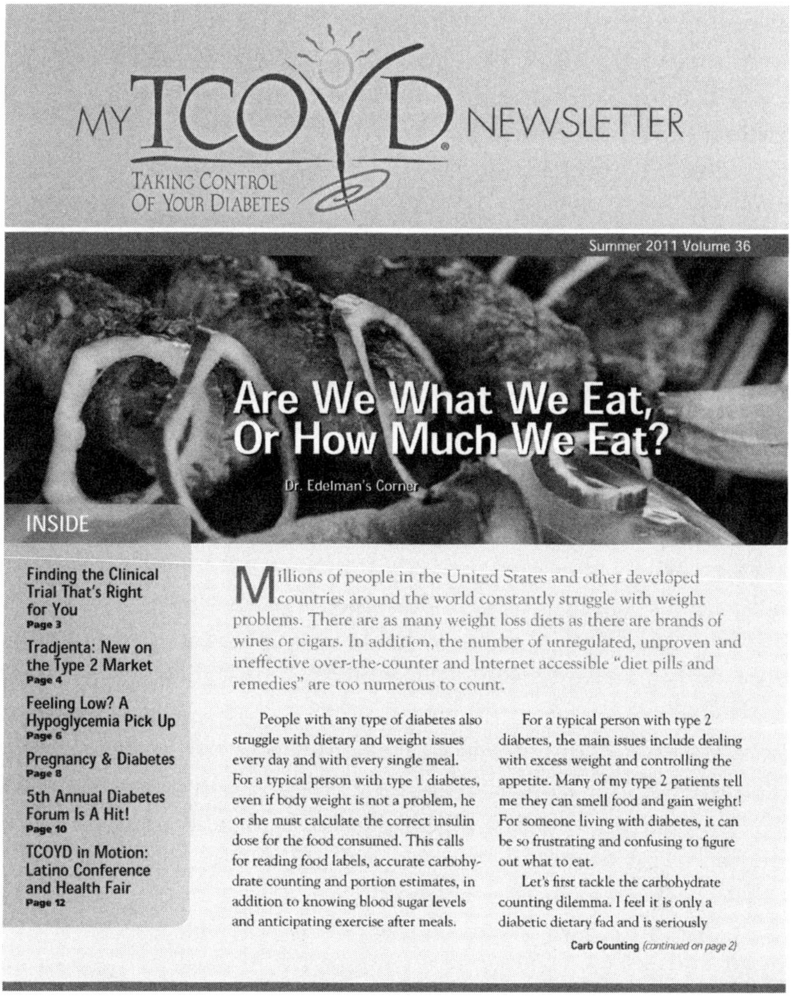

MY TCOYD® NEWSLETTER

TAKING CONTROL OF YOUR DIABETES

Summer 2011 Volume 36

Are We What We Eat, Or How Much We Eat?

Dr. Edelman's Corner

INSIDE

Millions of people in the United States and other developed countries around the world constantly struggle with weight problems. There are as many weight loss diets as there are brands of wines or cigars. In addition, the number of unregulated, unproven and ineffective over-the-counter and Internet accessible "diet pills and remedies" are too numerous to count.

People with any type of diabetes also struggle with dietary and weight issues every day and with every single meal. For a typical person with type 1 diabetes, even if body weight is not a problem, he or she must calculate the correct insulin dose for the food consumed. This calls for reading food labels, accurate carbohydrate counting and portion estimates, in addition to knowing blood sugar levels and anticipating exercise after meals.

For a typical person with type 2 diabetes, the main issues include dealing with excess weight and controlling the appetite. Many of my type 2 patients tell me they can smell food and gain weight! For someone living with diabetes, it can be so frustrating and confusing to figure out what to eat.

Let's first tackle the carbohydrate counting dilemma. I feel it is only a diabetic dietary fad and is seriously

Carb Counting (continued on page 2)

Portada de uno de nuestros boletines galardonados de *MyTCOYD*.

frecuentes en nuestras conferencias alrededor del país. Para recibir el boletín trimestral de *MyTCOYD*, debe ser un miembro de *MyTCOYD*.

El Programa de la Membrecía Dulce

El programa de la membrecía dulce de *MyTCOYD* es una gran manera de permanecer conectado a TCOYD y todos nuestros programas. Los miembros disfrutan de muchas ventajas importantes, como ser capaces de enviarme sus preguntas y preocupaciones en cualquier momento por correo electrónico. Llamamos este programa *Ask The Expert* y si no sé la respuesta, pregunto a uno de mis amigos inteligentes en el campo relacionado a la pregunta. Por esto es que recibo más de 150 correos electrónicos por día; disfruto mucho oír de nuestros miembros. Como miembro de *MyTCOYD*, recibirá nuestro boletín trimestral de *MyTCOYD* con las muchas secciones interesantes e informativas descritas. Por supuesto, recibirá la tercera edición del libro de TCOYD que actualmente está leyendo y varios otros artículos así como otras cosas frescas. Para hacerse miembro, por favor visite nuestro sitio en la red electrónica *(www.tcoyd.org)* o simplemente llame a nuestra oficina (800-998-2693). También puede hacerlo cuando asista a cualquiera de nuestras conferencias.

"Making the Connection" Programa de Educación Profesional: Educando a los médicos de Este País Sobre Los Estragos Cotidianos Viviendo Con Diabetes

Tome Control De Su Diabetes (TCOYD) toma un desafío raramente intentado. Educar a médicos sobre las estrategias más recientes en el manejo de la diabetes es un proceso muy difícil y lento. Uno de los retos más grandes para mejorar el cuidado de la diabetes en este país es de mejorar la actitud de los médicos hacia sus pacientes que luchan con la diabetes y crear un ambiente con empatía y comunicación recíproca más abierta. Estoy totalmente convencido que si los médicos generales en este país supieran realmente lo que es tener diabetes, ambos emocionales y físicamente, su nivel de empatía y verdadera comprensión mejoraría mucho. En cambio, esto fortalecería la comunicación entre el médico y el paciente, y disminuiría la común, intimidante, e inadecuada generalización de pacientes como no cumplidores.

Es asombrante para mí que durante series médicas en el hospital, un joven médico residente en prácticas presente un caso diciendo algo como esto: "Este paciente es un hombre de 56 años de edad no cumplidor con una historia de 5 años de diabetes tipo 2". Después de la presentación, pregunto con calma al residente, ¿"Por qué dice usted que el paciente no es cumplidor"? La respuesta generalmente es, "El último médico que miró a este paciente lo escribió en la gráfica y los niveles de glucosa no estan bajo buen control". ¡Bien, nunca en mi vida he encontrado a una persona con diabetes que no quiera vivir una vida larga y sana, sin complicaciones como la ceguera o la insuficiencia renal! ¡Los residentes y los internos en el hospital ahora saben muy bien no utilizar "esa palabra" al presentar frente a mí... o de otra forma!

Nuestra iniciativa *Making the Connection*, Haciendo la Conexión pone el ambiente de aprendizaje de los médicos justo en medio de una conferencia de TCOYD para pacientes. Separados de la conferencia para pacientes, ellos reciben varias lecturas aprobadas de vanguardia de CME de expertos en el campo. También se reúnen a las personas con diabetes que asisten a la conferencia para pacientes durante la sesión general de la mañana para oír una presentación sobre las barreras emocionales que estan muy comúnmente asociadas con la diabetes. Más tarde en el día, los médicos almuerzan con los participantes de la conferencia para pacientes y oyen al orador a la hora de la comida, siempre un orador emotivo viviendo bien con diabetes. Durante la tarde, los médicos asisten a un taller junto con un gran grupo de pacientes dirigidos por un psicólogo. Esta es una hora recíproca e informativa tanto para los pacientes como los médicos, porque tienen la oportunidad de expresar ambos lados de la relación de paciente a doctor y llegar a entender las frustraciones a que se enfrentan ambos grupos. Al final del día, los médicos se reúnen otra vez en su propio ambiente de aprendizaje para discutir todo lo que observaron y aprendieron durante el día de las personas que viven cada día de su vida con diabetes. Puede encontrar más información sobre los programas de TCOYD CME en *www.tcoydcme.org* o llamando a nuestra oficina.

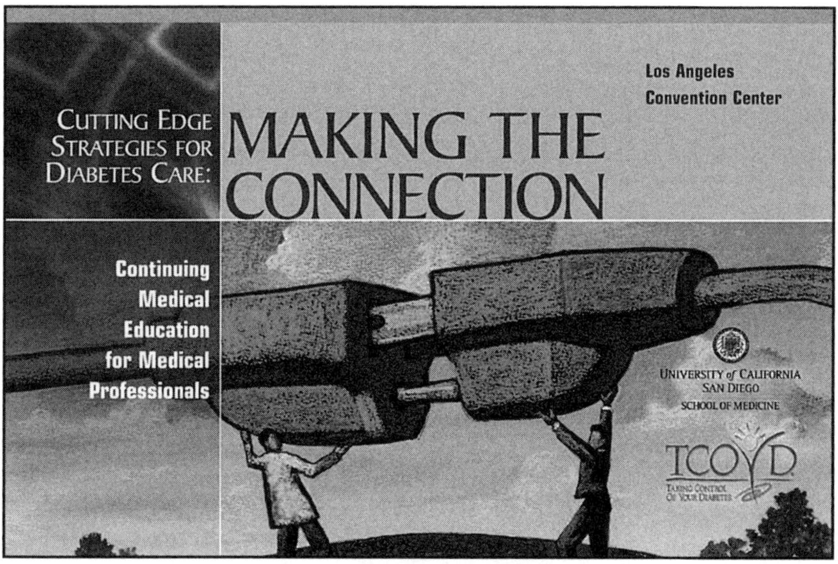

Una invitación reciente para proveedores para asistir a uno de nuestros programas Making the Connection.

TCOYD también ofrece otros programas, como las Miniseries en el área de San Diego, así como nuestra Iniciativa Latina dirigida por Antonio Huerta y médicos de la región y el país.

Por favor visite nuestro sitio en la red electrónica en *www.tcoyd.org* para mayor información sobre todos nuestros servicios o simplemente llame a nuestra oficina. Nuestra población incluye cualquier individuo interesado en la diabetes, incluyendo profesionales.

Nuestro Desafió Continuo

La visión de Tome Control De Su Diabetes es que todas las personas con diabetes y sus seres queridos tengan acceso total a la educación y terapia apropiadas para la prevención, detección a tiempo, y manejo agresivo de la diabetes y sus complicaciones. Nuestra declaración de la visión es nuestro futuro desafío. Las conferencias de TCOYD verdaderamente conmueven las vidas de las muchas personas que asisten. Sin embargo, el número total de participantes en todo el país es sólo una fracción de las personas con diabetes en este país. Aunque ahora estamos alcanzando a más personas con nuestras series de shows de televisión y otros programas, la educación y motivación de la diabetes deben sinceramente ser reconocidas por nuestra industria de asistencia médica como una parte esencial de un programa efectivo de tratamiento. Los programas exitosos de educación de la diabetes deben ser desarrollados con cuidado y deben ser ofrecidos a todas las personas con diabetes y sus seres queridos. La educación de la diabetes debe ser informativa, con humor, práctica, adaptable, y compatible con la gran variedad de grupos étnicos e individuos únicos que forman nuestro país.

Para cerrar, quiero animarlo a tomar control de su diabetes. Por usted mismo y por sus seres queridos.

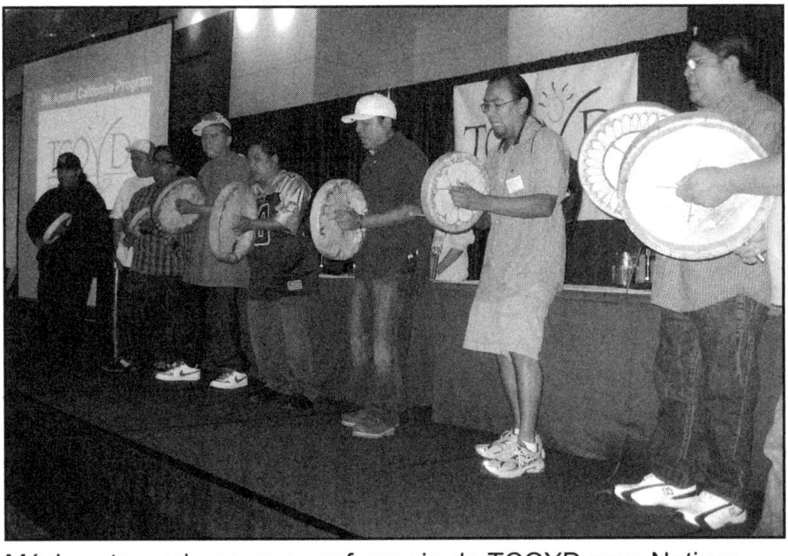

Músicos tocando en una conferencia de TCOYD para Nativos Americanos.

Apéndice

Recursos Médicos en Internet

Este recurso valioso es financiado por sus impuestos. Proporciona una gran manera de aprender sobre lo último en la investigación médica:

- Medline Plus: *http://www.nlm.nih.gov/medlineplus/spanish/medlineplus.html*

Cuidado Propio de la Diabetes en Internet

Nuevos sitios Web suben cada día por el hecho necesario e inevitable que información de asistencia médica valla al Internet. Esto es especialmente importante en nuestro ambiente del cuidado manejado. Sólo algunos de los sitios excelentes son listados abajo.

Asociación Americana de la Diabetes (ADA)

(800) DIABETES (342-2383); *http://www.diabetes.org/espanol*
Información en español: *www.portufamilia.org*
La Asociación Americana de la Diabetes es la organización de salud sin fines de lucro líder de la nación que proporciona investigación, información y apoyo sobre la diabetes. Fundada en 1940, la Asociación Americana de la Diabetes conduce programas en todos los 50 estados y el Distrito de Columbia. La misión de la Asociación es prevenir y curar la diabetes y mejorar las vidas de todas las personas afectadas por la diabetes. Para cumplir esta misión, la Asociación Americana de la Diabetes financia investigación, publica conclusiones científicas, proporciona información y otros servicios a personas con diabetes, sus familias, profesionales de la salud y el público. La Asociación también está activamente involucrada en abogar por la investigación científica y por los derechos de las personas con diabetes.

Tome Control De Su Diabetes (TCOYD)

(800) 99-TCOYD (998-2693); *www.tcoyd.org; info@tcoyd.org*
El sitio Web de TCOYD le informará acerca de la serie de eventos educativos y motivadores por todo el país. TCOYD promueve la educación, la motivación, y el auto-apoyo por medio de interacciones en vivo, uno a uno, y de grupo que son complementadas por la vía de información del Internet. TCOYD también tiene un boletín informativo, y hay información sobre programas educativos próximos, sobre publicaciones, y sobre la membresía. TCOYD ofrece una sección de preguntas y respuestas con el Dr. Steve Edelman y otros expertos en el campo.

Recursos Sobre Diabetes

http://www.estudiabetes.org/notes/Recursos_Sobre_Diabetes
http://www.diabetesentrepares.com

Libros en Español

http://www.estudiabetes.org/notes/Mejores_Libros_sobre_Diabetes

Recursos Generales de la Diabetes

Asociación Dietética Americana

(800) 877-1600; *www.eatright.org/espanol*

Centro para el Control de Enfermedades (CDC) - Página Web de Diabetes

(800) CDC-INFO (232-4636);
www.cdc.gov/diabetes/spanish/index.htm

Fundación Juvenil Internacional de Investigación de la Diabetes (JDRF)

(800) 533-CURE (2873); *www.jdrf.org; info@jdrf.org*
(800) 471-7745; *www.ndei.org; feedback@ndei.org*

Programa Nacional de Educación de la Diabetes (NDEP)

(800) 438-5383; *http://ndep.nih.gov/i-have-diabetes/TengoDiabetes.aspx; ndep@mail.nih.gov*

Niños Con Diabetes

www.childrenwithdiabetes.com/es
Una revista en Internet para niños, familias, y adultos con diabetes tipo 1. ¡Este es un excelente sitio para información general sobre la diabetes… no es sólo para niños!

Instituto Nacional de Diabetes y Digestión y Enfermedades del Riñón (NIDDK)

http://diabetes.niddk.nih.gov/index_sp.htm
Un sitio Web completo para una introducción a la diabetes, las complicaciones de la enfermedad, y del tratamiento. Estadísticas, estudios clínicos, pautas, y reportes de investigación son accesibles por este sitio junto con fuentes adicionales para publicaciones.

TABLA A.1 — Guía del Consumidor de Diabetes Forecast 2011: Medidores de Glucosa.

Nombre del Medidor (Fabricante[a])	Muestra de Sangre Tamaño[b]	Batería	Codificación del Usuario ¿Se Necesita?	Capacidades A	B	BP	C	K	P
Accu-Chek Aviva (Roche)	0.6	(1) CR2032 lithium coin cell	Si	—	—	—	✔	—	—
Accu-Chek Compact Plus (Roche)	1.5	(2) AAA	No	—	—	—	✔	—	—
Acura (U.S. Diagnostics)	0.5	(2) CR2032 lithium coin cell	No	—	—	—	—	—	—
Advocate (Diabetic Supply of Suncoast)	0.7	(2) AAA	Si	✔	—	—	✔	—	—
Advocate Duo (Diabetic Supply of Suncoast)	0.7	(2) AAA	Si	✔	—	✔	✔	—	—
Advocate Redi-Code (Diabetic Supply of Suncoast)	0.7	(2) AAA	No	✔	—	—	✔	—	—
Advocate Redi-Code Dash (Diabetic Supply of Suncoast)	0.7	(1) CR2032 lithium coin cell	No	—	—	—	—	—	—
Advocate Redi-Code Duo (Diabetic Supply of Suncoast)	0.7	(2) AAA	No	✔	—	✔	✔	—	—
Breeze2 (Bayer)	1.0	(1) CR2032 lithium coin cell	No	—	—	—	✔	—	—
Codefree (Gluco Com)	0.7	(1) CR2032 lithium coin cell	No	—	—	—	✔	—	—
Contour (Bayer)	0.6	(2) CR2032 or DL2032 lithium coin cell	No	—	—	—	✔	—	—
Contour TS[c] (Bayer)	0.6	(1) CR2032 or DL2032 lithium coin cell	No	—	—	—	✔	—	—
Contour USB (Bayer)	0.6	(1) recargable lithium polymer, 3.4v–4.2v	No	—	—	—	✔	—	—
Control (U.S. Diagnostics)	1.0	(1) CR2032 lithium coin cell	Si	—	—	—	✔	—	—
Didget (Bayer)	0.6	(1) CR2032 or DL2032 lithium coin cell	No	—	—	—	✔	—	—
EasyGluco (U.S. Diagnostics)	1.5	(1) CR2032 lithium coin cell	Si	—	—	—	—	—	—
EasyMaxN (Oak Tree International Holdings)	0.6	(2) AAA	No	—	—	—	✔	—	—

Continuación

TABLA A.1 — *Continuación*

Nombre del Medidor (Fabricante[a])	Muestra de Sangre Tamaño[b]	Batería	Codificación del Usuario ¿Se Necesita?	Capacidades A	B	BP	C	K	P
EasyMaxV (Oak Tree International Holdings)	0.6	(2) AAA	No	✔	—	—	—	—	—
Eclipse (Infopia)	1.0	(1) CR2032 lithium coin cell	Si	—	—	—	✔	—	—
Element (Infopia)	0.3	(2) CR2032 lithium coin cell	No	—	—	—	✔	—	—
Envision (Infopia)	1.5	(2) CR2032 lithium coin cell	No	—	—	—	✔	—	—
Evolution (Infopia)	0.3	(2) CR2032 lithium coin cell	No	—	—	—	✔	—	—
Fifty50 Blood Glucose Monitoring System 2.0 (Fifty50 Medical)	0.5	(2) CR2032 lithium coin cell	No	—	—	—	✔	—	—
Fora D10 (Fora Care)	0.7	(2) AAA	Si	✔	—	✔	✔	—	—
Fora D15 (Fora Care)	0.7	(4) AA	Si	—	—	✔	✔	—	—
Fora D20 (Fora Care)	0.7	(4) AA	Si	✔	—	✔	✔	—	—
Fora G20 (Fora Care)	0.5	(1) CR2032 lithium coin cell	No	—	—	—	✔	—	—
Fora G71a (Fora Care)	0.5	(1) CR2032 lithium coin cell	No	—	—	—	—	—	—
Fora G90 (Fora Care)	0.7	(1) recargable lithium polymer	No	—	—	—	✔	—	—
Fora V10 (Fora Care)	0.7	(2) AAA	No	✔	—	—	✔	—	—
Fora V12 (Fora Care)	0.7	(2) AAA	No	✔	—	—	✔	—	—
Fora V20 (Fora Care)	0.7	(2) AAA	No	✔	—	—	✔	—	—
Fora V22 (Fora Care)	0.7	(1) recargable lithium polymer	No	✔	—	—	✔	—	—
FreeStyle Freedom Lite (Abbott Diabetes Care)	0.3	(1) CR2032 lithium coin cell	No	—	—	—	✔	—	—
FreeStyle Lite (Abbott Diabetes Care)	0.3	(1) CR2032 lithium coin cell	No	—	✔	—	✔	—	—
gDrive *(Smart phone not included)* (Genesis Health Technologies)	3.0	(1) recargable lithium ion	Si	✔	—	—	✔	—	—
Glucocard 01 (Arkray)	0.3	(1) CR2032 or DL2032 lithium coin cell	No	—	—	—	✔	—	—

Glucocard 01-mini (Arkray)	0.3	(1) CR2032 or DL2032 lithium coin cell	No	—	—	—	—	—	—
Glucocard Vital (Arkray)	0.5	(1) CR2032 lithium coin cell	No	—	—	—	✔	—	—
Glucocard X-Meter (Arkray)	0.3	(1) CR2032 or DL2032 lithium coin cell	No	—	—	—	✔	—	—
GlucoLab (Infopia)	1.0	(1) CR2032 lithium coin cell	Si	—	—	—	✔	—	—
Infinity (U.S. Diagnostics)	0.5	(2) CR2032 lithium coin cell	No	—	—	—	✔	—	—
Maxima (U.S. Diagnostics)	0.5	(1) CR2032 lithium coin cell	Si	—	—	—	—	—	—
MyGlucoHealth Wireless (Entra Health Systems)	0.3	(2) AAA	No	✔	—	—	✔	—	—
Nova Max Link (Nova Biomedical)	0.3	(1) CR2450 lithium coin cell	No	—	—	—	✔	—	✔
Nova Max Plus (Nova Biomedical)	0.3 para glucosa en la sangre; 0.8 para cetonas	(1) CR2450 lithium coin cell	No	—	—	—	✔	✔	—
OneTouch Ping[d] (LifeScan)	1.0	(2) AAA	Si	—	✔	—	✔	—	✔
OneTouch Select[c] (LifeScan)	1.4	(1) CR2032 lithium coin cell	Si	—	—	—	✔	—	—
OneTouch Ultra2 (LifeScan)	1.0	(2) CR2032 lithium coin cell	Si	—	✔	—	✔	—	—
OneTouch UltraLink (LifeScan)	1.0	(2) AAA	Si	—	—	—	✔	—	✔
OneTouch UltraMini (LifeScan)	1.0	(1) CR2032 lithium coin cell	Si	—	—	—	✔	—	—
OneTouch UltraSmart (LifeScan)	1.0	(2) AAA	Si	—	✔	—	✔	—	—
Precision Xtra (Abbott Diabetes Care)	0.6	(1) CR2032 lithium coin cell	Si	—	✔	—	✔	✔	—
Prodigy Autocode (Diagnostic Devices)	0.6	(2) AAA	No	✔	—	—	✔	—	—
Prodigy Pocket (Diagnostic Devices)	0.6	(1) CR2032 lithium coin cell	No	—	—	—	✔	—	—
Prodigy Preferred (Diagnostic Devices)	0.6	(1) CR2032 lithium coin cell	No	—	—	—	✔	—	—
Prodigy Voice (Diagnostic Devices)	0.6	(2) AAA	No	✔	—	—	✔	—	—
ReliOn Confirm (Walmart)	0.3	(1) CR2032 or DL2032 lithium coin cell	No	—	—	—	✔	—	—

Continuación

TABLA A.1 — *Continuación*

Nombre del Medidor (Fabricante[a])	Muestra de Sangre Tamaño[b]	Batería	Codificación del Usuario ¿Se Necesita?	Capacidades					
				A	B	BP	C	K	P
ReliOn Micro (Walmart)	0.3	(1) CR2032 or DL2032 lithium coin cell	No	—	—	—	—	—	—
ReliOn Ultima (Walmart)	0.6	(1) CR2032 lithium coin cell	Si	—	✔	—	✔	—	—
Rightest GM100 (Bionime)	1.4	(1) CR2032 lithium coin cell	No	—	—	—	—	—	—
Rightest GM300[c] (Bionime)	1.4	(2) AAA	Si	—	—	—	✔	—	—
Rightest GM550 (Bionime)	1.0	(2) CR2032 lithium coin cell	No	—	✔	—	✔	—	—
Sidekick (Nipro Diagnostics)	1.0	N/A (desechable)	No	—	—	—	—	—	—
Solo V2 (BioSense Medical Devices)	0.7	(2) AAA	No	✔	—	—	✔	—	—
True2Go (Nipro Diagnostics)	0.5	(1) CR2032 lithium coin cell	No	—	—	—	—	—	—
Truebalance[c] (Nipro Diagnostics)	1.0	(1) CR2032 lithium coin cell	No	—	—	—	✔	—	—
Trueresult (Nipro Diagnostics)	0.5	(1) CR2032 lithium coin cell	No	—	—	—	✔	—	—
Truetrack (Nipro Diagnostics)	1.0	(1) CR2032 lithium coin cell	Si	—	—	—	✔	—	—
WaveSense Jazz (AgaMatrix)	0.5	(2) CR2032 lithium coin cell	No	—	✔	—	✔	—	—
WaveSense KeyNote (AgaMatrix)	0.5	(2) CR2032 lithium coin cell	Si	—	✔	—	✔	—	—
WaveSense KeyNote Pro (AgaMatrix)	0.5	(2) CR2032 lithium coin cell	Si	—	✔	—	✔	—	—
WaveSense Presto (AgaMatrix)	0.5	(2) CR2032 lithium coin cell	No	—	✔	—	✔	—	—
WaveSense Presto Pro (AgaMatrix)	0.5	(2) CR2032 lithium coin cell	No	—	✔	—	✔	—	—

Claves: A, capacidad de audio; B, iluminación de pantalla; BP, medidor doble que mide la glucosa y la presión sanguínea; C, capacidad de bajar a la computadora; K, también mide las cetonas; P, se comunica con la bomba de insulina.

[a] Ver **Tabla A.2** para la información de los fabricantes'.
[b] Microlitros.
[c] Solamente disponible para ordenar por correo.
[d] Solamente vendido y usado con la bomba de insulina OneTouch Ping.

Adaptados de la Asociación Americana de la Diabetes. Guía del consumidor de *Diabetes Forecast 2011*. Pagina Web de Diabetes Forecast. http://forecast.diabetes.org/files/images/v64n1_Meters_2-23-2.pdf. Tomado en Mayo 20, 2011.

TABLA A.2 — Información de Fabricantes de Medidores de Glucosa

Compañía	Pagina Web	Línea Gratuita
Abbott	www.abbottdiabetescare.com	1-888-522-5226
AgaMatrix	www.wavesense.info	1-866-906-4197
Arkray	www.glucocardusa.com	1-800-566-8558
Bayer	www.simplewins.com	1-800-348-8100
Bionime	www.bionimeusa.com	1-858-481-8485
BioSense Medical Devices	www.solometers.com	1-877-592-3922
Diabetic Supply of Suncoast	www.dsosi.com	1-866-373-2824
Diagnostic Devices	www.prodigymeter.com	1-800-243-2636
Entra Health Systems	www.myglucohealth.net	1-877-458-2646
Fifty50 Medical	www.fifty50.com	1-800-746-7505
Fora Care	www.foracare.com/usa	1-888-307-8188 1-866-563-3764 *(Fora V12 solamente)*
Genesis Health Technologies	www.genesishealthtechnologies.com	1-888-263-0003
Gluco Com	www.glucocom.com	1-800-678-1446
Infopia	www.infopiausa.com	1-888-446-3246
LifeScan	www.onetouchdiabetes.com www.animas.com	1-800-227-8862 1-877-937-7867 *(One Touch Ping solamente)*
Nipro Diagnostics	www.niprodiagnostics.com	1-800-803-6025
Nova Biomedical	www.novacares.com	1-800-681-7390
Oak Tree International Holdings	www.oaktreeint.com	1-866-994-3345
Roche	www.accu-chek.com/us	1-800-858-8072
U.S. Diagnostics	www.usdiagnostics.net	1-866-216-5308
Walmart	www.relion.com	1-800-631-0076 1-800-992-3612 *(ReliOn Ultima solamente)*

Adaptado de la Asociación Americana de la Diabetes. Guía del consumidor de *Diabetes Forecast 2011*. Pagina Web de Diabetes Forecast. http://forecast.diabetes.org/files/images/v64n1_Meters_2-23-2.pdf. Tomado en Mayo 20, 2011.

Índice

Los números de la página seguidos por "f" indican figuras; aquellos seguidos por "t" indican tablas.